大国医经典医案诠解（病症篇）

睡眠障碍

编著　张　慧

中国医药科技出版社

内 容 提 要

　　中医学治疗睡眠障碍由来已久，因其不良反应小、标本兼治等特点，得到广泛应用。笔者收集整理了清代以来近200位知名医家用中医药及针灸治疗失眠的医案，医药篇按照论治方法进行分门别类，包括肝木论治、心火论治、脾胃论治、痰治、阳虚论治、瘀滞论治、温邪论治、营卫论治等；针灸篇精选历代名医在治疗睡眠障碍上的经典医案。医案后均附有编者对于医案的诠解分析。本书可供中医师临床参考，亦可供医学生及中医爱好者借鉴学习。

图书在版编目（CIP）数据

睡眠障碍 / 张慧编著 . — 北京：中国医药科技出版社，2016.4
　（大国医经典医案诠解 . 病症篇）
　ISBN 978-7-5067-8153-4

　Ⅰ . ①睡⋯　Ⅱ . ①张⋯　Ⅲ . ①睡眠障碍 - 医案 - 汇编　Ⅳ . ① R256.23

中国版本图书馆 CIP 数据核字（2016）第 022491 号

美术编辑　　陈君杞
版式设计　　郭小平

出版　中国医药科技出版社

地址　北京市海淀区文慧园北路甲 22 号

邮编　100082

电话　发行：010 - 62227427　邮购：010 - 62236938

网址　www.cmstp.com

规格　710 × 1000mm $\frac{1}{16}$

印张　16 $\frac{1}{4}$

字数　246 千字

版次　2016 年 4 月第 1 版

印次　2023 年 3 月第 3 次印刷

印刷　三河市百盛印装有限公司

经销　全国各地新华书店

书号　ISBN 978-7-5067-8153-4

定价　36.00 元

前 言

　　睡眠是人类维持正常生命活动的基本形式，睡眠质量的好坏直接关系到人体的健康状况。随着社会的发展，在各种因素刺激和影响下，现在大约有20%~30%的成年人患有睡眠障碍。这一问题已引起了广泛关注，2001年国际精神卫生和神经科学基金会共同发起了全球睡眠和健康计划，并举办了一项全球性活动，将每年3月21日确定为世界睡眠日，以此呼吁人们重视睡眠质量，保障人体健康。

　　中医学治疗睡眠障碍由来已久，因其不良反应小、标本兼治等特点，得到广泛应用。然而，由于睡眠障碍病因繁多、病机复杂，故非单药单方单法可治。编者收集整理了清代以来近200位知名医家用中医药及针灸治疗失眠的医案，共计数百则，意在从中找到治疗睡眠障碍可循之规律、可彰之法则，为广大医务工作者提供有效参考。

　　医药篇按照论治方法进行分门别类，包括肝木论治、心火论治、脾胃论治、痰治、阳虚论治、瘀滞论治、温邪论治、营卫论治等；针灸篇精选历代名医治疗睡眠障碍的经典医案。在每则医案后附有编者结合临床应用体会添加的诠解分析，对医家的治疗经验从中医药理论和临床实效等方面进行了分析，并提出了自己的见解，使医案从比较单纯的治疗睡眠障碍的医疗记录变成为具有基础理论、诊治原则、中药方剂以及针灸等相关知识共济的中医临床睡眠障碍的治疗手册。

　　本书可供中医同行临床参考，亦可供医学生学习中医名家治疗睡眠障碍的思路、理念以及处方用药方法，开拓思路，扩展视野，对广大基层医生运用中医药及针灸的方法治疗睡眠障碍也可起到借鉴的作用。

　　由于编者学术水平有限，在选择病案，尤其是在加注诠解时难免会有疏漏之处，望各位同仁及广大读者予以指正，以便不断完善，不胜感谢。

编　者

2016 年 2 月

目 录

医 药 篇

针 灸 篇

医药篇

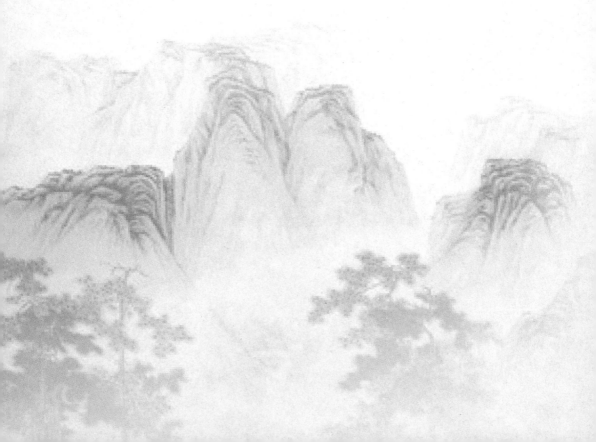

肝木论治

孙一奎医案

（肝经郁热内生邪，心脾两虚扰心神）

医案1 孙文垣治潘景宇内人，后半夜不眠，两太阳及眉棱骨痛，面黄肌瘦，大便溏，稍劳则体热，四肢无力，其脉左寸洪滑，自春至秋皆然。此由脾虚，肝心二经火盛然也。

先用四君子加酒连、柴胡、扁豆、泽泻、滑石调理，夜与钱仲阳安神丸，灯心汤下。

服八日得睡，两太阳亦不痛（黄连之功居多）。继用六君子加黄芪、秦艽、柴胡、泽泻、当归、白芍、黄柏全安。

（清·魏之琇《续名医类案》）

【诠解】 证属肝火扰心，兼有脾虚。肝火内扰心神，后半夜不眠，肝火上炎则眉棱骨痛，木旺乘土则脾虚，脾虚无以运化水液，水谷精微不得输布机体内外，故而面黄肌瘦，大便稀溏，四肢无力。方用柴胡疏肝胆之气，黄连、滑石清泻肝火，扁豆、泽泻清利湿热，同时服清心安神之药，以安定心神。此证由肝火旺引发，故后用药多以清热疏肝之剂，效佳。

医案2 金宪韩约斋老先生令子室，每动怒则夜卧不安，如见鬼魅，小水淋沥，今又大便秘结，腹中疼痛，腰胯胀坠如生产状，坐卧不安，因痛而脉多不应指。

此肝经郁火所致，法当通利。

以杏仁、桃仁各三钱，柏树根皮、山栀仁、青皮各一钱，槟榔五分，枳壳八分，水煎服之。少顷大便通，痛胀随减。

（孙一奎《孙文垣医案·韩金宪令媳怒后夜卧不安》）

【诠解】 证属肝经郁火，热扰心神。经云"怒则气上"，气机逆乱则夜卧不安，"肝者，魂之居也"，大怒伤肝，故如见鬼魅，小便淋沥，肝经走两胁入腹中，肝气郁结腹中疼痛，腰胯胀坠如生产状。此患者症主在肝主疏泄功能失调，胃之降浊不能，故方药主在清肝热，润肠通腑，通则不痛。

医案3 孙熙宇肢节肿痛，痰多呕恶，胸中气不畅达，语言亦不清利，夜梦皆亡人野鬼追陪，精神惨恶，惊恐不安，且汗多不止，饮食减三之二。远近名家，医治逾月不应，敦予为治。诊其脉，左手甚弱，汗多故也。右手滑大，痰饮湿热而然。

法当补敛，前医皆作风治而用疏散，泄其元神将成柔痓。

予以人参、麦门冬、五味子、白芍药、当归、苡仁、陈皮、石斛、木瓜、甘草、白术、桂枝。

服此汗大敛而神思稍清，吐亦止矣。唯饮食不思，夜梦与亡人同游为恶耳。

改用人参、黄芪、枸杞子、苡仁、白术各一钱五分，当归、远志、茯苓、木瓜、陈皮各一钱，甘草五分，水二盅入雄猪心血一枚，煎作八分，饮之，四帖乃能睡，始梦生人，不复梦亡人矣。

（孙一奎《孙文垣医案·孙熙宇肢节肿痛痰多呕恶病多梦鬼》）

【诠解】证属心脾两虚，兼有痰浊。脾虚不运，故而痰多；心气虚则心悸烦闷，惊恐不安，多汗。方药主补益心脾、养血安神。以人参、白术、甘草益气健脾；当归、黄芪、枸杞补气生血；远志安神定志；麦冬、五味子敛汗生津；白术、木瓜、陈皮健脾燥湿、理气化痰。诸药相合，共奏补益心脾，兼以化痰泻浊之功。

王泰林医案

（心肾不交胆胃犯，水火共济气血和）

医案1 华。病久正虚，阴阳两弱，坎离不交，夜不成寐，久卧于床，不耐烦劳。兹因舟行跋涉，远道就诊，忽然神糊不语，两手不定，遮睛捋发，烦躁不安。诊脉促乱，饮食不进。想由舟中热闷，鼓动风阳，扰乱神明，卒然生变。

姑拟息风和阳，安神定志。冀得神清谷进，或可再商。

生洋参、茯苓、丹皮、沙苑、石决明、竹茹、天竺黄、枣仁、嫩钩、远志肉。

渊按：痰浊为风阳煽动，堵塞神明，猝然不语，须豁痰开窍。豁痰如羚羊、胆星、竹沥之类，开窍如牛黄、至宝、苏合之类，随证用之，或者有济。

【诠解】证属心肾不交，烦热扰神。中医经典认为，心肾不交，阴阳失调，神不内守；复又外受烦热之邪，水火不容机体，阳热风动，上扰清窍，神明失主，则神识昏聩，夜不能寐；故以息风和阳，安神定志为法治之。

医案2 某，春脉当弦而反微，是肝虚也。肝虚魂不藏，夜不得寐。昼日当寤而反寐，是胃虚也。胃为两阳合明之府，胃虚则阳气失明，故昼日反寐。

补肝之虚以藏魂，益胃之虚以补气。

生熟枣仁、茯神、新会白、党参、半夏、生熟谷芽、秫米、白芍、炙甘草。

渊按：此等方案在古人亦不可多得。

（以上两案均摘自：清·王泰林《环溪草堂医案·卷二肝气肝风肝火》）

【诠解】证属肝胃两虚。"肝主少阳春生之气，脉应弦"，"肝乃藏血之脏"，肝脏虚损，则肝不主藏血，诊下见脉微，肝血亏虚，神魂不得内守而妄耗于外，夜不能寐；"胃为水谷之海，气血生化之源"，他邪犯胃，致胃失和降，则气虚生化乏源，脑窍失养，寤寐相反。治疗以补肝脏之虚以藏魂，益胃谷之不足以复气机升降之功。

医案3 某，胆虚则神自怯，气郁则痰自凝。于是咽喉若塞，气短似喘。偶值烦劳，夜寐多魇。无形之气与有形之痰，互相为患，遂至清净无为之府，与虚灵不昧之神，均失其宁谧之常。

欲安其神，必化其痰，欲壮其胆，必舒其气。故清之、化之、和之、益之，必相须为用也。

沙参、枣仁（川连炒）、半夏、胆星、远志、茯神、神曲、石菖蒲、橘红、金箔、竹沥、姜汁。

另：胆星三钱，琥珀一钱，金箔五张，黑白丑（取头末）各一钱五分。

上药另研，和一处，共为细末，每服三分，橘红汤送下。

又方：党参（姜汁炒）、半夏、胆星、茯神、远志、枣仁、川贝、橘红、蛤壳、神曲、竹沥、姜汁，痰火为之起伏也。治不越十味温胆加减。临证各有心思，悉关根砥。

【诠解】证属胆虚神怯，气郁痰扰。患者平素心虚胆怯，胆不主决断，心神

睡眠障碍
大国医经典医案诠解（病症篇）

失养，则夜寐不安；胆虚则协肝脏主疏泄功能失常，气机郁滞，气机不利，则津停为痰，逆乱之气机与痰浊之邪相互搏结为病，袭心胆之脏腑，则失眠梦多，气短似喘。故而治疗以理气化痰，安神定志为法。

医案4 某，情志郁勃，心肝受病。神思不安，时狂时静，时疑时怯。心邪传肺，则心悸不寐而咳嗽。肝邪传胆，则目定而振栗。其实皆郁火为患也。

拟清心安神，壮胆为主，平肝和脾佐之。

川连、茯神、菖蒲、龙骨、远志、北沙参、枣仁、胆星、川贝、铁落、石决明、猪胆（一个，用川芎五分研，纳入胆内，以线扎好入煎）。

诒按：清心化痰，凉肝镇怯，立方周到熨贴。尤妙在川芎一味入猪胆内，可以疏木郁、壮胆气。开后人无数法门也。

（以上两案均摘自：清·王泰林《环溪草堂医案·卷二痰病》）

【诠解】证属情志不遂，郁而化火。本例患者平素情志不遂，忧思抑郁，气机郁结，则心不能主神明，肝不主疏泄之功，日久则心肝受损；人体为一整体，与自然相应，五脏六腑皆可受病，非独一心。处方用药以清心火，安心神为治疗大法，并平肝扶脾佐之，此意为安心君主之官，并调和五脏，循五行生克制化之规律。

医案5 赵，血不养心，则心悸少寐。胃有寒饮，则呕吐清水。虚火烁金，则咽痛。肝木乘中，则腹胀。此时调剂，最难熨贴。盖补养心血之药，多嫌其滞。清降虚火之药，又恐其滋。欲除胃寒，虑其温燥劫液。欲平肝木，恐其克伐耗气。

今仿胡洽居士法，专治其胃。以胃为气血之乡，土为万物之母，一举而三善备焉。请试服之。

党参、冬术、茯苓、半夏、枣仁、扁豆、陈皮、怀山药、秫米。

渊按：土虚木燥，积饮内生。原木之所以燥，由脾不运化精微而生营血以养肝木耳。治胃一言最扼要。

诒按：于无可措手中，寻出养胃一法，自属扼要之图。拟再加白芍、木瓜以和肝，竹茹、麦冬以清肺，似更周匝。

复诊：阴虚则阳不藏，水亏则木自旺。金衰不能制木，脾弱更受木刑。久病不复，便谓之损。调补之外，何法敢施。

党参、茯神、枣仁、熟地、冬术、当归、陈皮、川贝、神曲、五味子、龙

| 006

眼肉。

三诊：阳明为阳盛之经，虚则寒栗。少阴为相火之宅，虚则火升，咽喉燥痛、耳鸣、颧赤所由来也。至于腹中撑胀，虽为肝旺，亦属脾衰。心跳少寐，咳嗽短气，心营肺卫俱虚矣。

虚者补之，是为大法。虚不受补，谓之逆候。

党参、怀山药、神曲、玄参、白芍、大生地、茯神、枣仁、陈皮。

（清·王泰林《环溪草堂医案·卷二虚损》）

【诠解】证属胃失摄纳。"胃为五脏六腑之大主"，"胃主受纳，腐熟水谷，为气血生化之源。胃居中焦，系气机升降之枢纽"。若他邪犯之，或因脾胃虚弱，气血生化乏源，则心失所养，夜不能寐；或因寒邪伤中，亦或脾胃虚虚寒，痰浊内生，停聚为饮，饮邪伤中，则泛吐清水痰涎；"胃为燥土"，若胃不主受纳，则虚火内生，上灼肺金；亦或肝气横逆犯胃，胃失和降，气机逆乱则自觉腹胀。故治疗以专治其胃为法，调和气血，复气机升降之功。

陈莲舫医案

（肝胃不和痰热生，气阴耗伤心失主）

医案 1　徐，左。癫痫复发，仍言语喃喃，有时默默，彻夜不寐，脉见细弦。属痰热内蒙，机关失利，治以镇养。

磁石（朱砂拌）、木神（注：茯神）、胆星、石决、宋夏（注：法夏）、远志、夜交藤、白芍、秫米、丹参、玳瑁、会皮、玫竹茹、洋青铅。

复：界乎癫痫之间，有根屡发，发则神迷喉鸣，言语反常，属痰邪蒙蔽机关，脉弦滑。拟镇养，先冀艰寐得和。

磁珠丸（煎入）、木神、胆星、杭菊、半夏、远志、夜交藤、白芍、秫米、丹参、珠母、会皮、二竹茹。

［清·陈莲舫《陈莲舫医案·卷下·痫（不寐）》］

【诠解】证属痰热内阻。患者平素患有癫痫，言语喃喃，有时默默，系痰浊蒙蔽清窍，神机失用；痰浊为阴邪，阻遏气机，气机不利，郁而生热，痰热交阻，心神失养，可致彻夜不寐，脉见细弦。治疗当以磁石、木神、石决明等药以重镇安神；胆星、远志、夜交藤合用以清热化痰以安心神；丹参、陈皮、竹茹以理气化痰。

医案 2 左。心阴不足，肝阳有余，两耳发鸣，头蒙肢麻，多梦少寐，心悸肉瞤，证属怔忡。脉偏弦细，右滑。从中积痰蓄饮，拟以镇养。

洋参、木神、胆星、潼白蒺藜、半夏、贝齿、夜交藤、丹参、秫米、珠母粉、白芍、新会、炒竹茹。

【诠解】 证属阴虚阳亢。患者素体心之阴血不足，心神失养；加之后天饮食劳倦情志失宜，脏腑阴阳功能失调，久则子病犯母，肝阳上亢，害则败乱，清窍失灵，见两耳发鸣，头蒙肢麻；心神不得内守，致多梦少寐，心悸肉瞤；故而治疗时以滋阴潜阳、重镇安神为法。

医案 3 右。病后心气心阴两为受伤，心悸艰寐，多思多虑，怔忡之象。脉见弦细。镇养清养。

洋参、木神、川斛、女贞、半夏、远志、夜交藤、丹参、秫米、龙齿、白芍、新会、玫炒竹茹。

【诠解】 证属气阴两虚，心神失养。大病或久病之后，心之气阴两虚，心脉不充，临证见心慌心悸，心神失养，夜寐不安。考虑治疗当以益气滋阴、养心安神为法治之。

医案 4 左。彻夜不寐，将成怔忡，属操劳过度，肝阳内扰，以致神不守舍，痰热内蒙。脉见细弦。拟以镇养。

洋参、木神、胆星、丹参、半夏、远志、柏子仁、白芍、秫米、龙齿、夜交藤、会皮、龙眼肉、竹茹。

（以上两案均摘自：陈莲舫《陈莲舫医案·卷下·怔忡》）

【诠解】 证属肝阳上亢，痰热内阻。患者素体阳热偏亢，或平素情志忧思不遂，性喜悲忧善惊，日久化火，肝阳上亢，肝阳过亢则化火灼津，阴津不足则痰热内生，痰热内阻神机，则致神明失主，夜卧不安。

医案 5 连日候脉，两尺皆静软无疵，唯两关屡见不和，或为弦，或为滑，且右大于左。大致运谷失职，输精无权，每每积痰郁热，触动肝邪。两三日必发艰寐之疾，发则彻夜不寐，胁间跳动。本阳明大络也，偏右为甚，属厥阴冲犯也。考血不归肝则不卧，胃不和则卧不安，其本虽在心肾，其为病之由，仍关肝胃。所以将睡未睡之时，候而攻扰，候而烦躁，且头亦发眩，耳亦发鸣，其为龙雷升而不降，即为神志合而复离。经云：水火者，阴阳之征兆也；左右者，阴阳之道路也。尊体水火失济，左右失协。若是则潜育为正宗，无如舌苔或白或腻，有时花剥，中焦运化不灵。用药当照顾其间，拟方候正。

吉林须、生白芍、煅龙齿、杭菊花、石决明、抱木神、野蔷薇、黑芝麻、法半夏、炒丹参、夜交藤、新会络、竹二青、龙眼肉。

又，尊体之证，重在阳不交阴，不全属阴不纳阳。虽不寐之证，以阴阳混言，用药尤须分重在阴、重在阳，用阳药忌温燥、忌升举，为照顾阴分也；用阴药忌滋腻、忌填纳，为照顾阳分也。又亏损欲补，须照顾痰热，痰热欲平，须照顾亏损。虽方药清虚，而功效可卜。自夏至秋，藉此调理，灵素所谓阴平阳秘，精神乃治，以颂无量福寿。

吉林须、沙苑子、法半夏、炒枣仁、陈阿胶、金石斛、抱木神、合欢皮、黑料豆、左牡蛎、新会络、竹二青、大丹参、龙眼肉。

又，连示病由心动艰寐，肝旺胁痛，夏秋来不至大发，而痰邪湿热因时作虐。更衣甚至十余日一解，三日五日亦不定，渐至头眩耳鸣，神疲脘闷，大致脾使胃市失司，清升浊降衍度。痰与湿用事，气与阴益亏。上焦肺失宣化，下焦肠液就枯，确是虚闭而非实闭。可知阴液无以涵濡，且阳气无以传送。半硫丸通阳宣浊，温润枯肠，而久服似非王道。并序及左脉细弱，右较大。现在已属深秋，邪势当亦默化潜移，拟方候正。

西洋参、鲜首乌、晚蚕沙、柏子仁、金石斛、淡苁蓉、远志肉、东白芍、法半夏、陈秫米、大丹参、抱茯神、盐水炒竹二青、白木耳。

（秦伯未《陈莲舫医案精华·不寐》）

【诠解】证属肝胃不和，痰热内扰。肝主疏泄，胃主受纳，肝胃不和则痰热内生，痰热交阻则心神失养，心神不得内守而神机失用，故见夜卧不寐，失眠纳差。是故调和阴阳，疏肝和胃，清热化痰为妙。

施今墨医案

（肝气郁结心火妄动神志乱，疏肝理气平心泻火安心神）

沙某，男，47岁。数年前，由于工作紧张，不休不眠，连续数日，以致头晕而胀，体力不支，但未曾正规调治，经常睡眠不好，不能多劳，工作繁多时更难入睡。近数月来，失眠严重，每夜最多能睡3小时左右，噩梦纷纭，时时惊醒，精神不振，心情郁闷，焦虑不安，食欲日减，二便如常，舌苔黄，六脉虚数。辨证立法：病久体虚，由虚生热，引动心火妄炎，扰乱神志，气结则肝郁不疏，精神不振，拟用养心潜阳，清热疏肝法。以酸枣仁汤合秫米半夏汤主之。处方：炒枣仁 10g，云茯苓 10g，白蒺藜 10g，生枣仁 10g，云茯神 10g，炒远志 10g，肥知母 6g，酒川芎 4.5g，清半夏 10g，北秫米（磁朱丸 6g 同布包）10g，生牡蛎（生龙骨 12g 同布包）12g，紫贝齿（紫石英 10g 同布包）10g，东白薇 6g，炙甘草 8g，鹿角胶（另烊化兑服）10g，血琥珀末（分 2 次冲服）3g。

二诊：前方服 20 剂，睡眠时间较前延长，虽有梦，但非噩梦，惊怕之感大减，头晕痛及耳鸣减轻，情绪稍好，但仍郁闷不快，食不甘味，再宗前法治之。处方：酒黄芩 6g，朱茯神 10g，厚朴花 4.5g，酒黄连 3g，麦冬 10g，玫瑰花 4.5g，夏枯草 6g，酒川芎 4.5g，东白薇 6g，白蒺藜 12g，川郁金 10g，节菖蒲 6g，炒远志 10g，柏子仁 10g，蝉蜕 4.5g，佩兰叶 10g，鸡内金 10g，陈阿胶（另烊兑）10g。

三诊：服药 20 剂，已能安睡如常，精神甚好，头脑清爽，但不能多用脑，时感头晕痛，思想不易集中，消化力仍欠佳。处方：生牡蛎（生龙骨 12g 同布包）12g，紫贝齿（紫石英 10g 同布包）10g，节菖蒲 6g，云茯苓 10g，厚朴花 21g，谷麦芽各 10g，云茯神 10g，玫瑰花 4.5g，炒远志 10g，赤白薇 6g，白蒺藜 12g，酒川芎 4.5g，漂白术 6g，川郁金 10g，佩兰叶 10g，炒枳实 4.5g。前方又服 20 剂，一切均好，精神旺健，已不郁闷，后以健脾养心之药收功。

[林虹，李翔. 施今墨先生治疗失眠经验浅析. 天津中医，2000，17（5）：1-2.]

【诠解】证属肝郁不疏。本病为心肝俱虚之失眠症，以清心热，解肝郁，安神志，和脾胃法治之，又配以生枣仁、炒枣仁、茯苓、茯神、远志、菖蒲、白薇、白蒺藜、半夏、秫米、黄连、阿胶、龙骨、牡蛎、紫石英、紫贝齿、磁朱丸等宁心安神类药物，疗效显著。噩梦纷纭以琥珀治之，二诊时即见功效。查琥珀入心、肝、膀胱经，《神农本草经》载其有安五脏定魂魄之力，治惊悸失眠。施老每于安神之剂中加入琥珀一味治惊悸噩梦殊效。通过以上对施老治疗失眠经验的总结与分析，可以看出施老对失眠的辨证施治完整而详尽，基本概括了失眠的所有证型。在辨证施治的同时，加以宁心安神类药物，疗效颇著。

黄文东医案

（肝阳亢逆扰心神，平肝镇惊自宁神）

蔡某某，男，42岁。失眠6个月，心慌多梦，服中、西药多种无效。病因受惊而起。苔薄腻，脉小弦。此肝阳上扰、心神不宁之症，治拟平肝潜阳宁神，珍珠母、石决明、淮小麦、夜交藤各30g，合欢皮、赤芍各15g，黄芩、柏子仁、朱麦冬、丹参各9g，沙参12g。

[俞雪如.起沉疴于平淡之剂——黄文东老师经验介绍.上海中医药杂志，1985，(10)：24-25.]

【诠解】证属肝阳上扰，心神不宁。诸邪侵扰机体，致肝阳上亢者，皆系脏腑气机逆乱，心神受扰所致，阳热邪气亢逆为害，则心者君主不能内守而致夜卧难安，故以平肝潜阳安神法治疗。

叶心清医案

（肝肾亏虚心难复，滋补水木平心神）

医案1 席某，62岁，外宾。因失眠40年，于1960年12月6日初诊。

患者20余岁时因工作过度紧张，疲劳后开始入睡困难，且逐渐加重。近20年来每夜只能睡2~3小时，且性情急躁难以自制。长期服用大量镇静安眠药物。并伴有发作性左面部电灼样疼痛，剧痛发作约半小时，经1~2日后疼痛方可完全消失。发作时面红耳赤，身感躁热。今年共发作2次，曾在本国（捷克）及前苏联等国治疗无效。此次特来中国要求中医治疗，住301医院，于12月6日邀请叶老会诊。

检查：全身各种检查均无异常发现。脉弦数，苔淡黄。

辨证：肝肾阴虚，虚火上炎。

治法：滋阴清热，养血安神。

处方：酸枣仁24g，川芎18g，茯苓27g，知母24g，甘草18g，夜交藤30g。

每日1剂。隔日针治1次，补三阴交，留针半小时；泻右期门，平补平泻中脘、神门。

针药后连续4天每夜可睡8~9小时，有时彻夜而眠，自述40年来从未出现过这样好的睡眠，以后每夜均能保持熟睡7~8小时，针药10天后，脉复正常，苔转薄白，精神愉快，心烦消失。为巩固疗效，原方配制成膏剂继服。

处方：酸枣仁240g，川芎180g，茯苓270g，知母240g，甘草180g，夜交藤300g。

上药浓煎，白蜜250g收膏，每晚睡前服膏药15g，每日上午服六味地黄丸6g。服2个月后，症状未再复发而回国。

【诠解】证属肝肾阴虚，虚火上炎。患者因工作压力大出现失眠，入睡困难，且性情急躁易怒。肝肾阴虚则虚热内生，证见面红耳赤，身感躁热。故治以滋阴清热，养血安神为法，处方以酸枣仁汤化裁治之，取其滋补肝肾，养血安神。另针刺三阴交、神门、中脘穴以调补阴阳。

医案2 邓某，男，47岁，头晕、头痛、失眠半年，于1961年10月29日来我院治疗。

自1961年4月以来经常头晕头痛，以两侧太阳穴及风池穴为著，自觉痛处发热，上午较重，夜难入寐，需服安眠药后方可入睡4~5小时，且梦多不实。心烦急，易疲乏，记忆力大减，不能坚持正常工作已3个月，口干，溲黄，脉弦，苔黄腻。

辨证：水不涵木，肝阳上亢。

治疗：清肝泻火。

处方：龙胆草4.5g，射干6g，生地黄24g，枳壳6g，白芍12g，茯苓12g，泽泻4.5g，黄芩9g，甘草6g。

针治取足三里、三阴交、太阳穴等，留针30分钟，起针后再刺大椎、神门、中脘、期门，隔日1次。

上方每日1剂，服11剂及针刺4次以后，头晕、头痛均有减轻，痛处发热消失，睡眠好转，不服安眠药亦可睡5~6小时，脉弦有减，苔转薄白。再以养血安神为主。

处方：炒枣仁24g，茯苓24g，知母18g，川芎18g，甘草15g，夜交藤30g。

上方每晚1剂，共服8剂，并服知柏地黄丸，1日2次，每次1丸，共服3周。

至1962年2月中旬，头痛基本消失，头晕大减，每晚可睡6小时左右。自2月下旬，每日上午服知柏地黄丸1丸，下午服天王补心丹1丸，1个月后，睡眠安稳，头晕、头痛消失，精神好转，恢复正常工作。追踪观察2年，疗效巩固。

【诠解】证属肝阳上亢。肝失疏泄，肝络失和，则肝脏阳气升发太过，致阳热邪气上扰清窍，可见头晕头痛，以两侧太阳穴及风池穴为著，自觉痛处发热，上午较重；肝阳扰动心神可致失眠，夜卧不安。治疗以清肝泻火、安神定志为法。

医案3 贡某，男，18岁。因失眠、脱发1年，于1962年7月18日来院治疗。

1年来因学习紧张，功课繁重，出现夜难入寐，就寝后常需2~3小时方能入睡，且睡而不实，多梦魅。考试期间即使服安眠药亦整夜不能入睡，同时出现前顶头发脱落，体重减轻，纳谷尚可，二便自调。

检查：前额部发际以上约3~4cm处头发全部脱落。脉弦滑，苔薄黄。

辨证：心肾不交。

治法：滋阴补肾，壮水制火。

处方：

（1）六味地黄丸，1日1丸。

（2）以生姜汁擦搓脱发部位，1日3次。

（3）针双侧三阴交，留针30分钟；刺期门（右）、中脘、神门（双），隔日1次。

针药3日后，睡眠显著好转，入睡快，每晚能睡7~8小时，20日后，前顶头发开始逐渐长出，共针治5次，服丸药20丸。

半年后随访，睡眠一直很好，头发生长良好，学习亦能胜任。

（徐承秋．叶心清医案选．中医古籍出版社）

【诠解】证属心肾不交。失眠多因阴血亏损，心神不宁。临证时选用酸枣仁汤加夜交藤调治，常获显效。另外收效后，尚须续服酸枣仁膏、六味地黄丸、天王补心丹之类，巩固疗效，防止复发。同时针药并用，一般取三阴交、足三里，留针30分钟，滋阴养血、健运宁神。然后点刺期门平肝阳，泻神门宁心神，刺大椎、中脘通调督任、调和脾阳、和顺气机。由于始终抓住养血安神，健脾平肝的宗旨，故能药到病除。

董德懋医案

（肝脾失和木土乘克，疏肝健脾调和阴阳）

荣某，女，48岁。

1991年7月8日初诊：失眠、多梦数月，甚者彻夜不能入眠，服安神催眠类中西药多种，亦未获效，侥幸入眠，亦多梦纷扰，头晕，口苦，纳尚可，二便调，舌质淡苔白，脉弦细。失眠，人多从心经论治，以安神为主。本案证属肝脾不调，胃气失和，《内经》所谓"胃不和则卧不安"。平肝健脾，和胃安神，使肝脾调和，胃气和降，其眠自安。夏暑多湿，故酌加藿香。药用：生龙骨、生牡蛎、石决明各15g，藿香、清半夏、炒陈皮、竹茹、炒白术、云茯苓、枳壳、炒远志、菖蒲、白蒺藜、天麻各10g，酸枣仁20g。

1991年7月15日二诊：服药6剂，失眠明显好转，入睡好，梦少，头晕减轻，精神转佳，原方去生龙骨、生牡蛎、藿香，加磁石、菊花以平肝止晕；加枸杞增补肝肾之力，以治其本。药用：石决明、灵磁石各15g，清半夏、炒陈皮、竹茹、炒白术、云茯苓、枳壳各10g，酸枣仁20g，炒远志、菖蒲、白蒺藜、天麻、菊花各10g。继服6剂而愈。

【诠解】证属肝脾不调，胃气失和。《灵枢·口问》谓："阳气尽，阴气盛，则目瞑；阴气尽而阳气盛，则寤矣。"睡眠是人体阳气入于阴分，在这里阴阳跷脉起着重要的作用。《灵枢·寒热病》说："阴跷阳跷，阴阳相交，阳入阴，阴出阳，交于目锐眦，阳气盛则目瞋，阴气盛则目瞑。"若肝脾不调，则疏泄与运化功能失常，胃不主水谷津液，则心神失其濡养，心神悖动，不能内守，心之阴阳出入平衡紊乱，则致失眠，故治疗以平肝健脾，和胃安神为法。

祝谌予医案

（肝郁血虚阴阳不和夜寐差，疏肝养血调和阴阳魂魄安）

屈某，女，36岁。

1996年10月12日初诊：因工作紧张，久患失眠，每晚只能入睡三四个小时，寐亦多梦易醒，烦躁易怒，头痛，纳食较差，大便秘结，舌偏红，苔薄白，脉细弦。证属肝郁血虚。治宜疏肝和胃，养血安神。处方：柴胡10g，薄荷10g，当归10g，白芍10g，茯苓10g，白术10g，炙甘草5g，白蒺藜10g，首乌藤 15g，女贞子 10g，旱莲草 10g，酸枣仁 10g，五味子 10g，白薇 15g。7 剂，每日 1 剂，水煎服，午休及晚睡前服。服药 7 剂，入睡好转，每晚不久即能入睡，但仍易醒梦多，随醒随睡，烦躁减轻，便干，守上方加夏枯草 10g，半夏 10g，再服 14 剂，大便顺畅，入睡佳。

[杨兵．祝谌予治疗不寐证经验．中国医药学报，2002，17（9）：551-552．]

【诠解】证属肝郁血虚。宋·许叔微《普济本事方·卷一》云："平人肝不受邪，故卧则魂归于肝，神静而得寐，今肝有邪，魂不得归是以卧则魂扬若离体也。"说明肝郁血虚，魂不守舍，心神不安而发生不寐，治当疏肝和胃，养血安神，方选逍遥散加减，方中当归、白芍补血养肝，敛阴益脾，重用白芍养血润便，白术、茯苓、炙甘草健脾和中祛湿，柴胡升阳疏肝，配薄荷芳香疏泄，何首乌、白蒺藜伍用益肾平肝，散风热止疼痛，女贞子、旱莲草伍用益肾平肝调和阴阳，酸枣仁、五味子、白薇养血安神祛虚热。二诊加入夏枯草与半夏相伍引阳入阴，和胃安神。全方共奏疏肝养血安神之效，使气机条畅，肝血充足，则魂魄得安。

刘仕昌医案

（肝郁瘀滞心神不宁，疏肝解郁逍遥主之）

陈某，女，49 岁，干部。

1992 年 6 月 24 日初诊：患者近半年来月经不调，或前或后，或多或少，烦躁不安，失眠心悸，头目眩晕，口苦纳呆，两胁胀痛，舌黯红、苔黄白相兼，脉弦细。此为肝气郁结，气滞血瘀所致。方用逍遥散加减。处方：柴胡、山栀子各 10g，当归、素馨花（后下）各 6g，丹参、白芍、茯苓、酸枣仁、柏子仁、夜交藤各 15g，郁金 12g，甘草 6g。4 剂，水煎服。

6 月 28 日二诊：心情转好，胃纳转佳，口苦消失，但仍失眠心悸，眩晕胁胀，舌脉同前，上方去山栀子，加磁石（先煎）30g。再进 4 剂。

7 月 2 日三诊：睡眠较前好转，继续上方加减调治 3 个月而愈。

[钟嘉熙．刘仕昌教授治疗失眠经验．新中医，1995，（9）：12-13．]

【诠解】证属肝气郁结，气滞血瘀。本例患者年届更年期，精气渐亏，血气失畅，肝气不疏，心神不宁所致。故以疏肝理气、调养气血、宁心安神之剂治之而愈。

路志正医案

（肝郁脾虚湿浊阻，虚实阴阳扰心神）

医案 1 王某，男，15 岁，学生，长春市人。1985 年 4 月 29 日初诊。

据述 2 年来倦怠乏力，头目不清，日间多寐，甚则在课堂上亦不能自制而入睡，纳谷不馨，健忘，头晕，常在情绪激动时感下肢无力，甚至站立不稳，跌仆在地。当地诊为："发作性睡病伴猝倒症"，经服苯丙胺、读书丸等药罔效，故来京求治。

症见面色少泽，伴有咽干疼痛，喉中痰黏咯出不爽，舌胖有齿痕，舌边尖红，苔黄稍腻，脉弦滑小数。为脾气不足，痰湿内阻，蕴而化热，上蒙清窍而成。治宜健脾益气，清心化痰，开窍醒神。

处方：太子参 12g，炒白术 10g，半夏曲 9g，石菖蒲 10g，胆南星 6g，莲子肉 12g，生枣仁（研）12g，云茯苓 15g，川郁金 10g，薏苡仁 15g，炒枳实 9g，天竺黄 6g，竹沥水 30ml 为引，分 2 次冲服，并嘱忌食油腻、辛辣之品。

6 剂即见小效，嗜睡稍能控制，纳食有增，咯痰见爽。效不更方，续进 7 剂。

三诊时，痰热标实之象渐退，咽中清爽，精神好转，唯觉头部有压抑感，头晕，自感有热流从头下窜至胸部，仍夜来梦多。乃心肾不交，神不守舍，魂魄不藏，虚热内扰为患。上方去石菖蒲、半夏、白术、南星、郁金、薏仁，加枸杞、黄精、何首乌、沙苑子以补肾柔肝，生地、百合、炒黄柏以养阴清热，生龙牡、灵磁石以潜镇浮阳、安神定志，7 剂。

后宗此治则，酌加枳壳、白蔻仁行气化湿，醒脾助运，以防柔润太过有碍脾胃。

共治疗 2 个半月，患者诸症均见改善，头脑清晰，记忆转佳，精神充沛，二便正常，未再发生跌仆。因考虑到心脾之疾久必伤及肝肾，虽已见效机，但仍需巩固，遂予丸药缓缓调治。

药用：太子参 30g，沙参 20g，黄精 30g，黄芪 15g，莲子肉 20g，枣仁 20g，枸杞子 20g，沙苑子 20g，首乌 30g，枳实 15g，紫河车 15g，山药 20g，旱莲草 15g，楮实子 20g，谷芽、麦芽各 20g，玫瑰花 15g，合欢花 15g，炙甘草 15g，共研细末，炼蜜为丸，每丸重 9g，日服 2 次，每服 1 丸，白开水送下。

半年后随访，得知神充体健，并在高中就读，学习成绩优良。

（路志正，等. 路志正医林集腋. 人民卫生出版社）

【诠解】证属脾虚痰阻，郁热蒙窍。患者平素工作学习无规律，劳则伤脾，脾胃亏虚则痰湿内盛，痰浊不化，气机阻滞，气机不利，郁而生热，痰热交阻，上蒙清窍，清窍为之不利，头目昏沉，心神内守而发作睡病。治宜健脾益气，清心化痰，开窍醒神。

医案 2　刘某某，女，40 岁，干部，已婚。1974 年 7 月 12 日初诊。

患嗜睡病 2 年余，久治不愈。于 1974 年 6 月 19 日在某医院诊为"发作性睡病"，同年 6 月 25 日在某医院神经内科亦诊为"发作性睡病"，经用兴奋剂等治疗，效果不著，而来门诊。

患者自 1967 年起即有原因不明之嗜睡现象，但尚能控制，到 1972 年因精神紧张，夜寐梦多，而使嗜睡加重，影响工作。每日上午 9 时至 10 时半，如不活动则易入睡，尤以看书为甚。头晕且痛，性情急躁，胃中嘈杂，记忆力减退，晨起咳吐黏痰、色灰黑。月经量多，色紫有血块，腰痛，带下色白量多，状如蛋清，无腥味，便干溲黄，神疲面晦不泽，舌质淡红，苔白腻而厚，脉沉弦尺弱。

证属肝郁脾虚，带脉不固所致。治宜疏肝培土，除湿止带，佐以祛痰清热。仿傅青主完带汤意。

处方：炒芥穗 4.5g，醋柴胡 6g，苍术、白术各 9g，生山药 15g，清半夏 9g，陈皮 9g，黄芩 9g，生龙牡（先煎）24g，醋香附 9g，土茯苓 15g，车前子（包煎）12g。水煎服。7 剂。

以上方为基础，稍事增损，又服 14 剂，嗜睡好转，腰痛见缓，白带大减。

四诊时，因暑热汗多，夜来闷热难寐，日间时而困倦，喉间痰黏，咯出不易，而用清心化痰、分利三焦法，方以加味温胆汤意化裁，用竹茹、半夏、胆星、天竺黄、杏仁、菖蒲、土茯苓、香橼等。

药后即夜寐得安，醒后神清，嗜睡大减，咯痰亦爽。

第六诊，因卫气失护，汗多恶风怕冷，足跟及双足踝关节酸痛，遂以益气固卫、补肾通络法，方以玉屏风散合桂枝汤，佐以杜仲、桑寄生、怀牛膝等益肾之品，并嘱配合服用金匮肾气丸。至同年 8 月 31 日，嗜睡已基本控制，诸症亦减轻，患者以暑令难耐，愿回当地继续治疗，随处以平补肝肾之剂，作善后调理。

【诠解】证属肝郁脾虚，带脉不固。患者既往患有"发作性睡病"，平素头晕且痛，性情急躁，胃中嘈杂，咳吐黏痰。证属肝郁脾虚。另月经量多，色紫暗有块，且自感腰痛，带下色白量多。考虑肝郁脾虚兼有带脉失约之故，治疗以疏肝培土，除湿止带，佐以祛痰清热为法。

医案3　谷某某，男，51岁，已婚，干部。1974年2月11日初诊。

嗜睡约半年，每日睡眠达16小时左右，吸烟、开会、写字、乘车时均易入睡。素嗜浓茶，每日饮水约5L，喜吸烟，盖欲借此二物以醒神解困，但仍思睡不解，头昏身重，神倦不爽，纳谷呆滞，口黏且干，大便溏薄，日数行，经某医院诊为"发作性睡病"。用多种西药兴奋剂治疗，然效果不甚显著。既往有高血压及心动过速病史。舌质暗红、苔厚腻有裂纹，面色晦滞，脉来右沉而小滑，左沉弱无力。

证属湿困脾阳，湿蕴日久而有化热之势，湿浊上扰，影响神明所致。治宜芳香化浊，燥湿醒脾，佐以清热利湿。

处方：藿香6g，佩兰12g，半夏9g，苍术9g，杏仁（后下）9g，草蔻仁（后下）3g，干姜6g，栀子9g，六一散（包）30g。水煎服。6剂。

以上方进退，又诊治2次。

四诊时，嗜睡虽减，而血压偏高，舌质红绛、苔黄腻，脉沉弦数。说明湿邪虽见渐退，而有化燥生风之势，急用凉肝息风、清热利湿法。

五诊时，头晕目眩已除，血压正常，改用健脾利湿，佐以祛痰，并用琥珀粉1g，每晚临睡前服1次（1周为1疗程）。

第六诊，患者嗜睡已基本控制，遂停用兴奋药。

至同年5月14日，先后共诊9次，精神振奋，已能整日工作，此后未再来诊。1976年"五一"节相遇，告知嗜睡症很少发作，一直坚持工作。

【诠解】证属湿困脾阳，兼有郁热。患者脾胃素虚，痰湿内盛，痰浊不化，湿邪困脾，碍滞脾胃运化之功，脾胃失于运化，则致神疲倦怠，气短懒言；结合舌脉，考虑脾虚湿盛有化热之势，故治疗以芳香化浊，燥湿醒脾，佐以清热利湿为法。

医案4　韩某某，女，38岁，干部，已婚。1974年6月9日初诊。

嗜睡已五六年，平时即睡眠较多，近五六年来嗜睡严重，全身乏力，时心悸不安，动则气短，心脏听诊有期前收缩。一有空闲时间，即沉困欲睡，坐公共汽车往往因嗜睡而过站。入睡时，感到头似腾空，寐中易惊，晚间胃中有灼热感，脘闷纳呆，腹胀便干，溲黄，腰酸膝软，经来量少色淡，曾生育二子。脉右来细弱，左沉弦无力尺弱，面色㿠白，舌体胖、有齿痕，质淡苔薄白。

证属气血两虚，肾精不足所致。

治宜益气养血，健脾益肾。

处方：太子参12g，生黄芪15g，怀山药24g，炒枣仁12g，旱莲草12g，菟丝子12g，云茯神各10g，广木香（后下）4.5g，生牡蛎（先煎）30g，补骨脂12g，甘草6g，生姜3片、大枣3枚为引。水煎服。6剂。

药后夜寐得安，头脑空虚感顿失，纳谷增，嗜睡减，既见小效，方不更张，原方续进6剂。

三诊时精神见振，疲乏轻减，坐车嗜睡未作，均为佳兆。唯夜来胃中隐隐作痛，醒后即不易再寐，胸闷心悸，兼有咳嗽，咯痰色白，舌质淡红、苔薄白，脉沉弦小滑。为胃纳初开，而脾运不及，聚湿生痰所致。治宜化湿醒脾，温肺祛痰。

四诊时，嗜睡已多日未作，诸症亦基本消失，嘱其续进十全大补丸、河车大造丸缓图收功。

【诠解】证属气血两虚，肾精不足。气血生化乏源，机体各脏腑组织无以荣养；久则肾精耗损，无以化生诸精血津液，神明失主，可见心悸不安，动则气短。治疗以益气养血，健脾益肾为大法。

医案5 胡某某，男，47岁。1973年7月29日初诊。

患者头晕头痛已4年，经常嗜睡，少顷即醒，未予注意。1973年2月在车床边工作时，因一时入睡，致右手无名指第一节被轧断，而引起重视。曾到某医院诊治，未能确诊，而来门诊。

患者现胸脘憋闷，咽中有物如梗状，自觉有痰难出。纳谷呆滞，食后即沉困欲睡，两胁胀痛，性情急躁，两目干涩，视物模糊，便干溲黄，大便不爽，并夹有白色黏液，夜寐梦多，日间神倦思困，舌质红，苔厚腻微黄，脉来弦滑。素喜浓茶、烟、酒及甜食。

盖茶能助湿，甘能满中，日久脾虚湿聚生痰，郁而化热，湿热蕴于肝胆，痰热阻塞气机，郁遏清阳所致。

治宜疏泻肝胆，清热化湿祛痰。

处方：北柴胡6g，白芍9g，川芎6g，黄芩9g，连翘9g，炒枳壳9g，槟榔片6g，瓜蒌12g，大豆卷12g，草蔻仁（后下）9g，生苡仁18g，清半夏9g。水煎服。5剂。

药后胃纳见增，饮食有味，大便得畅，唯头痛时作，夜寐不安，尿少色黄，舌质红，苔仍厚腻，脾运有来复之机，而肝胆湿热有壅盛之势。治宜清泻肝胆，渗湿清热，仿龙胆泻肝汤意。

处方：龙胆草9g，柴胡9g，黄芩9g，栀子6g，生地9g，生苡仁18g，泽泻9g，车前子（包）12g。水煎服。5剂。

三诊时，头痛瘥，眠酣，溲清，苔腻见退。但眩晕时作，舌质仍红，脉沉弦小数。湿热见化，宜防苦寒化燥伤阴，拟养血柔肝、理脾渗湿法。

方用四物汤加桑叶、钩藤（后下）、蝉蜕、玄参、怀山药、生苡仁、炒枳壳、茵陈。并以荷叶60g，分3次以开水冲泡代茶饮，以升清降浊。

四诊时，嗜睡仅发作1次，但为时甚暂，咽中仍痰黏难出，遂以肃肺化痰、清胆泻热法治之。

至8月25日共八诊，嗜睡一直未作，于同年9月上班工作，经随访3年未复发。

［以上医案均摘自：路志正，等. 多寐的辨证施治. 中医杂志，1980（3）：16-17.］

【诠解】证属肝胆郁滞，湿热痰阻。肝胆疏泄功能失常，气机升降失司，则痰湿诸邪内生，痰湿为阴浊之邪，易阻遏气机，气机阻滞，郁而生热，痰热交阻，上蒙心神，神机失用发展为寤寐失常。

医案6 包某，男，46岁，干部。1974年5月17日初诊。

患者多寐1年余，形体丰腴，动则气促，经中西医治疗，效果不佳。日前经北京某医院检查确诊为"发作性睡病"，来院就诊时，症见鼻塞，晚间胸闷，睡后鼾声大作，经常憋醒，痰多色白而黏，咯出不易，双下肢浮肿，按之凹陷成坑，午后加重，晨起减轻，自汗、气短，大便溏薄，日2行，夜尿每晚4~5次，色清量多，饭后喜饮浓茶（红茶），每晚饮水约1.8~2.2L。舌质稍暗有小瘀点，苔薄白，脉沉滑小数。经详细问诊，始知素有鼻炎史。

辨证：为肺气失宣，鼻窍不利所致。

治宜：疏风宣肺，清热化痰，佐以利湿。方以苍耳子散合温胆汤化裁。

处方：苍耳子、白芷、桔梗、前胡、法夏、陈皮、黄芩各9g，牛蒡子、竹茹、黛蛤散（包）各12g，六一散（包）、芦根（后下）各30g。水煎服。7剂。并嘱忌浓茶、辛辣、肥甘，宜少量频饮、清淡素餐。

上方服15剂后，诸症轻缓，夜寐得酣，日间嗜睡大减，大便成形，下肢浮肿见消，仍以上法，去利湿之芦根、六一散，加入天竺黄、胆南星以清热化痰，炙酥皂角子以涤痰浊。

又进15剂，嗜睡基本控制，坐车、看电影已不再入睡，能阅读书报，心情愉快。

至1974年7月底，服药至50余剂，自觉嗜睡症愈，遂以前法加大药量，佐以健脾药物，配为丸剂缓图，以资巩固。患者于当年9月上班，整日工作，追访至1978年底未复发。

（吴大真，等.现代名中医内科绝技.科学技术文献出版社）

【诠解】证属肺气失宣。"鼻为肺之门户"，若诸邪从外感受，或从口鼻而入，或从皮毛而感，皆可致鼻道堵塞，肺失宣肃，肺气郁闭，则痰浊内聚，郁而化热，痰热郁阻，五行乘克致心神不安。

颜正华医案

（肝失疏泄扰心神，邪热离去神自安）

医案1 患者，男，45岁。

2009年3月14日初诊：患者自述入睡困难半年余，每日睡眠5小时左右。两侧头痛，头晕，耳鸣，头晕，疲倦，小便无力，浑浊，有烧灼感，既往有前列腺炎病史。就诊时舌红苔黄腻，脉弦。

中医诊断：不寐，证属湿热内扰，肝阳上亢。

西医诊断：失眠。

处方：白菊花10g，炒黄柏10g，赤芍12g，鱼腥草（后下）30g，白茅根30g，枸杞子15g，丹皮10g，白芍12g，党参15g，生龙骨（后下）30g，生牡蛎（后下）30g，夜交藤30g，炒枣仁30g，远志10g，合欢皮15g，珍珠母（先下）30g，磁石（先下）30g，朱砂0.5g，制首乌20g，土茯苓30g。14剂。水煎服，日1剂。

2009 年 4 月 18 日二诊：患者服药后失眠、耳鸣、头晕等症状有明显改善。服药期间小便症状亦改善，舌红苔黄微腻，脉弦。上方去白菊花、远志、合欢皮、朱砂、枸杞、党参、珍珠母、制首乌，加丹参 15g，泽泻 15g，炙甘草 6g，车前子（包煎）15g，车前草 30g，萆薢 15g，野菊花 15g，14 剂。水煎服，日 1 剂。药后诸症均消。

【诠解】证属湿热内扰，肝阳上亢。本案患者心神不安，湿热下注。故治以清化湿热，平肝潜阳。方中生牡蛎、生龙骨、珍珠母、磁石、远志、合欢皮、朱砂、炒枣仁、夜交藤共奏镇心、平肝、养心、安神之功；炒黄柏、鱼腥草、白茅根、土茯苓清化湿热，利尿通淋；白菊花、赤芍、丹皮凉血清肝；枸杞、白芍、党参、制首乌益气扶弱，补益精血。二诊睡眠、耳鸣明显改善，而停药后小便症状加重，出现尿频、尿急、尿灼热，明显以膀胱湿热、气化不利为主，故去补气养阴、益精血之党参、枸杞、制首乌，以防助邪生长；并去安神之朱砂、珍珠母、远志、合欢皮及散风清肝之白菊花。而加用丹参、泽泻、车前子、车前草、萆薢、野菊花、炙甘草以增强利湿通淋，清热解毒之力。

医案 2 患者，女，37 岁。

2009 年 3 月 21 日初诊：患者失眠 3~4 年，服安定（地西泮），才可入睡。伴胸胁胀痛。二便正常，纳可，末次月经 3 月 12 日，舌偏暗苔薄黄，脉弦细。既往有乙型肝炎（小三阳），胆囊炎。证属肝郁气滞，热扰心神。

处方：郁金 12g，枳壳 6g，白蒺藜 12g，黄芩 6g，丹皮 6g，丹参 15g，炒山栀 6g，生龙骨（先下）30g，珍珠母（先下）30g，合欢皮 12g，白芍 12g，夜交藤 30g，制首乌 30g。14 剂，水煎服，日 1 剂。

2009 年 4 月 5 日二诊：失眠改善。月经不调，腰腹酸痛，末次月经 3 月 12 日，上次月经 2 月 15 日，再上次月经 12 月 21 日，舌暗红苔微黄，脉弦细。在上方基础上加活血调经之品。

处方：当归 6g，赤芍 15g，丹参 15g，香附 10g，益母草 30g，茺蔚子 15g，川芎 3g，炒枣仁 30g，制首乌 15g，夜交藤 30g，怀牛膝 12g，川断 15g，桑寄生 30g，合欢皮 15g，生龙骨（先下）30g，生牡蛎（先下）30g。14 剂，水煎服，日 1 剂。服上药后，诸症改善。

[吴嘉瑞，张冰. 国医大师颜正华教授诊疗失眠用药规律及典型医案探析. 中国医药指南，2012，10（25）：265-267.]

【诠解】证属肝郁气滞，热扰心神。本案初诊以失眠为主，根据临床表现，辨为肝郁气滞，热扰心神证。治以疏肝清热，宁心安神。方中郁金、枳壳、白蒺藜疏肝理气，合白芍柔肝止痛，丹皮、丹参、炒山栀、黄芩凉血清热；生龙骨、生牡蛎、珍珠母、炒枣仁、夜交藤、合欢皮镇惊养心、解郁安神，配制首乌补益精血。辨证精确，配伍得当，14 剂后，失眠改善。二诊主要针对月经不调，改以疏肝理气，补益肝肾，活血调经治之。方中当归、赤芍、丹参、香附、益母草、茺蔚子、川芎理气活血，养血调经；制首乌、怀牛膝、川断、桑寄生补益肝肾；炒枣仁、夜交藤、合欢皮、生龙骨、生牡蛎宁心重镇安神，仍针对失眠以巩固疗效。

王翘楚医案

医案 1（肝阳化热夜不眠，平肝清热心自安）

于某，女，62 岁，退休。

2010 年 2 月 5 日初诊：主诉：失眠数十年，加重 1 月余。现病史：患者长期寐差，夜寐不耐干扰。此次因长期服侍母亲过度操劳而加重，先服枣仁胶囊，入睡困难，需 2~3 小时，夜睡 1~2 小时，多梦，早醒，头胀，精神不振，记忆力下降，心烦，纳可，大便 1~2 日 1 行，不干。检查：舌质微红，苔薄，脉细弦。血压：118/75mmHg。SP 评分：23 分。中医诊断：不寐。西医诊断：失眠症。辨证：肝郁阳亢，瘀热交阻。治则：平肝解郁，清热活血安神。方药：淮小麦、葛根、煅龙骨、丹参、合欢皮各 30g，川芎、钩藤、苦参、柴胡、郁金、焦山栀、白芍、赤芍、黄芩各 15g，蝉蜕 6g，蔓荆子 20g，僵蚕、天麻、石菖蒲、远志、甘草各 10g。水煎服，日 1 剂，连服 14 剂，另落花安神合剂 3 盒，每晚睡前服 2 支。

2010 年 2 月 26 日二诊：药后夜寐稍好转，多梦，大便日行，易心烦，尿频。2 月 5 日方加百合 30g，续服 14 剂，落花安神合剂 30 支，每晚睡前半小时服 2 支。

2010 年 3 月 19 日三诊：夜睡 6~7 小时，多梦，中醒 1 次，心情平静，头晕，夜间口干，舌质微红，苔薄微黄，血压：118/82mmHg。2 月 5 日方去黄芩，加白蒺藜、芦根、百合各 30g，续服 14 剂，落花安神合剂 30 支，每晚睡前半小时服 2 支。

【诠解】证属肝郁阳亢、瘀热交阻。患者长期寐差，因时间较长，亦追溯不到诱因，此次因服侍母亲较劳累而加重，可见患者精神较敏感。此次失眠加重，既有体力上的劳累，又有精神上的疲惫。治疗上重在调畅情志安神。方中淮小麦、甘草、苦参除烦安神，开胸散结；蝉蜕、僵蚕平肝息风止痉，临床亦有医师用蝉蜕单味治疗不寐；天麻、钩藤息风止痉、平抑肝阳；葛根、川芎、蔓荆子活血解肌、祛风止痛；柴胡、煅龙骨平肝潜阳；郁金、菖蒲解郁开窍安神；焦山栀、黄芩清肝经湿热，泻火除烦；赤白芍、丹参活血柔肝；合欢皮远志解郁宁心安神。全方共奏平肝解郁，清热活血安神之效。以上药味组成平肝解郁安神基本方。患者服用中药28剂后，夜寐6~7小时，基本恢复正常。

马某，女，27岁，商人。

2009年12月11日初诊：主诉：失眠2年，现病史：起于感冒后引起肺炎，以及看病贵、精神压力大、男友不照顾、情志不悦等诸多因素，现每晚服佐匹克隆（吡嗪哌酯）半粒，好时夜睡4~5小时，易惊醒，差时通宵不寐，白天头晕头胀、颈项板滞，胸闷，心烦易怒，易紧张，入睡难时身体发热，月经调，胃纳尚可，大便日行。检查：舌质红，苔薄黄微腻，脉细弦。血压：135/75mmHg。中医诊断：不寐、郁病。西医诊断：失眠症、焦虑症。辨证：肝郁阳亢、瘀热交阻。治则：平肝解郁，清热活血安神。方药：淮小麦、葛根、煅龙骨、合欢皮各30g，川芎、焦山栀、郁金、钩藤（后下）、黄芩、赤芍、白芍、苦参各15g，蝉蜕6g，蔓荆子20g，柴胡、僵蚕、天麻、石菖蒲、远志、甘草各10g。水煎服，日1剂，连服14剂。另落花安神合剂3盒，每晚睡前服2支。

2009年12月25日二诊：上次就诊后又到西医院诊治，改每晚服美抒玉（盐酸曲唑酮片）1粒、舒乐（艾司唑仑）1粒，同时服中药，夜睡7~8小时，多梦，恶心不适。颈项板滞，胸闷，舌质微红，苔薄白，脉细。上方去黄芩、加制半夏10g，丹参30g，续服14剂。落花安神合剂30支，每晚睡前半小时服2支。另嘱：安眠药尽量不要加，可采取递减法减药。

2010年1月15日三诊：停西药，夜寐好时7~8小时，差时2~3小时，多梦，心情平静，此次月经不畅，小腹刺痛，嘈杂，大便时稀。12月11日方去蔓荆子，加瓦楞子、乌贼骨、蒲公英各30g，当归10g，延胡索15g，续服14剂，落花安神合剂30支，每晚睡前半小时服2支。

2010年2月26日四诊：停中药10日，夜睡6~7小时，嘈杂，小腹胀，带下可，大便1~2日1行，偏干。12月11日方加红藤、紫花地丁各30g，续服14

剂。落花安神合剂 30 支，每晚睡前半小时服 2 支。

【诠解】证属肝郁阳亢。患者因财务压力及情志不悦等因素致失眠，属情志病范畴，情志病与肝有密切关系。中医理论认为肝为刚脏，五行属木，喜条达，恶抑郁。肝主疏泄为肝功能的概括，包括疏泄气机，调畅情志，调节血脉等。人体肝脏犹如春升之气，具有条顺、畅达、疏通的特性。肝的疏泄功能异常，气机疏通和畅达受阻，则以郁结为患。郁于本经则见胸胁胀痛、乳房胀痛，少腹胀痛，在精神方面表现为心烦易躁、焦虑不安，失眠多梦等。治疗上主张"木郁达之"，即条达、舒畅之意。该患者证属肝郁阳亢、瘀热交阻。治拟平肝解郁，清热活血安神。采用平肝解郁安神基本方加减治疗，患者服用中药 52 剂后，逐渐递减安眠药及抗抑郁药，夜寐 6~7 小时，夜寐基本恢复正常，再进 14 剂巩固疗效。

沈某，女，31 岁，警察。

2008 年 12 月 16 日初诊：主诉：失眠焦虑 2 周。病史：始于情志不悦，多思多虑。不服安眠药，一夜睡 3~4 小时，多醒或间醒长，头晕，精神不振，心慌，心烦，紧张，焦虑，胆怯，消极思想，易哭，自信心下降，多思多虑，口干，手抖，肌肉跳动，身热，兴趣下降，月经后期。胃纳可，大便尚调。检查：苔薄微黄，舌质偏红，脉细微弦。血压：110/75mmHg。中医诊断：不寐、郁病。西医诊断：失眠症、焦虑症。辨证：肝郁阳亢，瘀热交阻。治则：平肝解郁，清热活血安神。

方药：淮小麦、紫丹参、葛根、芦根、合欢皮、煅龙骨、煅牡蛎各 30g，苦参、钩藤（后下）、川芎、郁金、焦山栀、赤白芍各 15g，蝉蜕 6g，柴胡、石菖蒲、僵蚕、天麻、远志、甘草各 10g。水煎服，日 1 剂，连服 14 剂，另落花安神合剂 3 盒，每晚睡前服 2 支。

2008 年 12 月 30 日二诊：患者服上药后，夜寐好转，夜睡 6 小时左右，心情转平，精神转振，舌红苔薄，脉细。上方续进 14 剂巩固疗效。

[严晓丽，王翘楚. 从肝论治法治疗不寐验案举隅. 陕西中医，2013，34（2）：214-215.]

【诠解】证属肝郁阳亢、瘀热交阻。焦虑是一种不愉快的、痛苦的情绪状态，同时伴有躯体方面的不舒服体验。而焦虑症就是一组以焦虑症状为主要临床表现的情绪障碍，包含情绪和躯体两组症状。情绪症状表现为紧张不安、提心吊胆、恐惧，害怕，忧虑。躯体症状表现为自主神经功能亢进，如心慌、气短、口干、出汗、颤抖、面色潮红等，有时还会有濒死感。按照患者的临床表现，焦虑证可分为广泛性焦虑、急性焦虑发作（又称为惊恐发作）、恐惧症（包括社交恐怖、场所恐怖、特定的恐怖）。根据该患者心慌、心烦、紧张、胆怯、易哭、口干、手抖、肌肉跳动等症状，可诊断为广泛焦虑伴失眠。患者因情志不悦，肝失疏泄，肝气升发太过，形成肝阳上亢和肝风内动的表现，如头晕、烦躁、易怒、手抖、肌肉跳动等症状；肝气郁结于胸，则胸闷不畅。治拟平肝解郁，清热活血安神。采用平肝解郁安神基本方加减治疗，患者服用14剂后夜寐改善，心情转平，效果较明显。

医案2（肝郁气火上逆心烦闷，疏肝理气降火夜卧良）

郑某，男，45岁。

2012年2月24日初诊：主诉：失眠6年，加重1周。患者因工作压力大，情志不悦而不寐，入睡困难，常需2~3小时方能入睡，偶在睡前服用地西泮半片，可睡3~4小时，多梦，时有噩梦，多醒，白天精神较差，头昏脑胀，偶有头痛，急躁易怒，口干，记忆力下降明显，注意力不集中，饮食尚可，大便偏干1日一行。舌红苔薄微黄，脉弦数，咽红，血压：135/85mmHg，既往无高血压、糖尿病、高血脂等慢性疾病史。诊断：失眠症。辨证：肝阳上亢证。治则：平肝潜阳，清热安神。方药：淮小麦30g，甘草10g，苦参15g，蝉蜕6g，僵蚕10g，柴胡10g，煅龙骨30g，天麻10g，钩藤（后下）15g，葛根30g，川芎15g，郁金15g，石菖蒲10g，焦栀子15g，芦根30g，黄芩15g，百合15g，赤芍、白芍各15g，丹参15g，合欢皮30g，夜交藤30g。14剂，水煎服。

3月9日二诊：服上药及睡前服地西泮半片，夜寐改善明显，服药1周后自停服地西泮片，睡眠差则3~4小时，好则5~6小时，间醒1~2次，多梦有改善，但偶有噩梦。头昏脑胀、急躁易怒、口干症状明显减轻，自述服药肠鸣次数增加，大便好转。舌淡苔薄，血压：130/80mmHg。前方有效，在原方基础上加入远志15g，继续巩固疗效。

【诠解】证属肝阳上亢。该患者七情失调，肝气郁结，肝藏血，血舍魂，《灵枢·淫邪发梦》云："正邪从外袭内，而未有定舍，反淫于脏，不得定处，与营卫俱行，而与魂魄飞扬，使人卧不得安而喜梦。"宋·许叔微《普济方》中论述："平人肝不受邪，故卧则魂归于肝，神静而得寐。今肝有邪，魂不得归，是以卧则魂扬若离体也。"魂不归肝，则多梦；肝主疏泄，气结不行，郁阻脑络，故头晕胀痛；肝为刚脏，体阴而用阳，肝气不疏，郁久化火，故急躁易怒；火热之邪，灼伤阴津，津不上承，则口干；舌红苔薄微黄，脉弦数均属肝阳上亢之征象。因此用平肝潜阳，清热安神之剂，方证相符，故取得较为理想的治疗效果。

刘某，女，51岁。

2012年2月24日初诊：主诉：失眠1个月，加重1周。患者平素有高血压病史，血压控制理想。1个月前血压波动较大，患者担忧而出现不寐，遂每晚睡前服用米氮平1片、艾司唑仑2片，可睡5~6小时，易醒，不服西药则通宵难眠，心烦郁闷，两胁隐隐有胀痛感，言语较少，头昏头胀，颈项不舒，纳食可，大便正常1日一行，月经量正常，经量偏少，色暗。舌微暗苔微黄、脉细弦。血压：120/85mmHg。既往有高血压病史10年。诊断：失眠症。辨证：肝郁瘀阻证。治则：疏肝解郁，活血安神。方药：淮小麦30g，甘草10g，苦参15g，蝉蜕6g，僵蚕10g，天麻10g，钩藤（后下）15g，葛根30g，川芎15g，蔓荆子20g，柴胡10g，煅龙骨30g，郁金15g，石菖蒲10g，焦栀子15g，黄芩15g，芦根30g，赤芍、白芍各15g，丹参30g，合欢皮30g，夜交藤30g。14剂，水煎服。

3月9日二诊：服上药后夜寐改善不明显，睡眠差时2~3小时，焦虑抑郁，睡眠较浅，头昏脑胀、多梦、颈项不舒等症状稍有减轻。自述12年前有便血史，近日高血压而焦虑加剧，现服安眠药已经无效。时有胸脘胀痛，腰酸，舌淡暗红苔微黄，血压：120/90mmHg。在前方基础上加入怀牛膝30g，14剂。

3月23日三诊：服中药加西药后夜寐6~7小时，多醒减轻，心情平静，焦虑状态部分改善，偶有头晕，腰酸，胸脘胀痛、两胁隐痛改善。舌淡苔薄。上方有效，本次在上方中加桑白皮20g，白蒺藜30g，石决明30g，去黄芩、蔓荆子，14剂。

【诠解】证属肝郁瘀阻。患者为中老年女性，平素有高血压病史，忧思焦虑，情志不舒等情志刺激，使肝失条达，气机不畅，以致肝气郁结，气机郁滞，因气为血之帅，气行则血行，气滞则血行不畅，故气郁日久可成血瘀。肝郁化热则心烦；气机不行，着瘀胁下，则胁肋下有胀痛感；气结不行，郁阻脑络，清窍失养，故头昏头胀；肝主藏血，气机郁滞，血行瘀阻，故月经量少色暗。舌微暗苔微黄、脉细弦均属肝郁瘀阻之征象。治则遵《内经》"疏其血气，令其条达"用疏肝解郁、活血安神之药，方证相符，治疗1月余果收良效。

郭某，女，60岁。

2012年3月16日初诊：主诉：失眠20年，加重1个月。20年前无明显诱因而失眠，1个月前情志不悦而加重，未服安眠类药物，好时可睡3~4小时，差时通宵不寐，心烦，急躁易怒，面有火热感，反复口腔溃疡，头项不舒，口干，记忆力下降，偶浑身有蚁行感，手抖，右手指间关节疼痛，胃纳可，大便偏干1~2日一行。舌红少津苔薄微黄、脉细弦，血压160/85mmHg。既往有高血压、高脂血症病史。诊断：失眠症。辨证：肝郁化火（化风）证。治则：平肝息风，清热安神。方药：桑白皮30g，白蒺藜30g，怀牛膝30g，石决明30g，柴胡10g，煅龙骨30g，天麻10g，钩藤（后下）15g，葛根30g，川芎15g，蔓荆子15g，郁金15g，石菖蒲10g，焦栀子15g，芦根30g，黄芩15g，荷叶30g，赤芍、白芍各15g，丹参15g，合欢皮30g，夜交藤30g，蝉蜕6g，僵蚕10g。14剂，水煎服。

4月13日二诊：自述服上药后失眠改善明显，中途普通门诊抄方1次，夜睡4~5小时，心情平静，面部热感减轻，白天精神较好，头项不舒稍有减轻。现偶有头晕，大便正常，记忆力下降有所改善，舌淡红苔微黄、脉弦，血压155/90mmHg。在前方基础上加入益智仁15g，去芦根、蔓荆子，继续治疗。

[陈兴波，王翘楚．从肝论治失眠验案3则．吉林中医药，2012，32（11）：1165-1166.]

【诠解】证属肝郁化火。中医经典医著《黄帝内经》："人以天地之气生，四时之法成。"患者情志不舒为内因，发病加重于春季为外因，肝为刚脏，属春木而主风，性喜生发，因此易内外相合而加重失眠。肝郁化火，火邪循经上扰，易面部火热；火邪内扰，易心烦易躁；火邪耗津伤气，灼伤口腔细小脉络，因此易反复口腔溃疡；肝郁化火耗动阴血生风，风邪走窜不定，故有蚁行感；血不濡筋脉，偶有关节的疼痛不舒。《内经》云："诸风掉眩，皆属于肝。"《内经》对目不瞑提出总的治则，"补其不足，泻其有余，调其虚实，以通其道，而去其邪"。治以平肝息风，清热安神，平其肝，息其风，清实热，泻其火而神自安。

医案3（气血脏腑失和从肝论，调和气血阴阳论肝治）

沈某，女，67岁，退休，病例号：J02972925。

2011年12月9日初诊：主诉：失眠8个月。患者于2011年4月诊断卵巢癌，给予手术及化学治疗，担忧疾病复发出现不寐，遂每晚睡前服用氯硝西泮1片，可寐 2~3 小时，或通宵难眠，白天精神差，耳鸣，头昏脑胀，颈项板牵，口干，纳食可，大便 1 次 2~3 小时。舌红苔腻微黄，咽红，血压：150/78mmHg，既往有尿路感染，高脂血症病史。诊断：不寐，癥瘕。辨证：肝郁阳亢，瘀热交阻。治拟平肝解郁，清热活血安神。方药：淮小麦 30g，甘草 10g，苦参 15g，蝉蜕 6g，僵蚕 10g，柴胡 10g，煅龙骨 30g，天麻 10g，钩藤（后下）15g，葛根 30g，川芎 15g，蔓荆子 20g，石菖蒲 10g，郁金 15g，芦根 30g，丹参 15g，合欢皮 30g，夜交藤 30g，赤芍、白芍各 15g，磁石 30g，焦山栀 15g。14 剂。

12 月 23 日二诊：服上药及睡前服氯硝西泮 1 片，夜寐改善，寐差则 2~3 小时，好则 4~5 小时，间醒 1~2 次，睡眠深度浅，头昏脑胀，口干，耳鸣，颈项板牵诸证明显减轻，数天前感冒后出现咽痛。舌淡红苔黄腻，血压：128/71mmHg。前方有效，感冒后出现咽痛，加黄芩清热泻火。

2012 年 1 月 6 日三诊：服上药后夜寐改善，氯硝西泮减为睡前 1/4 片，可寐 6~7 小时，仍有耳鸣，夜尿 1~2 次，舌红苔薄黄。前方减蔓荆子、丹参。

【诠解】证属肝郁瘀阻。患者因卵巢癌术后忧虑导致失眠，肝为刚脏，情志不舒，气机郁滞，肝郁气滞日久，疏泄不利，气郁化火伤阴，则口干；肝阳亢逆无制，气血上冲，则头昏脑胀，耳鸣。临床症状，舌脉均属瘀热交阻之象。故投以平肝解郁，清热活血之剂，药证相符，果收良效。

徐某，女，60 岁。退休，病历号：P10039621。

2011 年 12 月 30 日初诊：主诉：失眠 16 年。患者素有胃窦炎和十二指肠炎病史，于 16 年前无明显诱因出现卧床难寐，隔日每晚服阿普唑仑 1 粒，可寐 4~5 小时，噩梦，多梦多醒，头昏脑胀，耳鸣，记忆力下降，颈项板牵，胃胀嘈杂，胃脘不适，大便不调，停经 10 年，无潮热出汗，手足冰冷，脚跟痛。舌质偏红，苔薄白。血压：135/90mmHg。

诊断：①不寐；②慢性胃炎。辨证：肝阳偏亢，胃失和降。治拟平肝潜阳，和胃安神。方药：桑叶 20g，白蒺藜 30g，天麻 10g，钩藤 15g，葛根 30g，川芎 15g，蔓荆子 20g，柴胡 10g，煅龙骨 30g，乌贼骨 30g，煅瓦楞子 30g，八月札 30g，蒲公英 15g，郁金 15g，石菖蒲 15g，焦栀子 15g，黄芩 15g，桑寄生 15g，制狗脊 15g，补骨脂 15g，赤芍、白芍各 15g，合欢皮 30g，夜交藤 30g。14 剂。

2012 年 1 月 13 日二诊：药后 1 周失眠改善，可寐 5~6 小时，遂停服阿普唑仑，仍多梦多醒，头昏脑胀、耳鸣、颈项板牵、手足冷，脚跟痛，大便不调等诸症明显减轻，仍有胃胀，嗳气频作，恶心，口干咽痛。舌红苔薄腻微黄。前方加旋覆花15g，代赭石15g，苏梗10g，姜竹茹15g，芦根30g，去桑叶、白蒺藜、桑寄生、制狗脊、补骨脂。

2月17日三诊：服药后夜寐5~6小时，多醒多梦减轻，偶有头昏脑胀，腰酸，数天前患者饮冷水后出现胃胀痛，时有恶心，口腔溃疡。舌质红苔根微黄腻。前方加黄连6g，绿萼梅6g，金银花15g，连翘15g，桑寄生15g，蝉蜕6g，僵蚕10g，去八月札、蒲公英、黄芩、芦根、夜交藤、蔓荆子。

3月2日四诊：服药后可寐6~7小时，醒1~2次，仍伴口腔溃疡，胃胀不适，无胃痛，偶有嗳气，腰酸背痛。前方加怀牛膝15g，蒲公英20g，去郁金、石菖蒲。

【诠解】证属肝胃不和。本例患者素有胃病，兼之禀赋肝木偏旺，精神敏感，导致不寐。肝阳偏亢，肝失疏泄，横逆犯胃，出现胃胀嘈杂，嗳气等症；胃之功能紊乱，通降失和，则夜寐不宁；"胃不和则卧不安，卧不安则胃不和"，相互影响而发病。失眠患者或多或少均有脾胃失健、和降失司的表现，故将平肝和胃法贯穿于失眠治疗的全过程，辨证论治。

陈某，男，31岁，销售员，门诊号：0566657。

2012年2月3日初诊：主诉：失眠10余年。患者于10余年前因学习压力大，精神过劳而致失眠。刻下：入睡困难，夜寐早醒，多醒多梦，仅睡2~3小时，甚者彻夜难眠，白天头昏脑胀，记忆力下降，口干，牙龈肿痛，耳鸣，腰酸腿软，梦遗，颈项板牵，手麻，纳可，二便调。有牙周炎史。舌质偏红，苔薄微黄，齿龈红肿，局部渗血，血压：120/80mmHg。辨证：肝亢肾虚。治则：平肝益肾，活血安神。方药：淫羊藿15g，地骨皮20g，补骨脂15g，天麻10g，钩藤15g，葛根30g，川芎15g，蔓荆子20g，柴胡10g，煅龙骨30g，郁金15g，石菖蒲15g，百合30g，焦栀子15g，黄芩15g，赤芍、白芍各15g，藕节30g，合欢皮30g，夜交藤30g，蝉蜕6g，僵蚕10g。14剂。

2月17日二诊：服药后夜寐3~4小时，仍入睡困难，醒后难再入睡，多梦，腰酸，精神不振，牙龈肿痛减轻，舌质偏红，苔薄微黄，前方加黄芪30g，木瓜10g，14剂。

3月2日三诊：服药后夜寐6~7小时，较前容易入睡，腰酸背痛，梦遗，舌淡红苔薄微黄，前方加骨碎补 10g，14 剂。

［于立恒，王翘楚. 从肝论治失眠医案举隅. 吉林中医药，2012，32（6）：571-572.］

【诠解】证属肝亢肾虚。本例患者以不寐、腰酸腿软、背痛、梦遗为主症，主要为肝阳上亢，肾精不足，肾气亏虚证候；肝肾同源，肾病亦可影响肝的功能，引起失眠，表现为虚烦少寐等；肾精不足，脑髓失养则记忆力下降；肾主骨生髓，且为腰之府，肾气虚衰，肾精不足，则见腰酸腿软、背痛、多梦遗精等症，故投以平肝益肾、活血安神辨治，获较好疗效。

医案 4（肝郁瘀阻气机逆，平肝解郁畅情志）

许某，女，59 岁，教师。

1995 年 1 月 12 日初诊：主诉：失眠 3 年余。病史：3 年前因母病故，悲伤过度，夜眠不安，甚至通宵不眠，精神极度紧张、悲观、欲轻生。在精神病防治所诊为抑郁症、焦虑症。每日须服 5 种 16 片安眠药。初服稍有效，后渐失效，服安眠药仅模糊入睡 1~2 小时，慕名前来就诊。诊见目光呆滞，情绪抑郁，纳谷不振，大便干结，苔薄白腻，舌质紫暗，脉细微弦。诊断：郁证、不寐。辨证：肝郁瘀阻。治则：平肝解郁，活血安神。方药：软柴胡 10g，生龙牡各 30g（先煎），肥知母 15g，细生地 15g，枸杞子 15g，大麦冬 15g，五味子 10g，淮小麦 30g，生甘草 10g，赤白芍各 15g，紫丹参 30g，山萸肉 10g，制首乌 15g，夜交藤 30g，合欢皮 30g，生枣仁（打）30g，朱茯神 15g，7 剂。医嘱：每日外出散步 2 次，适当做家务，调畅情志。

二诊：药后心情稍平静，同服西药能入睡 4 小时许，纳谷稍振，大便干结，口干欲饮，苔薄白，质暗红，脉微弦。方证相应，再守原方 14 剂。

三诊：患者病情逐步稳定。35 天后开始递减西药，50 天后停服西药。至第 63 剂方药时，患者自觉精神豁然开朗，能安然入睡 7~8 小时，无梦扰，生活工作恢复正常。后改口服 891 安神合剂，早餐后半小时 1 支，临睡前半小时 2 支，守功。

1997 年 4 月患者来门诊随访，已恢复工作 2 年。

【诠解】证属肝郁瘀阻。"肝主少阳春生之气，肝主疏泄"，若他邪犯之，致肝失疏泄，久则肝失调达，情绪抑郁，忧思易怒；"气为血之帅，血为气之母"，气行则血行，气滞则血瘀，久则可见一派瘀血征象。肝郁瘀阻，临证可见神情呆滞，面色少华，反应迟钝，夜卧不安。故治疗当以疏肝解郁、活血安神为法。

周某，男，33岁，船员。

1996年10月24日初诊：主诉：右胁作胀、隐痛8个月。病史：患者1996年2月，因右胁作胀隐痛，心情不悦，卧床难眠，且早醒，仅睡2~3小时，白昼头晕头胀，烦躁易怒，烦热多汗。近2个月，谷丙转氨酶（ALT）偏高，一直在60~90IU/L之间波动。B超示：脂肪肝。血清检查：抗HEV（+），胃脘嘈杂，大便不畅，口干欲饮，苔薄少津，舌尖红，质微暗红，脉微弦。诊断：中医：胁痛、不寐。西医：戊型肝炎。辨证：肝郁瘀阻，余热未清。治则：疏肝解郁，活血清热。方药：冬桑叶15g，白菊花12g，软柴胡15g，生龙牡各30g（先煎），明天麻10g，双钩藤15g（后下），粉葛根15g，抚川芎15g，赤白芍各15g，紫丹参30g，广郁金15g，石菖蒲10g，夜交藤30g，合欢皮30g，酸枣仁（打）30g，云茯神30g，白花蛇舌草30g，蒲公英30g，垂盆草30g，黄精30g，7剂。另：金萱冲剂，1包分每日3次服。

二诊：患者心情较平静，胁痛、胃胀减轻，睡眠略好，早醒时间推迟，夜间入眠5小时，白昼仍有头胀，胃纳可，大便日1次，ALT：62IU/L，苔薄，质微暗红，脉细。药已见效，再守原方出入。患者共服汤药冲剂3个月，复查肝功能3次，均正常，B超示：脂肪肝消失。此后，主要服金萱冲剂巩固治疗，随访至今，未见病情反复。

【诠解】证属肝郁瘀阻，余热未清。若诸邪侵及肝脏，肝不主疏泄，肝气郁滞，久则瘀血内生，气血运行不畅，郁而生热，郁热闭阻机体内部，可致头昏头胀，胁肋部疼痛，夜卧不安，综之病机为肝郁瘀阻，余热未清，处方用药时在疏肝解郁，活血安神基础上再加清热之品，其效显著。

丁某，女，62岁，退休干部。

1996年12月21日初诊：主诉：记忆力减退2年。病史：3年前退休，起初半年心烦不适，情志不畅。2年前始记忆力逐渐减退，思维能力下降，近半年尤甚。自觉头胀头重，纳谷不振，食入饱胀，懒动少言，人体消瘦，面色少华，表情淡漠。发展至平时简单数字加减都有困难，不能外出买菜和辨识方向。夜间睡眠尚可。颅脑CT示：脑萎缩、脑动脉硬化。苔薄，舌质偏暗，脉细微弦。中医诊断：郁证、痴呆症；西医诊断：脑萎缩、脑动脉硬化。辨证：肝郁瘀阻、气血不调。治则：疏肝解郁，益气活血，佐以滋养肝肾。方药：冬桑叶 15g, 白菊花 15g, 明天麻 10g, 嫩钩藤（后下）15g, 粉葛根 30g, 抚川芎 15g, 广郁金 15g, 石菖蒲 10g, 炒柴胡 10g, 生龙牡（先煎）各 30g, 赤白芍各 15g, 紫丹参 30g, 桃仁泥 10g, 藏红花 9g, 生黄芪 30g, 潞党参 15g, 制首乌 15g, 枸杞子 15g。7 剂。另 891 安神合剂，早餐后口服 1 支，临睡前口服 2 支。

二诊：药后纳增，思维衰退现象无明显进展，头胀减轻，大便如常，面色稍转润，苔薄，舌偏暗，脉细微弦。再守原方 14 剂。患者服用中药 35 剂，891 安神合剂 105 支，记忆力始稍有恢复，能短暂回忆起以往琐事，精神较前好转，面部表情转活，但仍有头重、耳鸣、憋气感。服药 2 个月，精神渐振，体重增加 2kg，记忆力较前有进步，生活自理。服药 4 个月，头胀重渐消失，耳鸣减轻，记忆力恢复正常，每日外出活动如常。苔薄润，质浅暗，脉微弦，继服 891 安神合剂守功。

（王翘楚《平肝活血法验案撷菁》）

【诠解】证属肝郁瘀阻、气血不调。此例患者亦为情绪抑郁，肝失疏泄，肝气郁滞，久而气滞则血瘀，气血运行失常，考虑治疗以疏肝解郁，益气活血，佐以滋养肝肾。

医案 5（肝气郁滞胃不安，疏肝理气和胃平）

谢某，男，25 岁，银行管理人员，病案号：D07234461。

2006 年 2 月 11 日初诊：主诉：失眠 2 年伴恶心。病史：患者自幼有胃窦炎史，易紧张、心慌、恶心。2004 年参加工作后，因工作紧张，每晚习惯于 12 点以后就寝，入睡困难，需 1~2 小时以上，夜寐 5~6 小时，但多梦易醒，白天头晕、头胀，遇事易紧张，时恶心，手抖，纳差，大便日行 1 次，偏细。检查：苔薄根微黄腻，舌质红，脉细微弦。血压：110/85mmHg。诊断：不寐。辨证：肝郁化风，胃气上逆，胃失和降。治则：疏肝息风，和胃降逆。方药：淮小麦 30g，甘草 10g，苦参 15g，蝉蜕 6g，僵蚕 10g，旋覆花（包）10g，代赭石（先煎）10g，制半夏 10g，姜竹茹 15g，苏梗 15g，佛手 10g，柴胡 10g，煅龙骨 30g，煅牡蛎 30g，郁金 15g，石菖蒲 10g，合欢皮 30g，远志 10g，朱灯心 3g，7 剂。嘱：改变不良生活习惯，坚持早睡早起。

2 月 18 日二诊：药后头晕、头胀、紧张、心慌诸症减轻，恶心仍作，患者遵从医嘱，坚持早睡早起，但仍入睡困难，夜寐 5~6 小时，质量可，梦较前减少。上方改姜竹茹 30g，加赤芍 15g，白芍 15g，再进 14 剂，再嘱患者坚持早睡早起。

3 月 4 日三诊：药后夜寐 7~8 小时，半小时内入睡，恶心偶作，情绪转平，纳可，便调，苔薄根微黄腻，咽红，考虑有慢性咽炎，续予上方加黄芩 15g，再进 14 剂以巩固疗效。

【诠解】证属肝郁化风，胃气上逆，胃失和降。患者平素紧张易心慌、恶心，加之工作劳累致头昏心慌较前明显，情绪紧张易激动，恶心纳差频作，两相和邪，更伤肝胃之气，肝主疏泄，主司畅达情志之气；胃为水谷之海，主受纳水谷精微；若肝失疏泄，肝气横逆犯胃，则胃不主受纳，临证可致恶心呕吐，纳差；肝失疏泄，肝气郁滞，可见情绪易紧张激动，烦劳易生内热；综合考虑本例病案证属肝郁化风，胃气上逆，胃失和降。治则：疏肝息风，和胃降逆。

朗某，女，24 岁，美容师，病案号：J06199151。

2005 年 12 月 17 日初诊：主诉：失眠半年，加重 2 周。病史：始于工作压力大，加上生活不规律，习惯于凌晨 1~2 点就寝，曾服褪黑素半年，现入睡困难，夜寐 4~5 小时，多梦易醒（2~3 次），差时则通宵难眠，白天精神疲乏，心烦易怒，颈板，纳少，便调，月经尚调，面色少华。检查：苔薄微黄，舌质红，脉细微弦。血压：110/85mmHg，诊断：不寐，辨证：肝木偏旺，瘀热交阻。治则：平肝抑木，清热化瘀。方药：桑叶 15g，天麻 10g，钩藤（后入）15g，葛根 30g，川芎 15g，蔓荆子 20g，柴胡 10g，煅龙骨 30g，煅牡蛎 30g，郁金 15g，石菖蒲 10g，焦山栀 15g，黄芩 15g，赤芍 15g，白芍 15g，丹参 30g，合欢皮 30g，远志 10g，蝉蜕 6g，朱灯心 3g，14 剂。嘱：尊重自然规律，早睡早起。

2006 年 1 月 14 日二诊：患者遵从医嘱，改变生活习惯，坚持早睡，但夜寐仍差，4~5 小时，颈板减轻，夜间紧张时手抖，上方去桑叶、黄芩、丹参，加淮小麦 30g，甘草 10g，苦参 15g，僵蚕 10g，7 剂。

2006 年 1 月 21 日三诊：上方服后夜寐恢复正常，一夜睡 7~8 小时，间醒后亦能很快入睡，少梦，心情平静，白天无头晕、头胀，精神亦振，纳可，便调，因面部热疮，上方加紫花地丁 30g，再进 14 剂以巩固疗效。

[严晓丽，王翘楚 . 失眠医案两则 . 中医文献杂志，2007,（2）：55-56.]

【诠解】证属肝木偏旺，瘀热交阻。中医天人相应理论有着丰富的内容，《灵枢·岁露》云："人与天地相参，与日月相应也。"人生活在自然环境中，应遵循自然规律，以适应自然环境的周期性变化。睡眠作为人的基本生理功能，随昼夜而变更，正如《素问·金匮真言论》："平旦至日中，天之阳，阳中之阳也；日中至黄昏，天之阳，阳中之阴也；合夜至鸡鸣，天之阴，阴中之阴也；鸡鸣至平旦，天之阴，阴中之阳也。故人亦应之。"宇宙间的万事万物都包含着阴阳相互对立的两个方面，天地阴阳的盛衰消长，致使一天有昼夜晨昏的节律变化。平旦时人体的阳气随自然界阳气生发而由里出外，阳气渐长，人起床活动，中午时分人体阳气盛于外部，黄昏则阳气渐消，入夜则阳气潜藏于内，人上床休息。阳入于阴则寐，阳出于阴则寤，因此《灵枢·口问》曰："阳气尽，阴气盛，则目瞑；阴气尽而阳气盛，则寤矣。"上述两例患者皆为白领，因工作紧张再加上丰富的夜间生活，皆习惯于凌晨后就寝，且上床后入睡困难，寐浅，白天精神不振。王翘楚教授从天人相应角度指导病人，要求顺从自然界阴阳消长规律，早睡早起，抓住睡眠的最佳时间（22 点~3 点），配合中药治疗。患者皆积极配合，将上床时间逐渐前移，坚持早睡早起，逐渐取得佳效，患者很满意。

医案 6（肝郁瘀热术后虚，平肝解郁烦寐平）

栾某，女，40 岁，设计员。

1997 年 10 月 13 日初诊：主诉：头晕 3 年，伴失眠 2 年余。3 年前因工作紧张，导致头晕，曾在某市级医院治疗。1 年后，出现夜寐不安，头胀头晕反复不愈。1995 年初，核磁共振示：脑部胶质增生。行切除术，手术顺利。但手术后时有头痛，头部作响，心烦不安。夜寐时好时差，好时睡 5~6 小时，差时则通宵不寐。现抗抑郁焦虑治疗，症状未缓解。苔薄微黄，舌质偏暗红，脉细微弦。诊断：头痛不寐，脑部胶质瘤术后。证属肝郁阳亢，治拟平肝潜阳，活血清热安神。淮小麦 30g，甘草 10g，桑叶、菊花、钩藤（后下）、葛根、川芎、郁金、菖蒲、焦山栀、赤白芍各 15g，天麻、柴胡各 10g，龙牡（先煎）、灵磁石（先煎）、夜交藤、合欢皮、酸枣仁各 30g，净蝉蜕 6g，7 剂。

10 月 20 日二诊：药后头胀、头痛、心慌紧张减轻，但时好时差，伴有头响。方病相符，效不更方，再进 7 剂。

10 月 27 日三诊：夜寐能睡 7~8 小时，前额、眼眶有胀感不适，有时头响，比前减轻，再守上方 14 剂，头痛缓解。1998 年 1 月，头痛眼胀未作，劳累后伴有轻度头响，夜眠尚安，能睡 7~8 小时，续予上方加白僵蚕 10g，白蒺藜 30g，巩固疗效。

【诠解】证属肝郁阳亢。本例为脑部胶质瘤术后不寐，王翘楚教授认为脑主神明，肝主情志，心主血脉，予以平肝潜阳，活血安神治疗。因理、法、方、药，布局合理，故治疗 1 月后有效，2 月后临床痊愈，头痛也随之明显好转。

樊某，女，40 岁，干部。

1996 年 5 月 8 日初诊：主诉：失眠 4 年。4 年前发现患胃癌，情志不悦而失眠。现失眠加重，曾服安定 8 片，方能安睡 3~4 小时。求诊时，面色少华，头晕乏力，且头胀痛，咽痛，咽红（+），月经量少而不畅，手足发冷，纳谷尚可，舌苔薄，质暗红，脉细。诊断：不寐，胃癌术后。证属肝阳上亢，瘀热交阻。治拟平肝清热活血。桑叶、菊花、钩藤（后下）、葛根、川芎、赤白芍、麦冬各 15g，天麻、蔓荆子、柴胡、五味子、银花、连翘各 10g，生龙牡（先煎）、丹参、夜交藤、合欢皮、生枣仁、茯神各 30g，14 剂。

5 月 22 日二诊：药后咽痛已除，睡眠有改善，但尚不稳定，时有足跟痛，怕冷，四肢末端尤甚，夜间口干，再进前方出入，原方去桑叶、菊花、麦冬、五味子、银花、连翘，加补骨脂、骨碎补各 10g，川连、桂枝各 6g，14 剂。

6 月 5 日三诊：药后畏冷减轻，现经临 1 天，量少不畅，色暗红，有块，足跟痛，两下肢酸楚。正气亏虚，予平肝扶正，健脾和胃，活血安神。补骨脂、骨碎补、山萸肉各 10g，制首乌、枸杞子、女贞子、淫羊藿、党参、葛根、川芎、赤白芍、郁金、泽泻各 15g，怀牛膝、黄芪、薏仁、生龙牡、夜交藤、茯神各 30g。服上方 1 月后随访，患者足跟痛消失，夜寐 5~6 小时，安定已减至 1/2 片，精神渐振，经来较畅，守方巩固。后停药半月，夜眠尚安。但又因紧张而睡眠又差，经行不畅，又加服佳静安定 2 粒，再服中药 4 周，心情睡眠方渐平稳。此后，以补肝肾扶正，平肝和胃活血法续治。长期服药，体质日渐康复。现已随访 2 年，面色转润，精神睡眠平稳，工作能力恢复如常。

【诠解】肝阳上亢，瘀热交阻。本例为胃癌术后，又加化疗，体质虚弱，情绪不稳而致失眠。正气虚弱，肝郁瘀滞，属虚实夹杂。故应平肝补肾同进，长期服药，缓图其本。方中制首乌、枸杞子、山萸肉、黄芪、黄精补益肝肾等药，是增强免疫功能之良药；骨碎补、补骨脂是疗足跟、腰膝痛首选药物。布药得当，每每获效。

谢某，男，46岁，干部。

1997年12月1日初诊：失眠4个月。4个月前因患混合痔，住院治疗。此时出现夜寐不安，仅睡4~5小时，夜醒3次，神疲乏力，心慌心烦，口干苦。苔薄，舌质微暗，脉细微弦。证属肝郁瘀阻。治拟平肝解郁，活血安神。天麻10g，钩藤（后下）、桑叶、菊花、葛根、川芎、郁金、菖蒲、赤白芍各15g，柴胡10g，龙骨（先煎）、夜交藤、合欢皮、丹参各30g，远志10g，蝉蜕6g，朱灯心3g，7剂。

12月8日二诊：药后睡眠改善，能睡5~6小时，醒后能再入眠，但因有前列腺炎史，夜尿2~3次，伴有尿频、腰酸、乏力。原方加小蓟草30g。

12月15日三诊：尿频减少，夜尿1~2次，因服氧氟沙星，出现皮疹反应，干扰睡眠，心烦早醒，再进前方，加淮小麦30g，甘草10g。患者经2个月随访，术后不寐治愈，以后针对前列腺病随证加减，巩固疗效。

[许良．王翘楚治疗术后不寐医案举隅．中医文献杂志，2001，（1）：29．]

【诠解】 证属肝阳上亢，瘀热交阻。本例痔疮手术所致不寐，既有内在因素，也有外界刺激，以致扰乱神明。肝主情志，肝郁是发病基础，从平肝解郁活血着手，切中病机，故不寐获愈。

医案7（肝气瘀滞失条达，心神失养母子累）

韩某某，女，32岁。

1995年10月31日初诊：主诉：失眠1年余。

现病史：患者因精神刺激诱发失眠1年余，曾经市精神卫生中心诊治，现服氯丙嗪1片，每日2次，氯氮平3片，每日3次，安坦（盐酸苯海索）1片，每日2次，舒乐安定（艾司唑仑）2片，晚上睡前服，药后一晚睡5~6小时，不服安眠药则通宵难眠，平时头晕、胀重感，胸闷，大便干结，2~3日一行，情绪消极，月经不规则，量少。苔薄，舌偏暗红，脉弦。

诊断：中医：不寐、郁证；辨证：肝郁瘀阻。西医：精神分裂症。

治则：疏肝解郁，活血安神。方药：自拟方。

炒柴胡10g，生龙骨、牡蛎各30g，郁金15g，枳壳15g，菖蒲10g，桃仁、杏仁各10g，红花9g，赤芍、白芍各15g，丹参30g，生地10g，知母15g，淮小麦30g，甘草10g，夜交藤30g，合欢皮30g，当归10g，7剂。891安神合剂（花生叶制剂）20ml×50 支，上午服 1 支，晚上睡前半小时服 2 支。

医嘱：精神要保持愉快，生活要有规律，晚上睡前少用脑。

二诊：药后夜寐渐有好转，晚 10 时许入睡至早晨 5 点 30 分左右醒，平时情绪转平静，无明显胸闷，仍头晕、重，大便秘结。苔薄少津，舌暗红，脉弦。再续前方出入，原方中生地增至 15g，7 剂。

三诊：上诊后夜间睡眠更有进步，停服安坦、氯氮平，一晚能睡 7~8 小时，心情平静，头晕减轻，大便转软，2 日一行，唯时有心慌，口干，苔薄，舌暗红，脉细弦。再续前方出入，原方加麦冬 10g，五味子 10g，14 剂。891 安神合剂 20ml×50 支，服法如前。

四诊：患者减服氯丙嗪 1 片、舒乐安定 1 片已 1 周，夜间睡眠基本正常，一晚睡 7~8 小时，无明显心慌、头晕感，纳可，精神好转，有时口干，大便 1~2 日一行。苔薄，舌暗红，脉细弦数。

方药：炒柴胡 10g，生龙骨、牡蛎（先煎）各 30g，郁金、枳壳各 15g，麦冬、五味子各 10g，丹参 30g，赤芍、白芍各 15g，桃仁 10g，红花 15g，生地 10g，知母 15g，淮小麦 30g，甘草 10g，夜交藤、合欢皮各 30g，淡竹叶 20g，磁石（先煎）30g。14 剂。

【诠解】证属肝郁瘀阻。本案例因精神情志受到刺激，致肝郁气滞，肝失条达之性，气滞则血瘀，久而瘀阻内停而致失眠。治疗当以疏肝解郁、活血安神法为治则，在处方中以柴胡、郁金、菖蒲、枳壳等疏肝解郁，用赤芍、丹参、桃仁、红花、当归、夜交藤、合欢皮等活血安神，其效显著。

陈某，女，65 岁。

1995 年 10 月 19 日初诊：病史：高血压、冠心病史 20 余年，失眠 3 年。现卧床难眠，上床 3~4 小时方能入睡，间断醒 4~5 次，夜间共计入眠 4 小时，且多梦、尿频（一般 4~5 次，多则 7~8 次，甚则失禁）。曾服舒乐安定（艾司唑仑）等，疗效不显。白昼时有胸闷、心慌、早搏，眼圈发黑，尿常规正常；血压：190/99mmHg。苔根微白，舌质紫暗，脉微弦。

诊断：肾虚不寐。辨证：肝阳上亢，瘀阻心脉，肾虚不固。

治则：平肝潜阳，活血固肾安神。

方药：冬桑叶 15g，白菊花 15g，明天麻、嫩钩藤（后下）各 15g，粉葛根、大川芎各 15g，软柴胡 10g，生龙骨、生牡蛎（先煎）各 30g，赤芍、白芍各

15g，大丹参 30g，广郁金、炒枳壳各 15g，大生地 10g，肥知母 15g，山萸萸肉、菟丝子、金缨子各 10g，夜交藤、合欢皮、生枣仁各 30g。7 剂。891 安神合剂 20ml×21 支，早饭后 1 支，临睡前 2 支。

二诊：睡眠改善，梦多减少。腰酸减轻，夜间尿频由 7~8 次减至 2~3 次，血压：160/90mmHg。随访至今，病情稳定。宗原方 21 剂。

【诠解】证属肝阳上亢，瘀阻心脉。本例以失眠、尿频为主症，尿常规等检查均正常，无湿热下注现象，主要为肝阳上亢，肾气亏虚证候。故予平肝潜阳、活血补肾固涩辨治，获较好疗效。古有"脑为元神之府"之说，脑是主宰人体精神意识、思维活动的中枢；心主血脉，脑需要心血的供养，以保持脑的功能正常活动；肝主情志，条达全身气机，与人精神情绪活动变化关系最大。故在诊治失眠一证中，常以肝肾、心脑从治则或奇效。

孙某某，女，34 岁，收银员。

1997 年 5 月 22 日初诊：主诉：失眠 1 年。去年因情志不悦而致。曾服百忧解（盐酸氟西汀）、安定（地西泮），疗效不显。常忽然胸闷，透不过气。去年 5 月份曾行胆囊切除术，后失眠加重，又服美梦宁，仍梦扰纷纭，且头晕、眩晕伴呕吐，看急诊，服敏使朗（甲磺酸倍他司汀片）。晨起或晚上，头晕、胸闷较重。现常头胀痛，颈部有压痛，时伴恶心，头、指麻木，行经量少，二便尚调。有颈椎增生史 3 年。咽红（+）、苔薄、舌质浅紫、尖红、脉细。

诊断：不寐、眩晕（颈椎病）。辨证：肝郁瘀阻。

治则：平肝解郁，活血安神。

处方：桑叶、菊花各 15g，天麻 10g，钩藤（后下）15g，葛根、川芎、蔓荆子各 15g，柴胡 10g，龙骨、牡蛎（先煎）各 30g，郁金、菖蒲各 15g，淮小麦 30g，甘草 10g，赤芍、白芍各 15g，丹参 30g，姜半夏 10g，净蝉蜕 6g，夜交藤、合欢皮各 30g，朱灯心 3g，7 剂。另：金萱冲剂 3 袋。

1997 年 5 月 29 日二诊：药后 1 周，心情平静，上床半小时至 1 小时能入睡，下半夜后梦扰纷纭，醒 1~2 次，能睡 6 小时，头胀减轻，无恶心，有时仍胸闷，透气则舒，纳便自调。苔薄、舌尖偏红，脉细。再续前方，原方去姜半夏，14 剂。

1997 年 6 月 12 日三诊：药后心情平静，能睡 6~7 小时，醒后能复睡，胸闷心慌减轻，咽后壁（±），苔脉同前。原方去朱灯心，加远志肉 10g，14 剂。2

个月后随访，睡眠正常。头晕胸闷明显减轻，予以金萱冲剂守功。

【诠解】证属肝郁瘀阻。患者因情志不舒致肝气郁滞，肝失条达，气滞则血行不畅，久则瘀血诸症丛生。瘀滞之邪为阴邪，阻遏气机，气机逆乱，邪气上扰心神，蒙蔽心窍，致夜卧不安；瘀滞肝脉，肝络不和，加重肝郁征象，肝气不疏，则心神难安。故治疗当以平肝解郁，活血安神为法。

鲍某某，男，34岁。

1997年7月14日初诊：主诉：失眠7年，伴胃胀胃痛。1990年在日本打工，精神过劳，睡眠差，有时通宵不眠，1992年发现有胃病。诊断为浅表性胃炎（胃镜），时伴胃痛、胃胀。回沪后曾服健脾和胃和养血安神中药，治疗2年余，症状无明显改善。现睡眠时好时差，好时睡6~7小时，差时则通宵不眠，胃胀嗳气，头胀时作。大便溏薄，一日2次，易感冒怕风，睡眠好些，胃胀也相应减轻。苔薄，舌质暗红，脉细微弦，咽红（+），血压：140/100mmHg。

诊断：中医：胃脘痛，不寐；西医：慢性浅表性胃炎，失眠症。辨证：肝胃不和，气滞瘀阻。

治则：平肝潜阳，和胃降逆，活血安神。

处方：羚羊角粉（吞）0.6g，桑叶15g，菊花30g，天麻10g，钩藤（后下）15g，葛根、川芎、郁金各15g，菖蒲10g，八月札30g，苏梗、赤芍、白芍、焦山栀各15g，柴胡10g，生龙骨、牡蛎各（先煎）15g，代赭石（先煎）10g，旋覆花（包煎）10g，蒲公英30g，夜交藤30g，朱茯神15g。14剂。另：落花安神合剂5盒，早饭后1支，临睡前2支。

1997年8月4日二诊：药后心情较平静，睡眠有改善，能睡5~6小时，但较难入睡，胃脘胀闷减轻，有时嗳气泛酸，大便溏。血压：150/90mmHg。原方去苏梗、代赭石、旋覆花、羚羊角粉、赤芍、白芍等，改菊花为15g，加煅瓦楞子、合欢皮、白花蛇舌草各30g，净蝉蜕6g。14剂。

1997年8月18日三诊：一周有2天睡眠欠佳，易头胀，胃脘作胀，无泛酸，血压：140/90mmHg。上方加丹参30g，14剂。

四诊：上药后2周，夜寐日见稳定，好时能睡6~7小时，胃胀减轻，再守原方巩固。此后患者随访3月，病情一直稳定，未见反复。

【诠解】证属肝胃不和，气滞瘀阻。肝乃情志之官，胃为水谷受纳之海，若肝气郁滞，则肝气横逆犯胃，胃土纳化功能失常则气血运行受阻，日久气滞血瘀。临证可见心烦不寐，胃胀胃痛，更添烦闷。治疗当以疏肝和胃，行气活血为治疗法则。

马某某，男，62 岁。

1996 年 6 月 20 日初诊：主诉：失眠 7 年。患者失眠史已 7 年。1990 年 1 月 1 日突发房颤，在长海医院用乙胺碘呋酮治疗。出现突发性停搏 3 分钟，经抢救脱险，回家疗养。兹此停止工作，长期房颤，郁闷担心，情志不畅，逐渐出现失眠。1992 年起服安眠药助眠，不服则彻夜不眠，服后仅入眠 2 小时，在长海医院作 CT、胃镜、B 超等全身检查，除房颤、胆结石、浅表性胃炎等外，余无特殊发现。1993 年起赴市精神卫生中心，请专家治疗，拟诊："焦虑症""抑郁症"，予服三唑仑 0-0-1、佳静安定 0-1-0、氯硝西泮 0-0-1，持续至今。现夜间入眠 3~4 小时，早醒，或整夜似睡非睡，多梦，不服药则通宵难眠。白昼精神萎靡，口干欲饮，纳谷不振，进食后胃脘胀满不适，大便日行 1 次，时常心慌，胸闷气短，下肢浮肿，时伴手抖，不能握笔书写，常胃脘区抖动，心烦不安，苔薄微腻，舌质浅紫，脉细微弦，伴结代。早搏 15 次 / 分钟左右。血压：150/90mmHg。

诊断：中医：不寐，心悸；西医：失眠症，心律失常，慢性心衰。辨证：肝郁犯心，瘀阻脉络。

治则：平肝解郁，活血通络安神。

处方：淮小麦、生龙骨、牡蛎、丹参、生铁落（先煎）、夜交藤、合欢皮、枣仁、茯神各 30g，甘草、柴胡、旋覆花（包煎）、制香附、白僵蚕各 10g，代赭石（先煎）、葛根、川芎、郁金、菖蒲、赤芍、白芍各 15g，蝉蜕 6g，14 剂。另：落花叶安神合剂 5 盒，早餐后 1 支，临睡前 2 支。

二诊：服药 14 剂，心情稍平静，两下肢浮肿减轻，早搏减至 6~7 次 / 分，夜间梦扰纷纭，似睡非睡，食后胃脘时胀痛，方病已相应，再续前方出入。原方去旋覆花、代赭石、生铁落，加苦参、远志各 10g，以加强养心清热安神。此后在原方基础上加减治疗，胃脘胀闷，则加八月札 30g，苏梗 10g；纳谷不振，则加鸡内金 6g，谷、麦芽各 30g，以疏肝理气消食。服药 3 月后（9 月下旬），睡眠稍改善，早醒后再能模糊入睡，且能午睡 1 小时，手抖、胃脘部跳动、心慌减轻，早搏减至 2~3 次 / 分。服药 5 个月，睡眠明显好转，一夜睡 6~7 小时，午睡 1~1.5 小时，精神转安，脚肿消退，面色转华，有时胃脘部稍有跳动。因医疗报销问题，在外转院治疗，2~3 个月随访 1 次。1 年后（1997 年 9 月），患者睡眠基本恢复正常，能睡 7 小时，午睡 1 小时。现服三唑仑 0-0-1，舒乐安定 0-1-0，再守上方巩固。

（以上医案均摘自：许红，等. 从肝论治失眠症·王翘楚学术经验撷英. 上海中医药大学出版社）

【诠解】证属肝郁犯心，瘀阻脉络。肝气郁滞则心神不能内守，气滞血瘀，瘀阻脉络。治疗方药中生铁落、蝉蜕、白僵蚕有镇惊息风、平肝安神作用。淮小麦、甘草有养心解郁安神作用，上方对失眠、焦虑、手足抖动、目光呆滞有一定疗效。

周仲瑛医案

（肝木郁滞火热生，疏肝泻火诸邪消）

李某，女，34 岁。

2001 年 11 月 3 日初诊：因长期思虑、忧郁导致失眠，半年来加重，曾服多种中西药物均无疗效。最近虽服较强安眠药仅勉强入睡 4~5 小时，但睡眠不酣。伴烦躁、焦虑，胸闷憋气，经行不爽、量少，大便时秘，纳可，口干。苔淡黄腻，边尖暗红，脉细滑。病机分析：肝郁化火，痰热内蕴，血府血瘀，阴不涵阳，心肾失交。处方：熟酸枣仁 30g，栀子 10g，牡丹皮、丹参各 10g，知母 10g，夏枯草 10g，法半夏 10g，醋柴胡 5g，炒延胡索 15g，桃仁 10g，红花 10g，川芎 10g，制香附 10g，川黄连 5g，肉桂 2g（后下），川百合 12g，生地黄 12g，合欢皮 15g，煅龙骨、牡蛎各 25g，7 剂。

2001 年 11 月 10 日二诊：失眠略有好转，临晚有困倦感，夜寐约 5 小时，多梦、早醒，时好时差，焦虑减轻，脉细弦。苔黄质暗紫。原方加麦冬 10g，龙胆草 6g，珍珠母 30g（先煎），7 剂。

2001 年 11 月 17 日三诊：睡眠基本正常，夜半醒来 1 次，有梦不多，烦躁已平，苔薄黄，质暗红，脉细。再予清肝解郁，安神宁心之法。11 月 10 日方加麦冬 10g、龙胆草 6g、珍珠母（先煎）30g、赤芍 12g。10 剂。

[王长松. 周仲瑛治疗失眠经验. 山东中医杂志，2006，25（7）：487-488.]

【诠解】证属肝郁化火。失眠，中医称之为"不寐"，以经常不能获得正常睡眠为特征，对人们的身心健康影响极大。临床上，失眠既是常见病证，也是较难获得稳固疗效的疑难病症。中医认为，人的寤寐由心神控制，有赖于营卫阴阳的和畅运行。正常情况下，昼日阳行于外则寤，入夜阳归于内则寐；阳气生长收藏的自然进行，是保证睡眠—觉醒正常节律的前提。这一自然进程一旦受到干扰，由阳入阴的途径受阻，则心神不能由动转静，从而引起失眠，这是失眠的基本病机。哪些因素可以导致由阳入阴的途径受阻呢？气行不畅则气郁，血脉不通则血瘀，津液不归正化则生痰，久郁不通则化火——郁、瘀、痰、火是引起失眠最为常见的病理因素。从病位分析，五脏皆与失眠有关，但其主病在心、肝二脏。不寐之证，因情志失调，肝失疏泄导致者，临床极为常见；疏肝解郁、健脾养血是人人皆知的常规之法，此法虽能获得一定效果，但病程一般较长，甚至经年不愈。本例患者伴有明显的抑郁、焦虑，为肝郁化火之征。治疗时将疏肝、养肝、清肝、泄肝、平肝、敛肝、镇肝为一炉，组方全面，药繁而不杂，因此取效迅捷。

吕同杰医案

医案 1（肝肾亏虚心神不安，滋肾安神阳入阴平）

李某，女，55 岁。

1993 年 4 月 12 日初诊：失眠 2 年，加重 4 个月。2 年来经常失眠，近 4 个月来，失眠症状加重，现彻夜不眠，服用安眠药才能入睡，耳鸣，纳呆，口干，口苦，腰酸乏力，每因情志刺激而加重，舌偏红，苔薄黄，脉弦细。吕老诊后认为，证属肝肾阴虚，心神失养，治宜滋补肝肾，养心安神。处方：桑椹子45g，何首乌24g，生地30g，女贞子15g，丹参15g，白蒺藜15g，五味子15g，酸枣仁30g，茯苓30g，远志9g，知母15g，百合60g，生龙牡各30g，淮小麦30g，甘草6g，大枣10枚。

二诊：服上方 6 剂，症状减轻，每日可入睡 5~6 小时，但易醒，咽干，舌脉同上，上方加黄连9g继服。

三诊：药后睡眠好，但精神紧张时仍睡眠欠佳，守上方继服。

四诊：睡眠基本正常，体力增，精神爽，嘱仍以上方继服 6 剂以巩固。

[阎琴，姜锡斌. 吕同杰辨治顽固性失眠经验. 山东中医学院学报，1995，19（3）：168-169.]

【诠解】证属肝肾阴虚，心神失养。老年人之不寐，虚多实少，本例选方系吕老自拟"滋肾安神汤"治疗老年性肝肾阴虚之不寐。本方取五子衍宗丸、酸枣仁汤、甘麦大枣汤三方之精华，筛选组方，以五子衍宗丸滋阴补肾，酸枣仁汤养血安神除烦，甘麦大枣汤养心安神，和中缓急。加黄连清心泻火除烦，全方药性平缓，气血阴阳兼顾，补而不腻，静中有动，用于临床多年，多获良效。

医案2（气郁不疏火邪扰神，理气泻火心神内守）

患者，女，26岁，1990年6月21日初诊。因生气失眠1年，日睡眠2~3小时，伴有头晕头胀，急躁易怒，目赤口干，厌食恶心，便秘尿赤。曾去当地精神病院服用安定类制剂，药后自感头晕、烦躁愈甚，遂慕名求治。诊见面容憔悴，目赤，口唇干裂，舌质红，苔黄腻，脉弦细。予以柴胡加龙牡汤加淮小麦30g，代赭石30g，黄连9g，水煎服，日1剂。药进6剂，睡眠明显好转，大便通畅，烦躁等症状大减，舌质红，苔薄黄稍腻，脉弦，上方大黄改3g，加百合30g，莲子心45g，去代赭石，继服20剂，精神爽，睡眠恢复正常。

[吕春芳，解静．吕同杰治疗顽固性失眠经验．山东中医杂志，2005，19（5）：300-302．]

【诠解】证属火扰心神。思虑过度，郁怒化火，扰乱肝经，而致魂不入肝，导致失眠。临证见失眠多梦，急躁易怒，头晕头胀，目赤，口干口苦，纳呆厌食，舌质红，苔黄腻，脉弦滑数，故选方用柴胡加龙牡汤加减：柴胡24g，黄芩15g，半夏15g，党参24g，桂枝6g，大黄9g，茯苓30g，龙骨30g，牡蛎30g，生姜9g，大枣6枚，生铁落30g。水煎服，日1剂。烦躁甚者加淮小麦30g，厌食恶心者加代赭石30g，痰湿壅盛者加胆南星9g、天竺黄9g。

周绍华医案

（肝郁火旺心烦躁扰，疏肝降火安神除烦）

吴某，女，35岁，工人。

1996年5月17日初诊：失眠半年余，加重1个月。半年前因生气而心烦易哭，入睡困难，曾服"舒乐安定""谷维素"等，病情时轻时重，近1个月来，入睡更加困难，有时彻夜难眠，心烦意乱，胸闷不舒，自觉后枕部郁胀不舒，半年来月经或前或后，经量渐少。舌质红微黯，舌尖有芒刺且痛，苔薄微黄，脉弦细略数。此为肝郁火旺，神明受扰，气血运行不畅所致。处方：北柴胡10g，全当归10g，炒白术10g，云茯苓20g，苏薄荷（后下）3g，杭白芍12g，牡丹皮10g，炒栀子10g，广郁金10g，灵磁石（先煎）30g，淡竹叶10g，粉葛根20g，生甘草6g。药进6剂，心烦欲哭已除，日能入寐约5小时，且舒乐安定片也由原来日服2片改为日服1片，自觉乏入纳差、动则心慌，查舌质淡苔薄白，脉弦细。此为郁火渐清，气血亏虚之象，守前方栀子减为6g，加太子参15g，炒枣仁30g，又进6剂，诸症悉除。

［云志有，康昱．周绍华教授治疗不寐证经验．河南中医，1997，17（4）：237-238．］

【诠解】证属肝郁火旺。此型不寐，常因恼怒伤肝，气郁化火，内扰神明而发。其特点是：入寐困难，噩梦纷繁，平时心烦意乱，口苦口干，溲赤，或自卑感重，甚至有轻生念头，舌质红苔薄黄，脉弦数或弦细数。治用丹栀逍遥散加灵磁石、淡竹叶以疏肝解郁，泻火除烦，安神定志，心烦头晕明显者加天麻、夏枯草；头枕部不适者加粉葛根。

王多让医案

（肝郁血瘀内生炙热，疏肝活血清热透邪）

李某，女，19岁。3天前因家务与其嫂争执，突然发病，头痛，胸胁胀满，狂躁愤怒，哭笑无常，夜不入眠，口干，大便燥。查面色青黯，舌绛，苔厚黄，脉弦大。诊断为精神分裂症。病为肝气郁滞，气滞血瘀，热结于内所致。用健脑安眠汤加郁金15g，木香、枳壳、栀子各9g，大黄30g，朱砂3g。2剂下，便泻10余次，病人安静入睡，胸胁胀大减，去大黄，再进3剂告愈。

［邓红，王多让．从气血论治失眠症经验．实用中医药杂志，2000，16(5)：37．］

【诠解】证属肝气郁滞，气滞血瘀，热结于内。本例患者因情绪激动，肝气郁结，气滞血瘀内停，郁而生热，瘀热互结上扰心神，可见头目昏胀，胸胁胀满，瘀热之邪扰乱神明，神明失主，可致狂躁愤怒，苦笑无常，夜不能寐，便干尿赤。考虑处方以疏肝理气，活血化瘀，清热安神为法治之。

柴瑞霭医案

（肝阴血虚则郁火生，滋补肝血清热解郁）

李某某，男，59岁。

2003年2月25日初诊。因家事不顺，渐成失眠，日趋严重，至今已7年。每晚必服氯丙嗪3片或三唑仑1片，方能睡眠2~3小时，伴多梦易惊，胸胁胀满，急躁易怒，善叹息。舌红、苔薄黄，脉弦细数。证属血虚肝郁，郁久化火，郁火内扰。治宜养血疏肝，解郁清火。方选丹栀逍遥散化裁。药用：丹皮6g，炒栀子、柴胡、生白术、茯苓、生甘草、合欢皮、绒仙花（后入）各10g，当归15g，生白芍、浮小麦各30g，炒枣仁（捣）90g，玫瑰花（后入）6g。每日1剂，水煎，晚上服头煎，次晨服二煎，同时停服西药。2剂药后，已有睡意，晚上可睡约3小时。再以上方炒枣仁加至120g，继服2剂，夜眠可至4~5小时，继服3剂睡眠正常。

［柴巍柴. 柴瑞霭辨证治疗顽固性失眠的经验. 山西中医，2004，20（5）：9-11. ］

【诠解】证属血虚肝郁，郁久化火，郁火内扰。肝主藏血，体阴而用阳，主疏泄，喜条达而恶抑郁。本案患者郁怒伤肝，肝气郁结，郁而化热，郁热内扰，故不能入睡，多梦；肝气郁结，肝失疏泄，则胸胁胀满，急躁易怒，素善叹息，舌红、苔微黄，脉弦细数。方用丹栀逍遥散养血疏肝，解郁清热。重用酸枣仁、生白芍，伍以当归、生甘草、浮小麦养血柔肝、缓急安神，加合欢皮、绒仙花、玫瑰花疏肝。并嘱其调节情志，静心自养，以绝肝郁气结之本源。全方使肝气疏、郁火清，血和肝柔，睡眠自安。

陈意医案

（肝郁气滞梦纷纭，丹栀逍遥清肝火）

张某，女，37岁，2010年6月初诊。主诉睡眠不好有1年余，每夜难以入睡，睡后乱梦纷纭，易惊醒，醒后难以入睡。近段时间因心情不畅，不寐症状加重，彻夜难眠或仅能浅睡1~2小时。伴头晕神疲，急躁易怒，胸闷善太息，口苦口干，胁肋胀满，舌红、苔薄白，脉弦。诊断为不寐，属肝郁气滞，气郁化火，火扰心神之证，治以疏肝解郁、清火安神之法，方用丹栀逍遥散加减。

处方：柴胡 10g、白芍 10g、当归 12g、白茯苓 15g、粉丹皮 10g、焦山栀 10g、广郁金 12g、夜交藤 30g、合欢皮 12g、酸枣仁 15g、炙远志 10g、五味子 10g、珍珠母（先煎）20g。服 7 剂症状大减，能睡 4~5 小时，后随症加减继服 14 剂病愈。

[夏永良. 陈意辨证论治不寐医案三则. 中国民族民间医药，2011，1（22）：142.]

【诠解】证属肝气郁结。此型不寐多由于情志不畅，郁怒伤肝，肝失条达，气郁不疏，郁而化火，火性上炎，或阴虚阳亢，扰动心神，神不安宁以致不寐。正如清代医家唐容川在《血证论》中云："肝病不寐者，肝藏魂，人寐则魂游于目，寐则魂返于肝。若阳浮于外，魂不入肝，则不寐，其证并不烦躁，清睡而不得寐，宜敛其阳魂，使入于肝。"此型不寐的临床表现多为夜寐难安、烦躁易怒、不思饮食、口渴喜饮、目赤口苦、小便黄赤、大便秘结、舌质红苔黄、脉弦而数等。丹栀逍遥散加减治疗此型不寐，丹栀逍遥散又称八味逍遥散、加味逍遥散，是在逍遥散的基础上加丹皮、栀子而成。因肝郁血虚日久，则生热化火，此时逍遥散已不足以平其火热，故加丹皮以清血中之伏火，炒山栀善清肝热，并导热下行，临床尤多用于肝郁血虚有热所致的不寐。

何若苹医案

（肝气郁结火伤阴，虚火内扰不得眠）

张某，男，39 岁。

2010 年 10 月 11 日初诊：患者失眠多年，入睡困难，易惊醒，情绪易紧张，B 超提示患有脂肪肝。曾服用重镇安神类中药均未见明显改善。诊见：喉间有痰，咳吐不舒，夜尿略多。舌苔薄，脉细弦。治宜疏肝理气，养心安神。方选半夏秫米汤合甘麦大枣汤加减：丹参、红枣、夜交藤、白芍、百合、北秫米各 30g，五味子、姜半夏、柴胡各 12g，枳壳、炙甘草各 10g，淮小麦 40g，川芎 18g，酸枣仁、生地、柏子仁各 15g。7 剂。每日 1 剂，水煎服。另予琥珀粉 3g，每晚临睡前温开水吞服。患者诉服上方后自感寐安，情绪舒畅，痰亦减少。予前方去柏子仁，加焦山栀 10g，淡豆豉 15g。续服 7 剂，以巩固疗效。

[叶璐. 何若苹临床验案三则. 浙江中医杂志，2011，46（12）：868.]

【诠解】证属肝郁气滞。本案患者长期情绪不佳，导致肝失疏泄，肝气郁结，气郁日久化火伤阴，肝血不足，心肝失养，虚火内扰，则虚烦不得眠。故治以半夏秫米汤合甘麦大枣汤，加入疏肝理气、安神助眠之品，共奏疏肝理气、养血安神之效。

郭霞珍医案

（乳房胀肝郁气滞，代茶饮疏肝解郁）

童某，女，36岁。

2010年1月8日初诊：失眠2个月。由于工作压力大，2个月前出现失眠，不易入睡，早醒，醒后不易再次入睡。刻下症见：失眠，早醒，思虑多，视物不清，自觉情绪低落，高兴不起来，鼻腔出气热，容易发脾气，月经期准，量少，有血块，经前乳房胀痛，白带量多，舌尖红边瘀点，苔薄白，脉弦细。诊断：失眠（肝郁气滞）。治法：疏肝解郁，活血化瘀，除烦。处方：①密蒙花15g、柴胡10g、猪茯苓各10g、当归10g、生地10g、丹皮10g、赤白芍各10g、川芎10g、炒山栀10g、红花10g、丹皮10g、夏枯草10g、炒神曲15g。7剂，水煎服，隔日1剂，每晚睡前服。②玫瑰花3~5朵、麦冬8粒，每日白天代茶饮。

2010年1月22日二诊：服上药第3剂时，睡眠明显改善，现诸症有减，效不更方，守前方再服7剂以巩固疗效，玫瑰花、麦冬代茶饮。服完药后，患者告之，已基本痊愈。嘱继续玫瑰花代茶饮，后未见复诊。

[叶金竹，郭霞珍. 辨治失眠经验. 贵阳中医学院学报，2010，32（5）：10-12.]

【诠解】证属肝气郁滞。青年女性患者易因琐事致情志失畅，肝气郁滞，肝失条达，则心神受扰，夜卧不安，故而当以疏肝理气，移情易性之法治之。

董襄国医案

（宫垂带多肝气郁，疏肝健脾益安神）

张某，女，31岁。

1971年9月3日初诊：乳部手术后，胸部闷滞作痛，经常呕恶，夜寐不宁、惊呼，消瘦腹泻，宫垂，带多，脉濡软，舌净少苔，治以疏肝健脾安神。

延胡索 6g，炒白芍 9g，川楝子 9g，沉香曲 12g，山药 30g，苡米仁 12g，广木香4.5g，马齿苋 12g，党参 9g，夜交藤 9g，白术 9g。5 剂。

12 月 1 日二诊：药后夜寐较宁，胸部稍宽舒，月经尚见提早，大便经常溏泻，脉微弦，苔薄，以益心脾为主。党参 9g，白术 9g，黄芪 9g，当归 9g，炙草4.5g，茯苓 12g，远志 4.5g，焦枣仁 9g，广木香 4.5g，生姜 2 片，大枣 12g，5 剂。

［董襄国．失眠论治．新中医，1984，（1）：21-23．］

【诠解】证属肝气郁滞。本案属于肝气郁滞致使心气不足，心神失养而失眠。脘胀呕恶，是肝气不疏所致；肝气乘脾，脾气虚弱，故宫垂、带多、便溏；由于心神失养故夜寐少，易惊醒，脉见濡软、舌净少苔均为心气不足之症。第一方疏肝健脾安神，其中参、术、山药、苡仁健脾；白芍、川楝、延胡索疏肝；沉香、木香理气；佐夜交藤以安神，马齿苋不仅治泻，亦能治带。全方紧紧抓住疏肝一环，虽仅只是用一味安神之药，服后即夜寐转宁。第二方补益心脾以调理善后。

董梦久医案

（肝郁肾亏阴血虚，疏肝补肾气血和）

贺某，女，44 岁。近半年来失眠，难以入睡，易醒多梦；每月经期提前7~8 日，每次月经经期 1 天左右，色暗，无血块，夜晚偶有汗出，月经之前全身胀痛，以乳头胀痛明显；五心烦热，易怒，口干舌红苔薄，脉弦细。中医辨证：肝郁血虚，肝肾阴虚。药用丹栀逍遥散化裁：炒栀子、丹皮、柴胡、赤白芍、当归、炒白术、茯苓、女贞子、旱莲草、郁金、制香附、泽兰叶、合欢花、夜交藤、枸杞子、菟丝子、甘草等，日 1 剂，水煎服。3 剂后，诸症皆平，继服7 剂以巩固疗效，出院后随访 1 年未见复发。

［朱戈丽．董梦久用丹栀逍遥散治疗更年期失眠的经验．湖北中医杂志，2006，28（12）：27．］

【诠解】证属肝郁血虚，肝肾阴虚。失眠，在中医文献中称为"不寐""不得眠"或"不得卧"。中医学认为，人的正常睡眠由心神所主，阳气由动转静时，即为入睡状态；反之，阳气由静转动时，即为清醒状态。因此，人的正常睡眠，是阴阳之气自然而有规律转化的结果。这种规律受破坏，就会导致不寐。脏腑功能失调导致机体气血失和，是失眠症产生的关键，情志因素是引发失眠症的主要原因。失眠症主要病位在肝脏，常影响心脾肾等脏腑。失眠症病机当以肝郁为首，肝失疏泄而形成气滞、火邪、痰瘀等，扰乱神明，魂不安藏，病发不寐。特别是更年期女性，情志不畅，肝木不能条达，则肝体失于柔和；肝藏血，主疏泄，肝郁则血虚脾弱，故而多见不寐，表现为多梦，月经不调，乳房胀痛。董老师运用丹栀逍遥散化裁，能解肝郁血虚时久生热化火之证，以通达气机，和调脏腑功能，气顺则神安，神安则能寐矣。

倪宗珈医案

（肝郁血虚夜不寐，疏肝补血疗失眠）

医案 1 龚某，女，53 岁。因失眠、心烦 2 个月就诊。患者近 2 个月来无明显原因出现夜间难以入睡，即使入睡，也多梦易惊，伴口干，耳鸣，头昏，舌尖红，少苔，脉细弦。中医诊断为虚烦不眠，辨证为肝血不足，肝阴受损。治予酸枣仁汤合一贯煎加味。处方：酸枣仁 15g，知母 15g，川芎 15g，茯苓 20g，北沙参 15g，麦冬 15g，枸杞子 10g，生地 15g，当归 15g，川楝子 15g，合欢皮 15g，甘草 3g。日 1 剂，水煎服，连服 7 剂，寐安，心烦消除而愈。

【诠解】 证属肝血不足，肝阴受损。清·唐容川《血证论·卧寐》云："肝病不寐者，肝藏魂寐，人寐则魂反于肝。若阳浮于外，魂不入肝，则不寐，其证并不烦躁，清睡而不得寐，宜敛其阳魂，使入于肝。"说明肝病不寐的原因是由于血虚肝旺，魂不守舍。酸枣仁汤为《金匮要略》方。其组成为酸枣仁、知母、茯神、川芎、甘草。主要治疗肝血不足，血不养心而致的虚烦不得眠，善叹息，心悸，盗汗等症。但凡遇到此类病人，倪教授常配以一贯煎以滋养肝肾，疏肝解郁。两方联合使用，可获滋补肝肾，补血宁心之功。

医案 2 唐某，女，51 岁。失眠半年就诊。患者绝经 3 年。近半年来无诱因出现夜难以寐，或稍寐则醒，心中烦闷，舌质淡红，苔薄白，脉弦。中医辨证为肝郁失眠，予八味逍遥汤加味。处方：炒柴胡 10g，青皮 10g，川芎 15g，当归 15g，白芍 15g，茯苓 30g，炒白术 15g，甘草 5g，酸枣仁 15g，夜交藤 15g，生牡蛎 20g，琥珀末（研粉吞服）10g。日 1 剂，连服 14 剂后，夜能寐 6~7 小时，病愈而归。

［张颖，杜建华，褚贵保．倪宗珈治疗失眠经验．云南中医中药杂志，

2003, 24 (2): 5.]

【诠解】证属肝郁失眠。宋·许叔微《普济本事方·卷一》论述不寐的病因说:"平人肝不受邪,故卧则魂归于肝,神静而得寐。今肝有邪,魂不得归,是以卧则魂扬若离体也。"此说明肝郁气机不畅,而使魂不能藏,从而发生不寐。八味逍遥汤由柴胡、白术、白芍、青皮、当归、川芎、茯苓、甘草组成,是在"逍遥散"基础上去生姜、薄荷加川芎、青皮而成。该方具有疏肝解郁,养血宁心之功。主治失眠、嗳气、胁肋部痛等症。倪教授以为,该患者绝经3年,乃肝血亏虚,气机不畅,则魂不能藏,从而发生不寐。遂于"逍遥散"中减生姜、薄荷,而增入青皮、川芎二味,即可以增强其疏散调达之功,又寓有补而勿滞之意,其作用较原方逍遥散更佳。

张钟爱医案

（肝失疏泄气血滞,疏肝理气夜安卧）

黄某,女,47岁。

2004年8月13日初诊:患者夜寐欠安,遇事易急,经行不畅,两胁胀痛,舌苔薄黄,脉细数。治拟养血疏肝宁神。方选逍遥散加酸枣仁汤加减。处方:柴胡6g,当归6g,赤芍12g,白芍12g,茯苓10g,茯神10g,酸枣仁15g,合欢皮15g,浮小麦15g,首乌藤15g,郁金10g,甘草4g。水煎,每日1剂分2次服。复诊:服药7剂,诉睡眠质量有所改善,两胁胀痛缓解,但舌苔黄腻,原方去首乌藤,加黄连2g、竹茹6g、陈皮6g。继服7剂,再诊时诉夜寐安稳,两胁无胀痛,舌苔转薄黄,为巩固疗效再服7剂,随访2月未复发。

[钱伟. 张钟爱治疗失眠症经验撷拾. 江苏中医药, 2006, 27 (3): 22-23.]

【诠解】证属肝郁气滞。"女子以肝为先天",女子诸病莫不耗血,故女子血常不足,其失眠首要病因是血虚。神魂寓于血而又养于血,血盛则神旺,血虚则神怯;心藏脉,脉舍神,血虚失于濡养,血不养心,则心神不宁;肝藏血,血舍魂,血不荣肝,则魂不守舍,神魂不安,发为失眠。更年期是妇女卵巢功能逐渐衰退至完全消失的一个过渡时期,一般在45~55岁之间,女子此时身体、情绪和心理的变化,每影响到阴阳协调、气血融和,致肝失调达,心神不宁,引发或加重失眠。这也是女性失眠明显多于男性的生理基础,临床一般表现为自主神经功能失调的症候群,如难以入眠、辗转反侧、噩梦纷纭、时寐时醒、盗汗、心烦、性情多变等临床表现。治疗当以养血疏肝宁神为大法。

徐明涟医案

（阴阳失和虚火瘀滞心神妄动，平调寒热活血清热安神定惊）

医案 1 患者，女，35 岁，因与领导发生矛盾而致心情不舒，渐至心烦易怒，心慌，难入睡，耳鸣如击鼓，口干口苦，便干溲赤，舌红苔黄厚，脉弦数长而有力。睑颤试验（＋）。来诊时痛苦不堪，自述已有 2 年多病史，每天晚上靠服用佳乐定 4~6 片才能勉强入睡，持续 4~5 小时，噩梦纷纭。辨证：肝火上炎，扰动魂神。治以清肝泻火安魂。方选龙胆泻肝汤加减：柴胡 12g，黄芩 15g，牡丹皮 9g，栀子 12g，车前子（包）30g，当归 12g。龙胆草 12g，泽泻 12g，炒酸枣仁 30g，石菖蒲 12g，远志 9g，生龙骨、生牡蛎各 30g，琥珀粉（包）10g。水煎服，6 剂。

二诊：诸症均减，佳乐定可减至 1 片，心慌多梦明显减轻。自感右胁部不适，肝郁之迹露出，上方加郁金 12g 以凉血清心开肝郁，病告痊愈。

【诠解】 证属肝火上炎，扰动魂神。肝为刚脏，为将军之官，性喜条达而恶抑郁，肝藏魂，若情志不遂，肝气郁结，郁而化火，肝火上炎，冲击肝所藏之魂，则魂动而卧不安。症见性情急躁易怒，易激惹，心中烦乱，难入睡，可兼有头昏沉，视物不清，口干口苦，便秘溲赤，舌红苔黄，脉弦数。治当清肝泻火安魂，方选龙胆泻肝汤加减。方中柴胡用量 9~15g，以疏利气机，尚有"火郁发之"之意。

医案 2 患者，男，35 岁，失眠数年，入夜难以入寐，别无所苦。平素服用大量谷维素、维生素 B_1、地西泮以及天王补心丹、柏子养神丸等效不佳。查体见睑颤试验（＋），舌质正常，脉弦。病历所载或从心脾、心肾论治，或从肝胆郁热论治，效均不显。仔细询问病史，方知起病于高考落榜，压力极大，遂成顽疾。令其张口翻舌，见舌下络脉怒张，肝郁血瘀之症明矣，遂投血府逐瘀汤原方，半月即瘥。

【诠解】 证属肝郁血瘀。心藏神，主血脉，肝藏血，主藏魂，主疏泄气机。若精神抑郁、生活紧张或有所欲而不遂，可致肝气郁滞，失于条达气血，瘀血内阻，魂神失养而致不寐。《医方辨难大成》云："气血之乱能令人寐痞失度也。"久病入血，久病多癖，亦可导致血瘀。此类病人病程或长或短，彻夜难眠，入睡则乱梦纷纭，可兼有情志抑郁不悦、胸胁不舒，捶之稍舒，舌暗红，脉弦或涩。亦有少数病人除有失眠外，无其他阳性体征症状，各法无效者，遵颜德馨"怪病责瘀"理论，治以理气活血，通调血气以安魂神，方选血府逐瘀汤加减。

医案3 患者，女，44岁，失眠多梦数年，终日困倦，时欲寐却不能寐，手足麻木，头目不清，月经量少，经前乳胀，舌淡苔薄白，脉细数。睑颤试验（＋），证属血虚肝郁，治以养血开郁安神，方选逍遥散加减：当归12g，白芍15g，柴胡12g，茯苓30g，柏子仁15g，炒酸枣仁30g，麦冬30g，五味子9g，知母12g，制何首乌18g，石菖蒲12g，远志9g，炙甘草3g。水煎服，6剂。

二诊：睡眠明显改善，体力增强，说明药已中的，上方继守，半月治愈。

【诠解】证属血虚肝郁。肝藏血，体阴而用阳，人卧则血归于肝。患病日久伤血或年老体弱，致使血亏，肝所藏之血减少而失于濡养，因虚致病，肝气不疏，夜卧血难归于肝，肝魂无所藏而致失眠。而女性以肝为先天，常血不足而气有余，加之精神情绪波动较大，更易患此症。患者多见终日困倦乏力，入睡困难或少睡即醒再难入睡，面色少华，头痛头晕，健忘，女性多伴月经量少，经行乳胀，舌淡苔薄白，脉弦细。治当养血开郁，方选逍遥散加减。

医案4 患者，女，52岁，失眠多梦3年余，头痛头晕，耳鸣如蝉，背部拘急，自觉轰热汗多，晨起手胀，腰膝酸痛，舌淡苔白腻，脉沉弦。查体可见下睑浮肿如袋状，面色晦暗，下肢水肿，按之凹陷。证属阴阳俱虚，肝阳上扰，治以滋阴扶阳，调肝安神，方选二仙汤加减：淫羊藿12g，肉苁蓉12g，仙茅12g，巴戟天12g，当归15g，知母9g，黄柏9g，石菖蒲12g，远志9g，生熟地黄各15g，茯苓30g，琥珀粉（包）10g，炒酸枣仁30g，香附12g。水煎服，6剂。

二诊：下肢水肿明显减轻，入睡较前改善，原方继服。本方在调整阴阳平衡的同时，重用当归、香附。当归，味甘而重，专能补血；其气轻而辛，又能辛散而调气，正与肝体阴而用阳之生理特性相吻合，为调肝要药。香附为"气病之总司，女科之主帅"，疏泄条达，气血通利，阴阳和调，故二药在方中起到画龙点睛之妙用。

［姜向坤，李云，徐向青. 徐明涟调肝五法治疗顽固性失眠的经验. 山东中

医药大学学报，2000，24（3）：199-200.]

【诠解】证属阴阳俱虚，肝阳上扰。肝藏血，肾藏精，精能生血，血能化精，即精血同源，故有"肝肾同源"之说。从病理上二者紧密相关，相互影响。肾精充盛，阴阳协调平衡，方可昼精夜寐，年老体弱或久病暗耗精血，肾中阴阳俱虚，肝木失于涵养，魂神不安可致不寐。本病多见于中老年病人，尤其是更年期妇女更多见。肾阴阳俱虚，阴阳不相维系，阳不交阴而见不寐。患者多见头痛头晕，失眠多梦，面潮红，轰热汗出，下睑浮肿，腰膝酸痛，时而恶寒，时而恶热，下肢浮肿，按之如泥，血压波动较大，治当滋阴扶阳，调肝安神，方选二仙汤加减。

魏俊良医案
（肝郁气滞阴乘阳位，疏肝解郁养阴清热）

张某，女，51岁。

1990年6月20日初诊：失眠5年多，平时心烦易怒，入夜辗转反侧，精神益加兴奋，昼则神情恍惚，食欲不振。经某医院各种理化检查未发现异常，诊为重症神经官能症，中西药治疗数月，仍未觉好转。刻诊：心烦口苦，善太息，不寐多梦，神思恍惚，时而声泪俱下。查体：颜面粉红如妆，二便正常，舌质红，苔薄黄，脉细数。脉证合参，证属肝郁气滞、阴火上乘之失眠证。治当养阴清热，疏肝解郁，佐以安神定志。药用：百合30g，生地20g，麦冬20g，天冬20g，沙参20g，柴胡15g，白芍12g，香附10g，云苓10g，远志10g，石菖蒲15g，龙齿（先煎）30g。服药20剂，诸症消失而愈，随访半年，未见复发。

[魏德嵩. 魏俊良老中医临床经验举隅. 山西中医，1994，10（5）：7-8.]

【诠解】证属肝郁气滞，阴火上乘。患者长期情志不遂，肝失疏泄，肝郁气滞。日久化火，消烁阴液，百脉失调，阴阳失和，魂不守舍，是以入夜不寐治疗，当以养阴清热、疏肝解郁，佐以安神定志。方中百合、地黄养阴润肺，益胃生津；柴胡、香附、白芍疏肝解郁，云苓、远志、石菖蒲、龙齿安神定志，诸药合用，标本兼治，阴平阳秘，精神乃治。

高天舒医案

（水火不济心阳偏亢，潜阳安神酸枣仁汤）

刘某，女，50岁。

2005年12月20日初诊。患者糖尿病病史10余年，血糖控制尚可，自诉失眠半年，时常每晚睡眠时间不足3小时，且入寐困难，心烦多梦，头晕耳鸣，健忘，舌红少苔，脉细数。病来每晚睡前服安定片，由开始1片已增至3片，效果不显，遂来本院就诊。观其脉症，辨为肝肾阴虚，虚火上炎。治宜滋阴潜阳，镇静安神，予以栀子豉汤合酸枣仁汤加减。

药用：栀子30g，淡豆豉20g，酸枣仁20g，茯苓15g，知母、半夏、川芎各10g，丹参20g，夜交藤20g，陈皮15g，枸杞子20g，夏枯草10g，白芍15g，熟地20g，党参30g，黄芪30g，黄精20g，甘草15g。每日1剂，水煎服，并嘱患者停服安定片，治疗1个疗程后，患者心烦多梦、头晕耳鸣症状有所缓解，夜间惊醒次数减少，但仍感入睡困难，上方重用酸枣仁45g，治疗1个疗程后，每晚已能睡5~6小时，夜梦减少，效不更方，后连续服药2个疗程，睡眠恢复正常，伴随症状消失，随访半年未再复发。

[李静，高天舒. 高天舒教授治疗2型糖尿病合并失眠的经验. 中华中医药学刊，2007，25（8）：1560-1561.]

【诠解】证属肝肾阴虚，虚火上炎。此类辨证论治均应遵循标本兼治的原则，重视气阴亏虚之总的病机，注重调和气血，平衡阴阳，以使气血调畅，阴平阳秘，脏腑功能恢复正常。酸枣仁汤出自《金匮要略》，主治虚劳虚烦不得眠，肝血不足，血不养心之证。酸枣仁甘酸平，入心、肝经，养心安神。现代药理研究表明，酸枣仁中的皂苷、黄酮有显著的镇静、催眠和安神作用。重用酸枣仁45g，与诸药配伍，共奏养血安神、清热除烦之功。

卢桂梅医案

（详辨脏腑失和降，巧用中药平阴阳）

患者，男，45岁。

2009年4月20日初诊：患者从商，平日工作繁忙，近年来一直夜间难以入睡，入睡后多梦，白日伴有疲倦乏力、胸闷心慌、记忆力减退、视力模糊、胃脘部食后胀痛，时有恶心欲呕感；曾间断服用阿普唑仑，停药后失眠症状仍同前，未见好转。就诊时症见：失眠多梦，记忆力下降，视物模糊，情绪急躁，食后胃脘部疼痛，小便黄，大便干结难解，舌质红，苔黄厚腻，脉弦滑。本病例的发病原因主要由于工作压力过大，肝主疏泄，喜升发疏畅，情志不舒，影响气机升发和疏泄，肝属里，胆为表，肝气不升，胆火不降，故胆者决断受扰，故见失眠、多梦、视物模糊、情绪急躁等精神情志症状；日久气机不畅，气的升、降、出、入均受阻，气无法濡养全身各脏腑，心火上炎，上炎则肾水干涸，心肾不交，故见小便黄；脾不能升，胃不能降，故见食后胃脘部疼痛，时有恶心欲呕感；肺气失肃降，致大肠无法传导糟粕，故见大便干结难解。辨证：肝郁火旺，病久伤及心、脾、肺、肾，心火上炎，心肾不交，兼有虚热。治以交通心肾、平肝安神。方药如下：酸枣仁 30g，柏子仁 15g，远志 15g，夜交藤 10g，珍珠母 20g，龙骨 10g，黄连 8g，麦冬 15g，百合 10g，白芍 10g，栀子 10g。7 剂，每日 1 剂，水煎服。酸枣仁、柏子仁、远志、夜交藤以补心气，滋肝阴，可助大肠传导以泻火；珍珠母、龙骨以平肝潜阳，镇惊安神；麦冬、百合补益心肺之气阴，白芍养血柔肝，丹参归心、肝经，栀子归心经、肝经、肺经、胃经、三焦经，黄连性味苦，寒，归心、脾、胃、肝、胆、大肠经，清各脏腑之热；后复诊，诉服用上方后，失眠愈，能入睡，梦较前减少，情绪急躁较前好转，胃脘部无胀痛，嘱续服 7 剂，病愈。

[秦敏 . 卢桂梅教授治疗失眠经验述要 . 深圳中西医结合杂志，2010，20（6）：352-353 .]

【诠解】证属肝郁火旺。"肝主少阳春生之气"，若他邪犯之，肝气抑制，肝失条达，则春木不得升发，日久郁而化火，肝火升腾，则心神悸动，心神不安，则夜不能寐。治疗当以疏肝泻火，清心安神为法。

顾锡镇医案

（肝气郁结失条达，疏肝理气阴阳和）

患者，女，43 岁，2011 年 2 月于门诊就诊，主诉：失眠伴烦躁 5 年。患者病情春季多发，有时持续 4 个月入睡困难，长期服用艾司唑仑，烦躁不安，喜胡思乱想，胃脘作胀，肩颈部僵硬不适，二便正常，舌暗苔薄，脉弦细。证属肝气郁结，以疏肝安神为法。拟方：柴胡 6g，龙骨 30g，牡蛎 30g，珍珠母 20g，丹参 30g，磁石 30g，夜交藤 20g，酸枣仁 20g，茯神 20g，合欢皮 15g，合欢花 15g，枸杞 10g，泽泻 10g。服用方法同上，1 周后复诊，患者睡眠有好转，艾司唑仑减量服用。

[张金霞，顾锡镇. 治疗失眠经验总结. 广西中医学院学报，2012，15（1）：14-15.]

【诠解】证属肝气郁结。《素问·刺热论》曰："肝热病者……胁满痛，手足躁，不得安卧。"顾教授认为情志是引发失眠的主要原因，尤其是青年女性，而且随着社会的发展，社会竞争日益激烈，工作节奏不断加快，人们每天面临着各种压力，常使心情烦闷而致肝失疏泄以致形成气滞、火邪、痰瘀等病理产物，扰乱神明，魂不安藏，病发失眠。治疗上顾教授善于灵活运用柴胡加龙骨牡蛎汤来治疗此证型失眠，常通过疏理肝气，调畅气机，使阳得入阴，阴阳和合，心神得养，则睡眠自安。常用药物：柴胡、合欢皮、合欢花、郁金、珍珠母。

宋乃光医案
（肝之疏泄功不足，行气活血夜寐安）

医案1 陈某，女，47岁。

2010 年 6 月 12 日初诊：患者失眠 5 年余，近 2 年甚至彻夜难眠，偶可入睡亦乱梦纷扰。情绪抑郁，疑心较重。面色暗，下肢皮肤甲错，常有头晕头痛，胸闷短气。月经年初 3 个月未至，近 2 个月按时至。脉弦细，尺部不足，舌略紫，苔白中部略厚。证属肝郁血滞，魂魄不宁，气血不布。治疗以血府逐瘀汤加减：生地黄、当归、赤芍、桃仁、红花、枳壳、桔梗各 10g，怀牛膝、柴胡各 6g，炒酸枣仁 15g，远志 6g，炙甘草 6g。10 剂，水煎服。

二诊：诉服 2 剂即能入睡。嘱再服加味逍遥丸 1 周而愈。

【诠解】证属肝郁血滞。肝主疏泄，促进血液及津液的运行输布。肝气疏泄，调畅气机，使全身脏腑经络之气运行畅达有序；气行则血行，气滞则血瘀，若气不行血，血行瘀滞，可变生他证。瘀血作为病理产物，扰乱机体内外，上扰于心，则心神不能内守，夜寐不安，故而处方用药重点以疏肝活血为主，血行通畅则气机调和，心神居内则夜寐安。

医案2 张某，女，36岁。

2010年1月3日初诊：患者神经衰弱10余年，服用中、西安神镇静药多年，效果越来越差。入睡难，稍入睡亦惊梦不安。白天头目昏沉，情绪焦虑，工作渐感力不从心。口苦咽干，时有耳鸣。小便黄赤，大便干燥。舌红苔黄，脉细弦。证属肝胆气郁，化火扰心。治疗以柴胡加龙骨牡蛎汤加减：柴胡10g，半夏10g，黄芩10g，生龙骨、生牡蛎各30g，郁金10g，炒山栀10g，生大黄6g，桂枝8g，炙甘草6g，夜交藤15g，石菖蒲10g，天竺黄15g，灯心草3g，赤灵芝10g，生姜10g，大枣10g。14剂，水煎服。

二诊：诉服药后，已能入睡。余症皆好转。

[李铮，宋乃光.从肝胆治疗失眠3则.吉林中医药，2012，32（12）：1278.]

【诠解】 证属肝胆气郁，化火扰心。肝属木，主春季升发之气，亦主春木条达、舒展之性；若诸邪扰乱致肝胆失疏，肝不主疏泄，则气机不畅，气机不利，内郁化火，火热上犯，扰乱心神，则致夜寐不安。故而以疏利肝胆气机，清热安神为法，处方用药，则辨证治之。

孙翔云医案

（水火不济扰心神，泻南补北安心君）

张某，男，51岁。

1992年3月16日初诊：不寐，头晕，心烦半年余。已服中、西药治疗3月余。既往有高血压病史，半年前，因其兄身患癌症，回家探望后，终日忧怒，头晕，腰酸乏力。面色晦暗无华，舌质淡，苔薄白，脉细，左关见弦。证属肝肾阴水不足，心神浮动。治宜平肝潜阳，滋阴补肾。处方：柴胡、川芎各10g，杭芍、丹参、朱茯苓各15g，首乌藤、生龙骨、生牡蛎、珍珠母各30g，生地、熟地各12g，朱砂（冲服）1.5g。每日1剂，水煎服。3剂后，自觉神清气爽，入夜亦能安睡至寅时。效不更方，原方续服6剂，失眠告愈，诸症随之痊愈。随访2年，未见复发。

[孙翔云.顽固性失眠治验1例.北京中医药大学学报，1994，17（6）：59.]

【诠解】 证属肝肾阴水不足。失眠之病因，一般多责之肝肾阴虚和心脾不足。肝肾阴虚，心火独亢，心神浮动。夜寐不安为标；肾水亏乏，水火不济为本。但临床所见，失眠每以情志变化、精神刺激而诱发。故应在滋阴补肾的同时，加用入肝胆二经之药，则能收到较好的疗效。

史欣德医案

（肝郁脾虚心神不宁，疏肝健脾养心安神）

医案 1 李某，女，41 岁，已婚。

2005 年 12 月 5 日初诊：主诉失眠半年，加重 1 个月。患者每于凌晨 2~3 点即醒，醒后烦躁不安，不能再入睡，每晚平均只能入睡 4~5 小时，且多梦。察患者体形中等，面色偏黄，精神抑郁。自觉易疲倦，汗少，四肢不温，食欲不振，经常齿衄，经前乳胀，腰酸，下肢轻度浮肿。舌质淡红，苔薄白，脉细软。史老认为病由肝郁脾虚、肝火偏旺、上扰心神所致。方选丹栀逍遥散合酸枣仁汤，以疏肝健脾，清心除烦，宁心安神。药用：山栀 10g，丹皮 10g，柴胡 10g，当归 10g，白芍 10g，白术 10g，茯苓 15g，薄荷（后下）6g，川芎 10g，炒枣仁 15g，生甘草 5g。5 剂，每日 1 剂，水煎服。

2005 年 12 月 13 日复诊：诉药后于早晨 5~6 点方醒，每晚已可入睡 7 小时左右，食欲转佳，手足转温，齿衄未发。因平时视物模糊，易流泪，原方加菊花 15g。再服 7 剂后，流泪改善，睡眠依旧保持 7 小时左右。

【诠解】 证属肝郁脾虚，心神不宁。患者兼有心烦、齿衄等肝经郁火、火盛动血之证，故加入有清肝泻火、凉血止血作用的山栀、丹皮，即加味逍遥丸合酸枣仁汤。

医案 2 林某，女，60 岁，已婚。

2005 年 11 月 22 日初诊：患者夜寐不深 10 多年，寐中稍有响动就会惊醒。察患者体型瘦小，皮肤色白而细腻。平素神疲乏力，不能承担家务劳动，稍劳即感双腿无力。情绪低落，对许多事情不感兴趣，郁郁寡欢。常有头痛、目痛、烘热等症，手足冷，纳少，多食则胃胀，大便干结如粒。舌质暗红，苔薄白，脉细。辨证为肝郁脾虚，气血两虚，心失所养。故治以疏肝益脾，补气养血安神，以逍遥散合酸枣仁汤、八珍汤加味治之。药用：柴胡 10g，当归 10g，茯苓 10g，白术 10g，白芍 12g，生甘草 3g，生地黄 10g，炒党参 10g，炒枣仁 20g，川芎 10g，知母 10g，丹参 10g。5 剂，每日 1 剂，水煎服。

2005 年 11 月 29 日复诊：患者喜笑颜开，述药后夜寐很快转深，体力显著增加，已能承担家务，头痛目痛未作，烘热消失，大便畅行。以原方 2 日 1 剂，坚持服药 40 日，诸症均除。

【诠解】证属肝郁脾虚，心神不宁。患者除肝郁血虚外，还兼有乏力，食后胃胀等脾气虚证。故与气血双补的八珍汤合方。八珍汤虽有 8 味药之多，但当归、白芍、白术、茯苓、甘草是逍遥散原有之药，酸枣仁汤中又有川芎，即三方有 6 味药相同，故实际只在原方基础上加入党参、生地黄 2 味。因患者大便干结，并有烘热，故以既有养阴生津，又有润肠通便作用的生地黄易熟地黄。

医案 3　徐某，女，53 岁，已婚。

2004 年 5 月 20 日初诊：患者因夜难入寐，寐则早醒 2 个月余来就诊。察患者面色黄暗，体型中等，眉头紧锁。患者因从事管理工作，自感压力过大，常有力不从心之感，非常焦虑。除睡眠问题外，还常常烘热汗多，口渴欲饮，乏力，心烦，易怒，胸闷，喜太息，小便偏黄。舌红，苔薄少，脉细弦数。史老认为证属气郁化火，壮火食气伤阴，治当疏肝解郁，益气养阴，宁心安神。方选逍遥散合酸枣仁汤、生脉散。药用：太子参 20g，麦门冬 15g，五味子 5g，柴胡 10g，当归 10g，茯苓 10g，白术 10g，白芍 12g，生甘草 3g，炒枣仁 20g，川芎 10g，知母 10g。7 剂，每日 1 剂，水煎服。1 周后复诊，自述药后睡眠显著改善，烘热消失，体力增加，情绪稳定。原方稍作加减，继服 14 剂后，诸症皆除。

【诠解】证属肝郁脾虚，心神不宁。患者有汗多、口渴、乏力等气阴不足见证，故加生脉散以益气养阴。

医案 4　符某，男，47 岁，已婚。

2006 年 1 月 19 日初诊：患者近 1 年多来因工作、生活压力较大，致入睡难，且常惊醒。察患者体形偏胖，面色黄，唇色紫黯，情绪低落，郁郁寡欢。寐中鼾声响，晨起常咯灰白色黏痰，口苦，口中气秽，大便时结时溏，日 2 次。舌质偏紫，苔白腻，脉弦，重按无力。认为恙由肝胆气郁，日久生痰化热，干扰心神所致。故治以疏肝解郁，调气化痰，兼清热和血。以逍遥散合温胆汤、酸枣仁汤加味治之，药用：柴胡 10g，当归 10g，白芍 12g，白术 12g，茯苓 15g，制半夏 12g，姜竹茹 12g，陈皮 10g，生甘草 3g，黄芩 10g，连翘 15g，川芎

10g，炒枣仁20g，丹参15g。5剂，每日1剂，水煎服。

2006年1月24日复诊：主述已能较快入睡，且夜寐较实，不易惊醒。原方再服7剂，以巩固疗效。

[陈晓天. 史欣德教授应用逍遥散治疗失眠的经验. 南京中医药大学学报，2007，23（2）：124-125.]

【诠解】证属肝郁脾虚，心神不宁。失眠是指患者对睡眠时间和（或）质量不满足，并影响白天生活质量的一种疾病，中医称为"不寐"，其病因病机复杂，有虚有实，有寒有热。其中因肝气郁结，气郁化火，上扰心神所致者是临床常见的一种类型。一般女性居多，以夜寐早醒，心烦，情志不悦为主要特点。治疗上采用逍遥散配养阴清肝安神的酸枣仁汤同用，夹痰夹虚者，再巧妙地配用其他成方，用药虽不多，却常可取得良效。该患者因气郁日久，影响到水液的运化，久而生痰，痰气交阻，故配入温胆汤。因同时兼口苦、口臭等胃热之证，再加入黄芩、连翘。

宋兰医案

（肝血瘀滞心难安，疏肝化瘀镇心神）

刘某，男，72岁，患失眠近10年，入睡极难，甚至彻夜毫无睡意，懊恼莫名，伴头痛头晕，急躁易怒，舌质暗红，边有瘀点，少苔，脉象沉迟。此患者久病致瘀，证属肝郁血瘀，治以疏肝解郁，化瘀安神，方药如下：当归15g、丹参20g、桃仁10g、红花10g、赤白芍各15g、柴胡10g、川芎10g、桔梗10g、牛膝20g、夜交藤20g、磁石30g、酸枣仁35g、五味子10g，患者服用5剂症状大减，舌质暗红，瘀点尽除，脉沉有力，已无迟涩之象，原方去丹参、桃仁、红花、牛膝，加减调理1个月而愈。

[张海龙. 宋兰主任医师辨治失眠的经验. 中国医疗前沿，2013，8（2）：80.]

【诠解】证属肝郁血瘀。"肝乃藏血之脏"，"肝主疏泄"，情志失调，或后天劳倦内伤，致肝脏内伤，肝失疏泄者，日久肝主行血、活血功能亦不足，久则血行瘀滞，可见一派瘀血征象；血行不利则为瘀血丛生，瘀血扰乱心神，心神不安，则妄动于内，则夜不能寐；治疗主要以疏肝解郁，活血化瘀安神为法。本例从肝主疏泄功能论治，其效显著。

乔树真医案

（肝气郁结心火亢盛，疏肝解郁清心安神）

冯某，女，43岁，某外企职员。因失眠1年，加重20日，于2002年3月20日就诊。患者自述近1年来由于工作紧张劳累，经常加班或出差，工作压力较大，出现入睡困难，早醒、多梦，并伴有精神疲惫，注意力不集中，记忆力下降，时头痛，曾在某医院诊断为神经衰弱。服用安定、黛安神（氟哌噻吨美利曲辛片）等药，有一定效果。近20日来由于与家人生气出现彻夜不眠，伴有剧烈头痛、心慌、心烦、情绪低落，口干，纳呆，不能坚持工作，服用安定、佳静安定无明显效果，舌红苔薄黄，脉弦细。西医诊断为神经衰弱。中医诊断为失眠。证属肝气郁结，心火亢盛。治宜疏肝理气，清心安神。方用解郁安神汤：莲子心、柏子仁、茯苓、栀子、郁金各10g，连翘心、五味子各10g，合欢皮、夜交藤、炒酸枣仁、龙骨、牡蛎、珍珠母各30g，每日1剂，水煎服。患者连续服用7日后，睡眠有所好转，入睡仍困难，但每晚可睡眠3小时，精神状态有所好转，心慌减轻，仍头痛，心烦易怒，口干甚，舌红、苔薄黄，脉弦细，继用上方加麦冬10g，生地、川芎各15g。连服7日后，患者睡眠明显好转，夜间可睡4~5小时，头痛，心慌明显减轻，多梦，记忆力仍差，上方继用20日，患者病情进一步好转，入睡稍慢，但每晚睡眠可达6小时，并能正常上班工作。

[乔树真，骆晓敏，田腊群．解郁安神汤治疗失眠60例．陕西中医，2004，25（7）：599—600．]

【诠解】证属肝气郁结，心火亢盛。中医认为失眠病因不外乎素体多虑或虚弱、七情、六淫、饮食劳倦、内伤和外伤等，其中以七情最为重要。其发病机制多为忧思不遂，郁久化火，扰乱神明，灼伤脏腑，神明失养而致。在临床上多见肝气郁结，心火亢盛型失眠患者，运用自拟解郁安神汤治疗，多有显效。方中郁金、合欢皮疏肝解郁，莲子心、连翘心、栀子清心泻火，炒枣仁、柏子仁养心安神，茯苓安神健脾，五味子养阴安神，龙骨、牡蛎、珍珠母重镇安神。诸药相配，共达疏肝解郁，清心安神之效。

俞海富医案

（肝郁气滞失调达，丹栀逍遥收效佳）

周某某，男，74岁，农民。2001年11月18日初诊。

平时夫妻时常发生口角，5个月前出现不寐，每晚只能睡2~3小时，伴多梦、胸胁胀痛，郁郁寡欢，嗳气太息，神疲肢倦，纳呆，口燥咽干。舌淡红，脉弦。证属肝郁化火，上扰心神。治宜疏肝清热、重镇安神。丹栀逍遥散加减：芍药、茯苓各10g，当归、白术各12g，柴胡、甘草、薄荷（后下）、丹皮、焦山栀各6g，青龙齿（先煎）、珍珠母（先煎）各30g，生姜5g。每日1剂，水煎服。7剂。嘱其保持心情愉快，适当进行运动。复诊：药后不寐缓解，效不更方，续进7剂，诸症均除而告愈。

［俞海富. 辨治失眠医案二则. 浙江中医杂志，2011，46（9）：672.］

【诠解】证属肝郁失眠。肝主疏泄，性喜条达，若情志不舒，或暴怒伤肝，肝失条达，疏泄失常，往往引起肝气郁结，气机不调，郁而化火，故投以丹栀逍遥散，并加龙齿、珍珠母以疏肝气、清肝火、重镇安神，故收佳效。

曹德歧医案

（不寐皆因肝气郁，临证疏肝巧化裁）

医案1　患者，女，32岁，2006年8月29日初诊。

不寐已2个月。2个月前因夫妻离异，致情志不舒，胸脘胀痛，进而夜不能寐，甚则通宵不眠。自服西药镇静剂，中成药朱砂安神丸等，效果不显。近1周来，食纳不馨，嗳气频作。诊见舌红苔白，脉弦。证属肝气郁滞，心神不宁而致不寐。治遵《内经》"疏其血气，令其条达"的原则，治以疏肝解郁，宁心安神，辅以心理疏导。投以逍遥散加减：柴胡8g，白术10g，茯苓10g，当归10g，白芍10g，制香附10g，木香6g，青皮10g，陈皮10g，夜交藤20g，酸枣仁20g，甘草6g。每日1剂，分2次水煎，在午休及晚上临睡前各服1次。服药3剂，胸脘宽舒，夜寐转宁，通宵不眠之象已基本消除。但眠之易醒，多梦善惊。守原方继进5剂，不寐告愈。

【诠解】证属肝气郁滞不寐。肝为刚脏，禀春木之性，性喜条达。该患者缘由情志不舒，遂使肝气郁结。肝脉布胸胁，经脉气滞而胀痛；肝藏血，主疏泄，肝气久滞，神明受扰，心神不宁而不寐。故以逍遥散加减。方中柴胡疏肝解郁，配制香附、木香、青皮、陈皮以助柴胡疏达之力；当归、白芍养血安神；白术、茯苓、甘草和中安神；夜交藤、酸枣仁宁心安神。诸药合用，能发其郁遏之气，安其不宁之神，从而药到病除。

医案2 患者，男，34岁，2007年2月18日初诊。不寐已1个月余。

1个月前曾因争吵，遂致脘胁滞痛，腹胀便溏，夜不能眠，几乎通宵达旦，彻夜不眠。屡服多种镇静催眠药，收效甚微。目前患者倦怠疲乏，纳食无味，口干少饮。诊见舌淡苔白，脉象弦缓。证属肝郁脾虚，心神失养所致不寐。治以疏肝健脾，养心安神，辅以心理疏导。方选四逆散合四君子汤加味：柴胡8g，白芍10g，枳实10g，甘草6g，佛手10g，木香6g，太子参10g，炒白术10g，茯苓10g，酸枣仁20g，夜交藤20g。每日1剂，分2次水煎服，在午休及晚上临睡前各服1次。服药5剂，能入睡半夜之多，胸脘宽畅，大便成形，食纳增加。守方继进5剂，药尽病除，未再复发。

【诠解】证属肝郁脾虚不寐。此例罹患不寐月余，脘胁滞痛，腹胀便溏，进而不寐。分析此症，由于争吵致郁怒伤肝，肝气郁结，肝郁乘脾，脾失健运，以致气血化源不足，不能养心安神而致不寐。故选用四逆散、四君子汤加味。方中柴胡疏肝解郁，配枳实、佛手、木香以理气；白芍、甘草缓急安神；太子参、白术、茯苓益气健脾；酸枣仁、夜交藤宁心安神。诸药合用奏疏肝理脾、养心安神之功，临床疗效明显。

医案3 患者，女，51岁，2007年5月10日初诊。不寐已半年余。

半年前，因被诈骗巨款致胸胁胀满，难以入睡，常常通宵无眠。曾多处就医，屡服中西药物，效果甚微。就诊时患者情绪激动，长吁短叹，面容憔悴，口干少饮，舌红苔薄，脉弦。证属肝郁化热，内扰心神而致不寐。治以疏肝解郁，养血安神，辅以心理疏导。方选柴胡疏肝散、酸枣仁汤加减：柴胡8g，陈皮10g，制香附10g，白芍10g，酸枣仁20g，川芎10g，知母10g，茯苓10g，甘草6g。每日1剂，分2次水煎服，在午休及晚上临睡前各服1次。服药5剂，胸胁宽舒，性情明显愉悦，夜能入眠，但仍多梦易惊。守方继进5剂，诸症顿失，随访未发。

[曹德歧. 不寐从肝论治三则. 江西中医药，2009，1（14）：28.]

【诠解】证属肝郁血虚不寐。此患者因被骗而致暴怒伤肝，肝郁失疏，则胸胁胀满，急躁易怒，善叹息；肝郁血虚，则面容憔悴少华；郁久化热，内扰心神，魂不守舍，故夜不得寐。方选柴胡疏肝散、酸枣仁汤加减。方中柴胡疏肝解郁，配陈皮、香附理气；川芎顺畅气血，疏达肝气；酸枣仁、白芍养肝血，安心神；茯苓、甘草宁心安神；知母清热除烦；诸药合用，能达疏肝解郁，养血安神之功，故不寐得解。

赵行五医案

（肝之体不足用亢逆，补体阴平阳疏肝气）

医案 1 患者，女，48 岁。顽固性失眠 2 年余。患者 2 年前因亲人病故极度悲伤而失眠，平素性情忧郁，多愁善感，屡服镇静催眠西药及安神养心中药疗效均不佳。近日病情渐重，彻夜难眠，稍睡则乱梦纷纭，伴头昏头痛，胸胁苦满，悲伤欲哭，面色晦暗。舌有瘀斑，苔薄腻，脉弦细而涩。治宜疏肝解郁、调气畅血。方选逍遥散合血府逐瘀汤化裁：柴胡 10g、当归 10g、白芍 20g、川芎 10g、枳壳 12g、郁金 12g、丹参 15g、炒酸枣仁 20g、柏子仁 15g、夜交藤 20g、炙甘草 10g。服药 3 剂，自觉心情好转，头痛胸闷减轻，能安睡 2~3 小时、上方加减，连服 12 剂后，诸证明显减轻，每晚能熟睡 6 小时以上。

【诠解】证属肝气郁滞。肝藏魂，主疏泄，心藏冲，主血脉。神情抑郁，思虑过度，日久则肝气不达，气机不畅，气滞血瘀而瘀阻血脉。心神失养则彻夜难眠，肝魂丢养则乱梦纷纭，久郁伤神则悲伤欲哭，肝气郁滞胸胁苦满，气滞血瘀则面色晦暗，舌有瘀斑，脉细弦而涩。方中柴胡、枳壳疏肝理气，川芎、郁金、丹参活血化瘀，当归、炒酸枣仁、柏子仁、夜交藤、炙甘草补肝血、益心气以养心神；重用白芍缓急平肝、养血敛阴。全方共奏理气活血，疏肝解郁之效。肝脏气机条达，气行血旺，神魂得养而睡眠自安。

医案 2 患者，男，36 岁。头胀耳鸣，烦躁不寐半年。病前曾因债务纠纷与人口角，遂致失眠，现见头胀耳鸣，烦躁不安，目赤口苦，舌红苔黄而干，脉弦细数。治宜滋阴润燥，清肝泻火。方选百合地黄汤合龙胆泻肝汤加减：百合 30g、生地黄 20g、柴胡 12g、黄芩 10g、炒山栀 12g、知母 12g、白芍 15g、玄参 15g、麦冬 12g、珍珠母 20g、生龙牡各 20g、甘草 6g。服药 3 剂，头胀烦躁减轻。上方加减，继服 6 剂，诸症俱平，失眠告愈。

【诠解】证属肝火上逆。恼怒伤肝，肝失条达，气郁化火，火盛伤阴。肝火上逆，扰乱心神，则神魂不安，睡卧不宁；上扰清窍则头胀耳鸣、目赤口苦，肝火炽盛，耗伤阴血则烦躁不安；舌红苔黄而干，脉弦细数为肝火炽盛，热盛伤阴之象。方中百合、生地黄、知母、玄参滋阴润燥；柴胡、白芍、黄芩、栀子清肝泻火；丹参凉血活血，清瘀通滞，生龙牡、珍珠母重镇安神，平肝降逆，全方滋阴润燥、清肝泻火、重镇安神。驱邪以安内，使肝火清、肝阴复、心神宁而诸症悉平。

医案 3　患者，女，65 岁。失眠，心悸半年，素患贫血多年，现终日困倦难眠，或稍睡即醒，不能再睡。伴头晕目眩，神倦健忘，两目干涩，语音低怯，面色萎黄少华，舌瘦质嫩色淡，脉濡细无力。治宜滋阴养血、柔肝安神。方用当归补血汤合酸枣仁汤加味：黄芪 20g、当归 10g、炒酸枣仁 20g、白芍 15g、柏子仁 12g、龙眼肉 15g、茯苓 15g、丹参 12g、熟地黄 15g、枸杞子 12g、五味子 10g、炙甘草 8g。连服 6 剂后，头晕心悸明显减轻，能入睡，梦亦减少。上方加减，又服 10 余剂，气色明显改善，诸症缓解，睡眠持续 5~6 小时，改用六味地黄丸等善其后。

［赵行五，葛淑芬，李林田. 顽固性失眠从肝胆论治四则. 山东中医学院学报，1996，20（5）：340-341.］

【诠解】证属肝血不足。肝藏血，人卧血归于肝。年迈体虚或久病贫血，致使血亏气虚，夜卧血难归于肝，肝魂失养则终日困倦难寐。肝血亏虚，不能上荣清窍，则头晕目眩，两目干涩。血亏气亦虚，肝血不足，影响脾肺气机，故体倦乏力，语言低怯。舌瘦质嫩色淡，脉濡细均为肝血不足之象。方中黄芪、茯苓、炙甘草益气养血，生熟地黄、当归、白芍、龙眼肉、丹参、炒酸枣仁、柏子仁滋阴补血、养心安神，五味子、枸杞子补肾固精、收敛心气。诸药配合，益气固精、补血柔肝，使肝血充足以安魂魄。

心 火 论 治

汪机医案

（心脾不调心神扰，健脾安神夜寐良）

医案1 学士篁程先生，形色清癯，肌肤细白，年四十余。患眩晕，四肢倦怠，夜寐心悸言乱，或用加减四物汤甘寒以理血，或用神圣复气汤辛热以理气，又或作痰火治，或作湿热治，俱不效。遣书请居士诊之，脉皆沉细不利，心部散涩。曰：此阴脉也。脾与心必因忧思所伤，宜仿归脾汤例加以散郁行湿之药。先生喜曰：真切真切。服数帖，病果向安。一夕，因懊恼忽变，急请诊视。脉三五不调，或数或止，先生以为怪脉，居士曰：此促脉也，无足虑焉。曰：何如而脉变若此？曰：此必怒激其火然也。先生哂曰：子真神人耶！以淡酒调木香调气散一匕，服之，其脉即如常。

（汪机《石山医案·附录·石山居士传》）

【诠解】证属心脾两虚，气郁湿阻。老年患者，头昏头晕，四肢倦怠，夜寐心悸言乱，大为气血亏虚，心脾两虚之征象，治以归脾汤气血双补，心脾同治；然气血亏虚日久，气机不利，气郁则痰湿内阻为患，治疗当以补益心脾，兼理气化湿为法。

医案2 一女与母相爱，即嫁母丧，女因思母成疾。精神短少，怠倦嗜卧，胸膈烦闷，日常怏怏，诸药不应。

予视之，曰："此病因思，非药可愈。"彼俗酷信女巫，巫托神降言祸福，谓之卜童。因令其夫贿嘱之，托母降言："女与我前世有冤，汝故托生于我，以害我也。是以汝之生命克母，我死因汝，今在阴司，欲报汝仇，汝病奄奄，实我所为。我生则与之母子，死则与之寇仇。"夫回谴其妇曰："汝病如此，我他往可请童婆卜之，何如？"妇应曰："诺。"遂请卜，一如夫所言。女闻大怒，诟曰："我因母病，母反害我，何思之有耶？"遂不思，病果愈。此以怒胜思也。

（汪机《石山医案·卷之下·思》）

【诠解】证属忧思伤脾，心神不安。患者平素情志不遂，复又外受悲切，致情志抑郁，忧思善悲，久而致精神短少，倦怠嗜卧，胸膈烦闷，日常恹恹，疗此需用情志制化规律治之，应用七情相胜之法以治愈。

医案 3 一女婚后，夫经商二年不归，因不食，困卧如痴，无他病，多向床里坐。此思则气结也。药难独治，得喜可解；不然，令其怒。讽掌其面，诟以外情，果大怒而大哭三时许，令解之，与药一帖，即求食矣。予曰：病虽愈，得喜方已。乃诒以夫回，既而果然病不举。

（汪机《石山医案·卷之下·气结》）

【诠解】证属思虑伤脾，神机失用。患者因思虑过度伤脾害心，心脾两虚，则不食，困卧如痴，无他病，多向床里坐。治此宜采用七情相胜疗法，治之果大愈。

李中梓医案

（肝脾乘克心失主，疏肝健脾化诸邪）

医案 1 少司丞张侗初，善怒善郁，且酬应繁剧，胸中痛甚，夜不成寐。医用菖蒲、枳、朴、木香、豆蔻，殊不知此症属虚，虚则浊阴不降，神气失守，故痛不寐也。

遂以归脾汤倍加人参、当归，不十剂而胸次快然安寝。

【诠解】证属心脾两虚。后天饮食不甚易致脾胃运化功能受损，不荣则痛，而菖蒲、枳实、厚朴、木香、豆蔻均为破气、行气消积之品。本证属虚故应补之，重用人参、当归补气血而养心脾。

医案 2 太常卿胡慕东，形神俱劳，十昼夜目不得瞑，服归脾汤数剂，中夜见鬼。更服苏合丸，无功。余曰：脉大而滑，痰气胶固也。

二陈汤加枳实、苏子，两日进四剂，未效。

更以人参汤送滚痰丸，下痰积甚多，因而瞑眩。

大剂六君子汤，服一月乃安。

【诠解】证属脾虚痰浊扰心。劳倦太过则伤脾，运化不健，聚湿成痰，扰乱心神不寐。先用归脾汤虽补益心脾，但无祛痰之剂，后用二陈汤、滚痰丸均为祛痰剂，治疗实证多用。四君子汤主益气健脾，加陈皮、半夏为六君子，功用益气补中、化痰和中，主治脾胃气虚兼痰湿之证故效佳。

医案3 新安吴修宇令侄，烦躁发热，肌体骨立，三年在床，目不得瞑。余诊其肝脉沉而坚，此怒火久伏，木郁宜达也。

以柴胡五钱，白芍、丹皮、栀子各三钱，甘草、桂枝各五分。

日晡方进剂，未抵暮而熟寐，至明午未觉，举家惊疑。余曰：卧则魂归于肝。三岁不归，疲劳已极，譬如久热得凉，乐而忘返，无庸虑也。直夜分方醒，喜不自禁，愈。

（以上医案均摘自：李中梓《里中医案》）

【诠解】证属肝火扰心。《医效秘传》："夜以阴为主，阴气盛则目闭而安卧，若为阳所胜，则终夜烦扰而不眠也"，方药用柴胡苦泄辛散，疏散退热且条达肝气、疏肝解郁。白芍养血敛阴、平肝柔肝。丹皮、栀子入阴分，清血中伏热。桂枝和甘草配伍以温通心阳。全方主在疏肝、泄肝、和中，体现李中梓补肝和中安神志之法。

陈士铎医案

（心肝血虚胆怯懦，水火失济夜不眠）

医案1 年老虚烦不得寐，大便不通，常有热气自脐下直冲心，便觉昏乱欲绝，人谓火气冲心，谁知肾水大亏乎。夫心液实肾精也，心火畏肾水克为假，喜肾水生乃真。心得肾交，心乃生，心失肾通，心乃死。虚烦，心死之渐。唯肾既通心，何以脐下之气上冲而生烦？得毋关元之气非肾之气？不知肾之交心乃肾水，非肾火。老人孤阳无水，热气上冲，肾火冲心也。火有余，实水不足，大补肾水，则水足制火，火不上冲，烦自止。

用六味地黄汤加味治，熟地一两，枣皮、炒枣仁、麦冬、白芍、丹皮五钱，山药四钱，北味一钱，茯苓、泽泻、甘菊、柴胡五分。

二剂烦却，四剂大便通，二十剂不发。

六味补水，麦冬滋化源，柴、芍平肝，肝平相火无党，不致引包络火，又得枣仁、甘菊相制，则心气自舒，复有肾水交通，有润无燥，有不宁乎。

（陈士铎《辨证奇闻·卷四·虚烦》）

【诠解】证属心肾不交。患者年老肾亏，肾藏精血功能不足，机体各脏腑组织无以荣养，暗耗营血，阴精愈亏；肾阴亏虚于下，则心火独亢于上，心肾不交，则夜不能眠；另则肾精耗损，虚热内生，虚火自下焦而生，性主动，易趋于上，故患者自觉有气从少腹上冲于心，自觉昏乱欲绝；此为阴液亏少所致虚火上冲，而非实热之邪逆乱。治疗以六味地黄丸以滋补肾阴，加柴胡、白芍平递肝火，另加酸枣仁、菊花以清热滋阴，诸药相和，使阴血得补，上亢之阳气得以下降。

医案 2　昼夜不能寐，人谓心热，火动不止，谁知心肾不交乎。盖肾不交心，日不寐；心不交肾，夜不寐。日夜不能寐，心肾两不交耳。所以不交者，心过热，肾过寒也。心属火，过热则炎上而不交肾；肾属水，过寒则沉下而不交心。法使心不热、肾不寒，自然寒中有热，热中有寒，两相引，两相合。

用上下两济汤：人参、白术五钱，熟地一两，枣皮三钱，肉桂、黄连五分。

一剂即寐。

盖黄连凉心，肉桂温肾，同用交心肾于顷刻。然无补药辅之，则热者太燥，寒者过凉。得参、术、枣皮、熟地则交接无非欢愉。然非多用则力薄，恐不能久效。

【诠解】证属心肾不交。心居上焦，五行属火，需肾水滋养不致心火独亢，肾居下焦，五行属水，需心阳濡养不致肾水虚寒。心肾相交，阴阳和合，机体功能正常。若诸邪侵袭，阴阳不和，心肾不交，可见肾水寒盛于里，心火亢逆于上，心神失养，夜不能寐。

医案 3　忧愁后，终日困倦，至夜两目不得闭，人谓心肾不交，谁知肝血太燥乎。忧愁必气郁，郁久肝气不疏，肝血必耗，血耗上不能润心，下取给于肾。肾水不禁，不能供肝矣。如是，肾见肝亲，闭关而拒；肝为肾子，弃而不顾，心为肾仇，焉肯引火自焚？所以坚闭不纳也。法须补肝血，滋肾水，自然水养木，肝交心矣。

用润燥交心汤：白芍、当归、熟地、玄参一两，柴胡、菖蒲三分。

二剂解，四剂熟睡。

方用归、芍滋肝，肝气自平；熟地滋肾，水足济肝，肝血益旺；又得玄参解心火，柴胡、菖蒲解肝郁，引诸药直入心宫，则肾肝自交。

【诠解】证属肝郁血虚，心肾不交。患者平素体质较差，性喜忧思悲恐，劳则伤神,"肝乃藏血之脏",日久思虑伤及肝血,肝血不足则阴液亏虚,机体各脏腑组织无以荣养;心肾不交,阴阳失调,水火不容,可致阴不纳阳,阳不入于阴,故而夜不能寐,烦躁不安。处方时以白芍、当归、熟地滋阴养血;玄参、柴胡清透虚热;配石菖蒲以开窍安神。

医案4 夜不能寐,畏鬼,辗转反侧,少睡即惊,再睡恍如捉拿,人谓心肾不交,谁知胆气怯。少阳胆在半表里,心由少阳交肾,肾亦由少阳交心。胆气虚,心肾至,不能相延为介绍,心肾怒,两相攻击,胆愈虚,惊易起,益不能寐。宜补少阳胆。然补胆又不得不补厥阴肝。盖肝胆表里,补肝正补胆。

用肝胆两益汤:白芍、炒枣仁一两,远志五钱。

二剂熟睡,三剂惊失。

白芍入肝胆,远志、枣仁似入心不入胆,不知二味入心亦入胆,况同白芍用,又何疑乎?胆既旺,又何惧心肾不投,自然往来介绍,称鱼水媒,来梦矣。

【诠解】证属心胆气虚。患者性喜胆怯易惊,或平素肝胆失疏,谋虑不足,胆不主决断,胆气怯懦,但凡骤遇惊恐,可致心神不能内守而妄耗于外,心不主神明而心慌心悸,至夜正气亏虚则不得安卧,眠差。故处方用药时取白芍、炒枣仁以酸甘敛阴纳阳,配远志以安神。

医案5 神气不安,魂梦飞扬,身在床,神若远离,闻声即惊,通宵不能闭目。人谓心气虚,谁知肝经受邪乎。肝藏魂,肝血足则魂藏,虚则魂越。游魂多变,亦由虚也。否则魂藏肝中,虽邪引不动,故得寐。今肝血既亏,肝皆火气,魂将安寄?一若离魂,身与魂为两矣。然离魂,魂离能见物,不寐则不见物。所以不能见物者,阴中有阳,非若离魂之纯阴也。法祛肝邪,先补肝血,血足邪自离,梦自绝。

用引寐汤:白芍一两,当归、麦冬五钱,龙齿末火煅、柏子仁二钱,菟丝、巴戟、炒枣仁、茯神三钱。

数剂自愈。

方补心肝,用之甚奇者,全在龙齿。古谓治魂不宁宜虎睛,治魂飞扬宜龙齿,取其入肝平木也。夫龙能变化,动象也,不寐用龙齿,不益助游魂不定乎?不知龙虽动而善藏,动之极正藏之极。用龙齿以引寐,非取其动中之藏乎?此古未言,余不觉泄天地之奇。

【诠解】证属肝血亏虚,心神失养。"肝乃藏血之脏","人动则血运于诸经,人静则血归于肝脏"，过度思虑则暗耗精血，阴血不足，肝阴亏虚，则肝不能藏魂，精神不能内守，可见心悸不寐，胆怯易惊。考虑治疗以补肝血，养阴安神为法。

医案6 心颤神慑，如处孤垒四面受敌，达旦不寐，目无见，耳无闻，欲少闭睫不可得。人谓心肾不交，谁知胆虚风袭乎。胆虚则怯，邪乘而入，既入胆中，胆气无主，胆欲通心，邪不许；胆欲交肾，邪又不许，此目无见，耳无闻也。心肾因胆气不通亦各守本宫，不敢交接，故欲闭睫不可得。少阳胆属木，风木同象，故风最易入。风乘胆虚，居而不出，胆畏风威，胆愈怯矣。何啻卧薪尝胆，安得悠然来梦乎？法必助胆气，佐祛风荡邪，风散胆壮，庶可高枕而卧。

用祛邪益胆汤：柴胡、白芥子二钱，郁李仁、竹茹、甘草一钱，乌梅一个，当归一两，川芎、沙参三钱，麦冬五钱，陈皮五分。

二剂颤慑止，四剂耳闻目见，亦熟睡。

方全不引心肾，唯泄胆木风邪，又得芎、归相助，风邪外散，胆汁不干，可以分给心肾，自心肾交，欲寐矣。

（以上医案均摘自：陈士铎《辨证奇闻·卷四·不寐》）

【诠解】证属心虚胆怯。患者心虚胆怯，神疲怯弱，胆怯易惊，如处孤垒四面受敌；"胆为中正之官，决断出焉"，若他邪侵袭，肝胆失疏，胆气怯懦，则胆之主决断功能失常；胆同肝五行属春木，风为春日之主气，亦属春生之木，同气相求，则胆气怯弱之人外易受风邪，风邪外袭肌表，则胆气愈虚；胆气怯懦，则心肾水火不交，心神不安，夜卧不宁。故处方用药时以正胆气，祛风散邪为治疗大法。

医案7 夜不能寐，口中无津，舌干燥，或开裂纹，或生疮点，人谓火起于心，谁知燥在心乎。心属火，必须肾水滋为既济。水既不滋心，舌，心苗，何得不燥。至夜，心气入肾，肾中无水，不敢入，故不寐。宜大补心津，则心不燥，口舌自润。然徒补心，心液未必大润。盖心津，肾内精也。肾水上交心，则成既济，尤宜补肾生心。

用心肾两资汤：人参、茯神、炒枣仁、沙参、枣皮、芡实、山药三钱，柏子仁、北味一钱，麦冬五钱，熟地一两，丹参、菟丝子二钱。

十剂夜卧安，口中生津，诸症尽愈。

此心肾同治，补火水足济，补水火相生。故不见焦焚，反获优渥。

（陈士铎《辨证奇闻·卷六·燥证》）

【诠解】证属心肾阴虚，水火不济。心主君火，肾主相火，心火亢旺需肾水滋养而不致亢而为害；肾水居于下焦，需心阳温养而不致肾水虚寒。肾阴亏虚，则肾水不能上济于心，心火独亢，耗竭心之阴液，可致夜不能寐，口舌干燥及心烦躁扰。

叶桂医案

（心肾失交肝脾郁，阴阳和合气血平）

医案 1 倪多痛阳升，阴液无以上注，舌涸赤绛，烦不成寐。当益肾水以制心火。（心火）

鲜生地、玄参、麦冬、绿豆皮、银花、竹叶心。

【诠解】证属心肾不交。《类证治裁·不寐》："阳气自动而之静，则寐；阴气自静而之动，则寤；不寐者，病在阳不交阴也。"肾阴亏耗于下，不能上奉于心，水火不济，心阳独亢，心神失养，神志不宁。治当以滋阴降火，交通心肾为主。

医案 2 吴少阳郁火，不寐。（胆火）

丹皮、半夏、钩藤、桑叶、茯苓、橘红。

【诠解】证属胆郁痰扰。经云"胆为中正之官，决断出焉"，认为胆主决断，合肝脏将军之官，共主人体思维、反应及判断能力，亦主夜寐安卧。胆与胃同居中焦，若胆不能主决断，胆气犯胃，胃不主收纳腐熟水谷，久之可见痰湿内盛，痰浊随上逆之胆气扰乱于心，可致夜卧不安，烦躁。故处方以丹皮、桑叶、钩藤等以清热、清利头目；并半夏、茯苓、橘红以化痰通络。

医案 3 顾（四四），须鬓已苍，面色光亮，操心烦劳，阳上升动，痰饮亦得上溢，《灵枢》云，阳气下交入阴，阳脉满，令人得寐。今气越外泄，阳不入阴，勉饮酒醴，欲其神昏假寐，非调病之法程。凡中年以后，男子下元先损。（阳脉虚）

早上宜用八味丸，晚时用半夏秫米汤。

【诠解】证属阳虚痰阻。患者素体阳气亏虚，气机升降失司，加之后天忧思烦劳，更伤正气，精神倦怠，神疲乏力，时现神昏假寐；阳气亏耗，精血津液不归正化，痰浊内生，水泛中原，痰浊稠厚，随逆乱之气机上蒙清窍，清窍为之不利，浊邪害清，可致夜寐不安。治疗时处方以八味丸补益亏损之阳气；另半夏秫米汤功化痰泄浊。

医案 4 某（四二），脉涩，不能充长肌肉，夜寐不适，脾营消索，无以灌溉故耳。当用归脾汤意温之。（脾营虚）

嫩黄芪、白术、茯神、远志、枣仁、当归、炙草、桂圆、新会皮。

【诠解】证属心脾两虚。脾胃者，"气血生化之源，后天之本，乃水谷之海"，本例患者素体脾胃虚弱，若他邪伤及脾胃运化之功，可致气血生化不足，"脾主四肢肌肉"，脾胃亏虚，脾胃不能正常输布水谷精微，则四肢肌肉不得荣养；脉道不充，可见诊下脉涩，脾胃后天水谷不充，心神失养，则至夜寐差。处方治疗时以归脾汤补益心脾，养血安神。

医案 5 某肝阳不降，夜无寐。进酸枣仁法。（胆液亏，阳升虚烦）

枣仁、知母、炙草、茯神、小麦、川芎。

【诠解】证属肝郁血虚。患者素体阳热体质，或情绪易激动、紧张，肝脏疏泄功能过亢，致肝阳上亢，"肝主少阳春生之气"，肝阳亢逆，阳热之邪上犯清窍，合清阳为病，两阳相互搏结，可致烦躁昏昧，夜卧不宁；肝阳过亢，日久伤及肝肾之阴液，肝之阴血不足，心神不得滋养，合之为肝郁血虚之机。处方以酸枣仁汤功疏肝养血安神为法。

医案 6 田，脏液内耗，心腹热灼，阳气不交于阴，阳穴空，令人寤不成寐，《灵枢》有半夏秫米法。但此病乃损及肝肾，欲求阳和，须介属之咸，佐以酸收甘缓，庶几近理。（肝肾阴亏阳浮）

龟胶、淡菜、熟地、黄柏、茯苓、萸肉、五味、远志。

又，咸苦酸收已效，下焦液枯，须填实肝肾。

龟鹿胶、熟地、苁蓉、天冬、萸肉、五味、茯苓、羊内肾。

（以上医案均摘自：清·叶桂《临证指南医案·卷六·不寐》）

【诠解】证属肝肾亏虚，阴虚阳热。患者久病伤及肝肾之阴，肝肾阴亏于下，水不涵木，日久肝阳亢逆于上，阳不入于阴，阴阳不相协调，心神不得内守而致寤寐失常，夜卧不安。故而治疗时一以清热安神，一以用咸苦酸收之品补益肝肾。

医案7 张（五七），痹中经年，眩晕汗出，阳气有升无降，内风无时不动，此竟夜不寐。属卫阳不肯交于营阴矣。沉痼之症，循理按法，尚难速效，纷纷乱药，焉望向安。议用固阳明一法。（胃虚阳升）

桂枝木、生黄芪、川熟附、炒远志、龙骨、牡蛎、姜、枣。

（清·叶桂《临证指南医案·卷一·中风》）

【诠解】 证属阳虚风动，阴阳失交。患者素体正气内虚，阳气不能固护机体而浮越于外，阳气亏虚则正气愈虚，卫外不能，则外易受六淫邪气，六淫以风邪为长，风性主动，善行而数变，风性耗散，易伤阴津，日久阴阳失交，阳不入于阴，可至夜不寐，心神受扰。故治疗以固护阳明为法。处方时以桂枝、黄芪益气固表；川熟附、姜、枣等扶助正气；远志、龙骨、牡蛎合用以重镇安神。

医案8 某（妪），脉右虚左数，营液内耗，肝阳内风震动，心悸眩晕少寐。（心营热）

生地、阿胶、麦冬、白芍、小麦、茯神、炙草。

（清·叶桂《临证指南医案·卷一·肝风》）

【诠解】 证属阴虚风动，心神失养。患者素体阴液亏少，脉道不充，肝肾精血不足，阴虚风动，另则肝阳上亢逆乱，头目失灵，眩晕心悸，心神不得内守而为不寐。治疗处方以生地、阿胶、麦冬配白芍以滋补阴血，使阴血充而风自止，体现"治风先治血，血行风自灭"之意；加用小麦以潜纳浮越之阳气；茯神以养心安神。

医案9 娄（二八），思虑太过，心阳扰动，吸伤肾阴，时时茎举，此失血皆矫阳独升，夜不得寐，归家谈笑怡情可安。

人中白、龟腹甲、知母、黄柏。

（清·叶桂《临证指南医案·卷二·吐血》）

【诠解】 证属阴虚阳亢。患者思虑劳伤太过，或平素性喜忧思多虑，情志不遂，或饮食劳倦失宜，伤及心脾阴血，阴血暗耗，心阳独亢，心阳火邪炽盛，肾水不能上滋心阳，日久心肾不交；"心乃君主之官，为五脏六腑之大主"。心肾不交，则神不安内，故而夜寐不安。

医案10 华，戊申三月廿一日起恙，至四月初一日诊脉虚促，舌微肿，心悸，神恍惚，遂肌麻痹遗泄，昼夜卧不成寐，腰以下痿软，不胜坐立。此属阴液素亏，值春夏之交，阳气发泄，阴乏恋阳，加以步趋嗔怒。都令五志中阳大动，诚如《内经》烦劳则张，精绝，辟积于夏，令人煎厥、薄厥之谓。盖张指阳气之弛张，精绝谓真阴之内夺，木失水涵，肝风大动，皆为厥之因也。

法宜味厚固阴，甘缓和阳，内风熄，可冀悸定安寐。倘执方书不寐投以温胆汤，或畏虚乱补，是不明阴阳脏腑之先后矣。

人参一钱半，茯神三钱，真阿胶二钱，麦冬一钱，生牡蛎三钱，龙骨三钱，生白芍二钱，细甘草（炙黑）一钱。

又，己酉岁正月初九日诊，梦寐欲遗，丸方：人参二两，熟地四两，河车胶一具，五味子一两半，覆盆子一两半，菟丝子一两半，茯神二两，湖莲肉二两，远志一两，山药粉和丸。

（清·叶桂《种福堂公选良方·卷一·温热论·续医案》）

【诠解】证属阴虚阳亢。本例患者素体肝肾精血不足，或后天情志失常，所思不遂，伤及素体阴液，阴虚则阳亢，虚火内生，燔灼于上；复又正值春夏炎热天气，外界阳热炽盛，内合阴液亏虚所生虚火，两邪相互搏结而为病，心神失养，妄耗于外，则夜不能寐。故而处方用药时以人参扶助正气，阿胶、麦冬、白芍以酸甘化阴，另加甘草辛甘化阳，使阴生阳守；并茯神、牡蛎、龙骨合用以滋阴潜阳、重镇安神。

王九峰医案

（阴阳诸虚损伤心神，调和气血安神定惊）

医案 1 自汗不寐，心肾两亏。汗为心液，肾水不升，心不下交，多疑多虑，心胆自怯。

法宜补坎填离，以冀其水火既济。

生熟地各四钱，朱茯神三钱，酸枣仁三钱，夜交藤四钱，左牡蛎四钱，阿胶珠二钱，杭白芍二钱，北小麦五钱。

服药虽愈，不能霍然，脉来沉数，肾不交心，心阳上亢，子午不交，寤不成寐。拟六味地黄丸加味。

六味地黄丸加熟枣仁、阿胶、鸡子黄。

【诠解】证属心肾不交，胆怯易惊。患者平素体质多虚，正气亏耗，易外感受邪，体虚自汗，久则气阴两伤；气血津液不归正化，气机升降失利，可致心火不能下行以温肾水，使肾水不寒，肾水亦不能上济于心火，使心火不亢；"汗为心之液"，气阴亏虚，心神受扰，故而夜不安卧，胆怯多疑。

医案 2 脉来动滑，按之则弦，不知喜怒，多疑多虑，心胆自怯，郁损心阴，胆虚不寐。惊则气乱伤心，恐则精怯伤肾。胆为中正之官，心为主宰，肾为根本。胆附肝之短叶下，肝虚胆虚，胆冷无眠，胆虚亦无眠。

十味温胆汤。

【诠解】证属肝郁胆虚，心神受扰。患者平素情志不遂，性喜忧思多疑，久而肝气郁结，心阴耗损，心神不得内守；肝与胆相为表里之脏，肝气郁结，则胆主决断功能亦失常，患者可表现为神气怯弱，胆怯多疑，则心不能主神明，故处方用药时以温胆汤疏利肝胆气机，利胆和胃安神。

医案 3 思虑烦心，心气不能下达，肾阴不能上潮，虚烦不寐，子午不交，不宜烦劳。

川雅连、大熟地、西党参、雀脑芎、杜阿胶、肥知母、枣仁炭、粉甘草、鸡子黄、枳实炭、白茯神。

【诠解】证属忧思伤心，心肾不交。患者平素性喜忧思多虑，烦劳则伤心神，心阴受损，阴不涵阳，致心之阳气不能下达肾水；心火亢盛，肾水亏虚，则不能上济心阴，可见心火独炽，虚烦不寐，夜卧不安。

医案 4 倾接手书，敬念尊夫人。服药后心内转觉烦扰不宁。廿三日又服一帖，精神略减，饮食未进，日日如是。《内经》所谓：胃不和则卧不安。《难经》云：经有十二，络有十五，余三络者，阳、阴、脾之大络也。凡经络二十七气相随上下。其络不拘于十二经络，阳统诸阳络，阴统诸阴络。越人云：络脉满溢，不能拘通。譬之沟渠溢满，流注湖泽而不环周。故十二经不能拘其络，络亦不拘于十二经。是以古无治奇经八脉之法，亦未立方，只有针刺八脉之法。今厥气客于脏腑，卫气独留于阳。行于阳则阳盛，不能入于阴则阴虚，故目不瞑。

法用半夏秫米汤者，以药力不能直入阳，故治胃以泄胃气也。半夏辛温，入胃经气分。秫米甘酸，入胃经血分。乃北地之膏粱、芦栗是也。用千里长流水扬之万遍，与甘澜水同样，取其轻扬不助阴邪。炊以苇薪武火也，火沸入药。

仍徐炊令减，寓升降之法。升以半夏，入阳分，通卫泄邪。降以秫米，入阴分，通营补虚。阴阳通，卧立至，汗自出。故曰汗出则已矣。

半夏秫米汤用长流水煎，扬之万遍，炊之以苇薪，服之令汗出。

卫气昼行于阳，夜行于阴。行阳则寤，行阴则寐。令吐泻后寤而不寐，呕恶痰涎，胃气不和，卫不行阴，以《内经》半夏秫米汤。

半夏秫米汤服后安寐，即佳征也。唯呕恶未已，胃气虚，痰不运。原方佐以益气。

前方加西党参。

（以上四案均摘自：王之政《王九峰医案·副卷二·不寐》）

【诠解】证属肝胃不和。患者忧思伤脾，脾胃不和，不能输布运化水谷精微，脾胃失于运化，痰湿之邪内盛，痰浊不化，经络气血运行不畅，胃不和则卧不安，脾胃运化功能失常，则夜难成眠，故处方以半夏秫米汤疏肝和胃以安神。

医案5 夏季坐褥，秋月病热，半年来不寐，大便不行，痰饮阻气也。议宁肺以通大肠。

紫菀，杏仁，枳实，桔梗，川郁金，姜汁。

【诠解】证属肺气壅闭，痰热内阻。患者外受暑湿之邪，暑湿痹阻机体，肺气郁闭。"肺为储痰之器"，肺气壅闭，肺失宣肃，肺不能宣发肃降，则痰浊内生，痰浊为阴邪，阻滞气机，气机不利。"肺与大肠相表里"，肺气郁闭，则肠腑不通，肠腑传化功能失常，故可见大便秘结不通。故治疗处方以宁肺通导大肠治之。

医案6 高年气血两亏，平素思虑过度，耗损心脾，以致寤不成寐，连投归脾汤三剂，不效。偶遇名医张见，谈及此症，曰：若要成功，原方须加酒炒黄连一份。继与一剂，果效。

【诠解】证属心脾两虚。本例老年患者，本气血两虚，平素情志不遂，性忧思过度，更伤心脾，气血亏虚，心神失养，则夜不成寐，治疗以归脾汤补益心脾，养心安神为法。

医案7 不寐怔忡之症，得于思虑惊恐。夫惊气伤胆，恐气伤肾。五志不伸，必生痰聚饮，聚饮气阻，则胆气不洁。胆寒肝热，热升于胃，则心胸懊恼，得汤饮稍安，不涌吐清涎。适阅前方，均调养心脾之法，未获效者，俱未论及胆胃二经，况悸在胃脘心下，脉来两关弦强搏指，岂非明证。书云：水停心下则悸。又曰：胃不和则卧不安。正合经旨。

拟苓术半夏汤，和其阴阳。兼用猪胆汁为足少阳之先导，谅该有益。

猪胆汁炒半夏、茯苓、陈皮、甘草、秫米。

三剂已愈大半，原方加丹参、竹茹、枳壳。又四剂，症已大减，觉遍体有痰流动，摩捺则从口溢出。原方加瓦楞子去猪胆。

（以上三案均摘自：王之政《王九峰医案·下卷·不寐》）

【诠解】证属胆胃不和。患者平素情志不遂，忧思抑郁，气机不畅，心神不得内守而妄耗于外；诸邪内伤，胆胃郁热，更致气机不利，气血失和夜卧不安，考虑胃不和则卧不安。拟用苓术半夏汤以和其阴阳。

曹仁伯医案

（水火不和脏腑虚，调和阴阳化诸邪）

医案 1 李，常熟。惊悸起因，传为颤振，继以寤寐不宁，左脉细软，右关弦数。数则为火，弦则为痰，细软又主乎虚。虚在肝肾，兼以痰火结于脾胃，所以能食少运，肢体软弱，口燥身麻也。连日固本，既属安适，无容更张。唯痰火内胜，不得不以十味温胆法加减佐之，以为标本兼顾之计。俾得虚不再虚，实者不实，未知是否？

人参、大熟地、天冬、大生地、茯神、柏子仁、枣仁、石决明、橘红、当归身、川贝、鲜竹茹、龙齿。

次诊：颤振一症，振乃阴气争胜，颤则阳气不复，其势之来，上冲则鼓颔，四散则肢动。至于筋惕肉瞤，不过来势之轻者。治此病者，平补镇心而已。唯肝不藏魂，寤寐失常，胆又内怯，惊悸时作，加以痰火窜入其间，法须兼备，冀免厥塞。

人参、龙齿、当归身、远志、茯神、麦冬、橘红、大生地、枣仁（川连三分，拌炒）、胆星、秫米、半夏（竹沥拌）、石决明、钩藤、竹茹。

三诊：颤振不发于冬至，已责阳气不复。此在冬至以前发者，尤为阳气不复，不言而喻。至于阴气争胜，似未可解，而不知阴气之得以争胜者，皆为阳气不充，未经来复之故。若能来复，则阴气何能争胜？然阴之争胜固已，而其所争所胜之阴，究系何物邪气？曰肝属阴，痰亦属阴，痰生于脾，脾经所生之痰，内因肝经之阴火下动，动则生风，阴痰亦随之而逆，此颤振之所由来也。岂独诸风掉眩，皆属于肝而已哉？唯本有惊悸，此因颤振而更剧，无怪乎其寤多而寐少。

人参、冬术、茯神、炙草、半夏、陈皮、大生地、麦冬、归身、白芍、酸枣仁、远志、秫米、竹茹、石决明、钩藤。

先服磁朱丸二钱，陈皮汤下。

（清·曹仁伯《过庭录存》）

【诠解】 证属肝肾亏损，痰火郁结。肝肾亏损，精血津液不归正化，不能正常输布，各脏腑组织无以滋养，肢体筋脉拘急难舒；"肾为先天之本，脾胃为后天之本"，先天肾之精血不足，则后天脾胃不得滋养，加之后天饮食劳倦内伤，脾胃运化不足，久则痰湿之邪内生，阻滞气机，气机不利，郁而生热，痰热交阻为病，上扰心神，心神不能内守，发为不寐，故而处方用药时当以补益肝肾、清热化痰安神为大法。

医案2 王，梨里。阳络伤，血外溢，溢之后，脉宜静。此乃脉细而数，数则为热，细则阴亏。所以气息短促，胸臆隐痛，面色萎黄，语言无力，小水清白，大便漆黑，心悸少寐，气逆或闷。动则火升，倦则阳举，无一而非虚阳上扰，阴血下虚，气不归源之象。气有余便是火，气不足即是寒，不足之气反见有余，此非真火，乃是虚寒。阴不恋阳，血难配气。欲降其气，必须补阴，不言而喻。拟方请政。

人参、五味子、燕窝、枇杷叶、薏米、橘红、石决明、玉竹、冬瓜子、川贝母、麦冬、茯苓。

又诊：胸胁闷痛，比之午间大减。良以上焦瘀血渐从活动而清，所进养阴利肺法似属合宜。然气息之短促未长，火升心悸，口燥颧红，脉细仍数，阳气外露，阴血内亏。若能呼吸调和，即是其旋元吉。请政。

人参、五味子、麦冬、白芍、薏米、橘红、石决明、茯苓、玉竹、冬瓜子、阿胶、丝瓜络。

接服方：大生地、麦冬、北沙参、茯苓、甘草、枇杷叶、阿胶、石决明、百合、败龟甲、燕窝、白芍、骨皮、玉竹、茯神。

（清·曹仁伯《曹仁伯医案论》）

【诠解】证属阴虚火旺。患者素体阳热亢盛，阳热有余则为火，火邪过亢则破血妄行，血液不循肠道而溢出脉外，可致阳络伤；阳热火邪耗伤阴血则之阴血日亏，阴血亏虚则脉管充盈不著，阴血不足，上不能营养头目，可致神疲倦怠，面色萎黄，言语无力；阴血日亏，无以化生阳气，致阳气亦虚，久则阴损及阳。故而欲先补阴而降亢逆之火邪。

医案3 王，江泾。心营与肾水交亏，肝气挟肝阳上逆。胸中气塞，口内常干，手震舌掉，心烦不寐，即有寐时，神魂游荡，自觉身非己有。甚至便溏纳少，脾胃亦衰。脉形细小无神，而有歇止之象。逐证施治，似乎应接不暇。因思精神魂魄，必令各安其所，庶得生机勃勃。否则悠悠忽忽，恐难卜其旋元吉。拟许学士珍珠母丸法。

石决明（盐水煅）一两，人参一钱，归身钱半，犀角五分，龙齿三钱，茯神三钱，生地四钱，麦冬二钱，枣仁二钱，炙草三分，怀药三钱，沉香（磨冲）二分。

另：珠粉四分，先服。

又接服方：生地、白芍、人参、丹皮、橘红、茯神、枣仁、石决明、龙齿、秫米、佛手。

再诊：脉之歇止向和，便之溏泻不作，气塞稍平，手震亦定。但寤多寐少，内藏之魂魄未安，胸痞脘闷，上壅之浊痰未降。容将通阳镇逆法，参入前方。冀相与有成耳。

珍珠母丸（珍珠母、柏子仁、熟地、茯神、当归、犀角、人参、龙齿、枣仁、沉香）去柏子仁、当归，加旋覆花一钱五分，代赭石三钱，陈皮七分，冬术七钱，炙草五分，白芍二钱，麦冬三钱。甘澜水煎，竹沥一两冲服。

三诊：夜半得寐，心肾已交，肺魄肝魂，自能各安其藏。无如心易烦动，神反疲乏，气犹短促，胸还痞闷，脉仍细小，两足不安。脉虚证虚，是谓重虚，而兼有湿痰从之为患，夫痰即有形之火，火即无形之痰也。法当固本为主，消痰佐之。

人参固本丸，加龟甲（炙）五钱，茯神三钱，枣仁二钱，白芍三钱，淮麦三钱，陈皮一钱，旋覆花一钱五分，柏子仁（去油）一钱五分，冬术钱半。

另：珠粉二分，竹油二十匙，鸡子黄一枚和服。

四诊：风火痰三者之有余，留滞肝经，以致卧血归肝，魂不能与之俱归，筋惕肉瞤而醒。前次气短等证，莫不因此。而又起于有年病后，气血两亏，何堪磨耐。所治之方，不出许学士法加减。现在脉息细小带弦，虽无止歇之形，尚有不静之意。究属难免风波，未可以能食为足恃也。

石决明（盐水煅）三钱，麦冬二钱，犀角五分，柏子仁三钱，龙齿三钱，枣仁（盐水炒）三钱，归身七分，大熟地（浮石粉拌炒）六钱，羚羊角一钱，冬术一钱五分，白芍三钱，陈皮一钱，人参二钱，茯神三钱，银花一钱，薄荷五分。

另：金箔二张，竹沥一两，珍珠粉三分，姜汁一匙冲服。

五诊：前夜熟睡，昨又变为少寐，寐之时适在子时以后。肝胆两经，尚有余邪可知。更兼痰火阻气，时逆时平，其气逆时，必面赤心悸，甚则肉瞤筋惕，烦热不安，脉亦随之变异。所谓心火一动，相火随之是也。调治之外，必须静养，俾心火凝然不动，方可渐入坦途。

人参、丹参、麦冬、玄参各二钱，旋覆花、冬术各一钱五分，橘红一钱，小麦五钱，枣仁（川连煎汁拌炒）、茯神、川贝各三钱，炙草四分，枇杷叶、竹茹各三钱，珠粉（冲）三分。

六诊：所患小恙，无一不除。盖以清之，化之，补之，养之，无微不至，而得此小效耳。所嫌者，寐非其时，寤非其时。心阳太旺，神气外驰。是卫气独行于阳，阳脉满，满则不入于阴，阴分之虚明矣。将滋阴之品，参入前方。未识能弋获否？

前方加大生地五钱，陈胆星五分。

另：珍珠母丸、朱砂安神丸各五十粒。

七诊：人可以参天地之干者，莫贵于眠食如常。今食能知味，眠则未安。昨夜忽寐忽醒，醒则不爽，寐则不安。以昭卫气不得入于阴，独留行于阳之意。是阳脉满，营血不能充足，肌肉不能润泽。苟非阳生阴长，阴足恋阳，何以渐入佳境。然营中之血，既不生之于心，焉能藏之于肝，统之于脾。而欲借草木之无情，俾血肉之有情者，以生以长，谈何容易。况当此痰火易烦，得食暂安，以及虚风内动，筋惕肉瞤，肢体牵摇，大便难通之候，更难为力矣。急宜加意调理。

前方去玄参、旋覆、珠粉、丹参，加黄芪一钱，远志三分，归身一钱，半夏（猪胆汁炒）一钱五分，木香三分，圆眼肉三枚。

另：珍珠母丸四十粒，朱砂安神丸三十粒。

八诊：彻夜好眠，神魂已定，是佳兆也。但脉形细小而兼滑数。数为有火，滑为有痰，细属阴虚，小属气弱。虚弱之中，兼有痰火。有时面红，有时咳嗽，有时气痞而短，有时烦热不安，更兼大便燥而小便短，筋惕肉瞤，肢体动摇，神情困倦，语言无力等证，均未平复。还宜谨慎小心。

前方加柏子仁。

另：朱砂安神丸三十粒，珍珠母丸四十粒。

九诊：脏之为言，藏也。心之神，肝之魂，肺之魄，脾之意，肾之志，无不各得其藏，五脏和矣。即有不和，因藏真不足，盖有待也。而与脏相表里者为府，府以通为补。与脏之以塞为补者有间。因思胃主下行，肠主津液，津液不充，下行失令，故大便燥结而难通。此际不以滋养营阴，俾得施润泽，非计也。目前之治如此，将来或痰，或火，或感，或伤，偶有违和，事难逆料，断无预定之理，随时斟酌为嘱。

麻仁、郁李仁、柏子仁、松子仁各三钱，桃仁七分，陈皮、人参、苏子各二钱。

另：朝服膏滋药，晚服丸药。

（清·曹仁伯《评选继志堂医案·上卷·内伤杂病门》）

【诠解】证属心肾不交，肝脾郁热。患者心肾不交，水火不济，则夜不成寐，心肾水火五行乘克规律失常，久则肝阳上亢，脾胃运化之力弱；治以交通心肾，抑肝扶脾后，水火共济，但上逆之痰浊之邪为害日久，法当以通阳镇逆法治之；后患者体质素虚，正气亏损，痰湿不化，再治以辅扶助正气，兼以化痰利湿；正气不足，气血亏虚，形体日益亏耗，加之诸邪伤及肝之经脉，肝失疏泄，气血失和，则夜卧不宁；肝之疏泄功能失常，相火妄动，则郁而生热，法当以清肝泻火为治疗大法。综合诸病机，认为，心肾不交，害则败坏，诸脏不能正常运行，气血阴阳邪气丛生，相互搏结为病。

医案 4 俞，西汇。

卫气行于阳则寤，行于阴则寐。寐少寤多，卫之气行偏于阳分，不入于阴，阴虚不能恋阳，阳不下潜，舍补阴之法，别无他法。

黑归脾、龟甲、半夏、秫米，另磁朱丸。

【诠解】证属阴阳失交。人体之阴阳二气有"昼行于阳，夜行于阴"之运行规律，阳气白昼行于阳则寤，阳气夜行于阴则寐，阳气入于阴，阴阳和合则寤寐自生；若诸邪害之，阴阳二气不能正常运行，则寤寐规律失常，则夜卧不安，心神受扰。

医案5 孙，东塘。

不寐，阳脉满使然。

秫米、半夏、天王补心丹去远志、桔梗、五味，加竹沥，另朱砂安神丸（临卧服）三钱。

【诠解】证属阳气亢盛，心神受扰。阳气过亢则不能入于阴，阴阳失和则夜不能寐，出现失眠。故而以潜纳阳气，以安心神为大法治之。

医案6 宋，阊门。

夜间少寐，口燥而苔腻，晨起略作干呕。胆府失其清净，胃亦不和。

温胆、半夏秫米汤、枣仁、知母。

【诠解】证属胆胃不和。"胆主决断，胆主储藏排泄胆汁，为中正之官"，诸邪犯肝胆二经，致胆主决断功能失常，胆不能正常排泄胆汁，亦不能助肝以疏泄情志；久则气机逆乱，胆气横逆犯胃，致胃主受纳腐熟水谷精微功能不足，水谷不能正常运化，则食谷之邪气随横逆之胆气上扰心神，心神不安，致失眠，至夜不寐。

医案7 陆，吴江。

多病者必须药物，前病既多，服药不少，姑置勿论。就夜来不寐言之，是阳脉满也，然满则固然不寐，而夜间仍有寐时，即得寐时容易惊惕而醒，又属肝经伏热，不能藏魂所致。且先藏之。

珍珠母丸：珍珠母、熟地、当归、人参、枣仁、柏子仁、茯神、犀角、龙齿、沉香。

又，肝已藏魂，夜能自寐。然肝之火，相火也；心之火，君火也。君火一动，相火无不随之而动，养化肝经固佳，清补心经更妙。

珍珠母丸、银花、朱砂安神丸（米饮汤送下）。

（以上四案均摘自：清·曹仁伯《曹仁伯医案·不寐》）

【诠解】证属肝经郁热，心神不安。"肝为将军之官，谋虑出焉"，肝主疏泄，若他邪犯之，致肝之疏泄功能失常，气机不利，郁而生热，肝经郁热扰心，则心烦寐差，夜不能寐。故而处方以珍珠母丸清肝经郁火安心神。

费绳甫医案

（肝脾失和胃气虚，心肾不交阴阳逆）

医案 1 抑郁伤肝，火升无制，挟痰销烁心营，神魂飞越，入夜尤甚。夜不成寐，喜笑呓语，坐立偏倚。《经》谓：神伤则恐惧自失，魂伤则不正当人。脉来沉细而弦。

治宜清火化痰，镇魂安神。

北沙参四钱，大麦冬三钱，云茯神二钱，左牡蛎四钱，花龙齿二钱，炙鳖甲四钱，羚羊角五分，犀角尖五分，甜川贝三钱，薄橘红一钱，陈胆星五分，鲜竹沥二两，生草五分，灯心三尺。

【诠解】证属肝郁化火，痰热扰神。素体情志抑郁不遂，性喜抑郁忧思，日久肝失疏泄，肝之调节情志功能失常，肝体受损致肝之阳热火邪炽盛，阳热炼液为痰，痰热互结，内扰心营，心神不安，神魂飞越，入夜尤甚。夜不成寐，喜笑呓语，坐立偏倚。故而证属肝郁化火，痰热扰神，治疗以清火化痰，镇魂安神为法。

医案 2 肝阳上亢，挟湿痰蒙蔽包络，神明无主，如浮云蔽日，虽照无光。神识乍清乍昧，时常喜笑，夜不成寐，包络受病已无疑义。大便燥结，必须五六日一行，或肌热，或手足心内热，无非痰火灼阴见症，辛凉清热未免耗气伤津。脉来弦滑。

清通神明，降火消痰颇为合度，宜宗前法，更进一筹。

北沙参四钱，京玄参一钱，云茯神二钱，细木通一钱，薄橘红一钱，川贝母二钱，天竺黄五分，陈胆星五分，瓜蒌皮三钱，江枳壳一钱，鲜竹茹一钱，钩藤一钱半，荸荠五枚，甜杏仁三钱，川黄连一分，牛黄末（过服）五厘。

（以上两案均摘自：费绳甫《费绳甫先生医案·情志》）

【诠解】证属肝阳上亢，痰湿蒙神。素体阳热炽盛，或后天情志不遂，肝阳上亢，两阳相合为病，上炽于头面，内扰心神；后天脾胃运化功能失常，痰浊内生，阻滞气机，肝阳携痰浊之气蒙蔽心神，心不主神明，则夜卧不安，心烦寐差。

医案 3 阴血久虚，肝阳上升，挟素蕴之湿热，销烁胃阴心营，心肾不交。

夜寐不酣，喉痛目燥，牙关流血，作恶欲吐，腰酸带下，下体起颗作痒，脉来细弦而数。

治宜养阴清肝，化湿和胃。

京玄参一钱，北沙参四钱，鲜生地四钱，小麦冬三钱，鲜竹茹一钱，云茯神三钱，女贞子三钱，川楝肉一钱半，甜川贝三钱，冬瓜子四钱，川石斛三钱，栝楼根三钱，川黄柏五分，车前子二钱，生谷芽四钱，珍珠粉五厘，牛黄末（同过服）五厘。

【诠解】证属阴虚阳亢，心肾不交。素体阴血亏虚，阴不敛阳，致阳亢无度，阳热邪气上逆，携素体内蕴之湿热上灼心神，心肾不交，阴阳失调，致夜寐不安。临证自觉喉痛目燥，牙关流血，作恶欲吐，腰酸带下，下体起颗作痒，脉来细弦而数。此即心肾不交，水火不济之故。

医案4 湿痰渐化，胃气下降，胸腹胀痛较前已减。唯大便溏泻，每日五六次，纳谷无多，夜寐不酣，脾土未健，运化失职，脉弦略退，沉细仍然。

治宜健脾化湿，兼和胃气。

南沙参三钱，赤茯苓三钱，大白芍一钱半，生甘草五分，酒黄连一分，淡吴萸一分，陈广皮一钱，冬瓜子皮各四钱，嫩桔梗一钱，生枳壳一钱，生熟谷芽各四钱。

（以上两案均摘自：费绳甫《费绳甫先生医案·不寐》）

【诠解】证属脾气亏虚，脾胃失和患者后天饮食不节，或他邪犯脾，致脾胃运化水谷精微功能不足，脾气虚弱，脾不能为胃行其津液，脾胃失和，则受纳腐熟水谷功能不足，则气血生化乏源，心神失养而致不寐，出现夜卧不安。

谢映庐医案

（外受邪气心悸动，肝肾亏损逆冲心）

医案1 龚初福。初起畏寒发热，腹痛而呕，医以柴胡当归之属治之，更加大热。继以藿香砂仁温中之药，愈加沉重，以致人事昏聩，言语声微，通身如火。然发热犹衣被不离，四肢时冷，有如疟状，时忽痛泄，昼夜不寐。欲服归脾理中药未决，与余商，余诊之曰：此症全为药误，病之初起，原是太阳腑证，若以五苓散投之，得非对症之药乎？奈何以柴胡引入少阳，当归引入厥阴，病剧，又误以藿砂香燥之药，而劫其胆之津液，以助其火，又安得寐？而乃以久病体虚，欲服归脾理中之剂，岂相宜耶！夫寒邪郁而成热，颠倒错误，已成坏证，理宜急通经络，而兼以直降其郁火，庶几寒去而热除，热除而人事清，人事清而痼寐安矣。

以仲景附子泻心汤，附子以通经，芩连以降火，正合其宜。乃渠犹畏芩连之凉，竟不肯服，力争之，一剂，大便下泻，小便红赤，再剂，诸症悉除，唯不寐，加入温胆汤，四剂而痊。

附子泻心汤：大黄、黄连、黄芩、附子。

温胆汤：陈皮、茯苓、竹茹、半夏、甘草、枳实（或加姜枣）。

（谢映庐《得心集医案·卷一·伤寒门·误治传经》）

【诠解】证属寒郁化火，心神受扰。此例患者初起发病系外感寒邪伤正，机体奋起抗邪而致腹痛恶呕，后因误用藿香砂仁温中之药而使肝胆少阳之阴津耗损，虚火更炽，心神不得荣养而发为失眠。此时外寒已去，实为郁火内炽，治疗以通经降火，养心安神为法治之。

医案 2 钱赞府，客秋患脱症，下元属虚，叠进芪术地归桂附颇效。而左胁气煽，夜难成睡，至今未除，服尽归脾养心之剂不应。面色㿠白，舌尖深红，肢体怠倦，脉来虚软，此乃心脾肝肾俱病。前服归脾养心之剂，未能疗及肝肾，而不寐由于气煽，气煽由于阳明脉络空虚，肝风得以内鼓。是填纳封固之法，万不可少。今议崇以甘温填纳封固之品，服至十剂，饮食倍常，夜寐得安，乃二十剂，左胁之气亦不鼓矣。可见医者得心应手之妙，务在分清病源而已。

附方：熟地、白术、山萸、当归、石脂、牡蛎、枣仁、山药、肉桂、附子、甘草、枸杞。

（谢映庐《得心集医案·卷二·内伤门·肾虚不寐》）

【诠解】证属肝肾亏损，逆气冲心。患者素正气亏耗，元阳亏虚，阳气不得濡养机体各脏腑组织，肝肾精血不足，肝肾亏损，更伤元阴元阳，气机逆乱，气机升降不利，患者便自觉有逆气从少腹上冲于心，心神受扰，则夜寐不宁，心烦寐差。

医案 3 傅瑞廷，六月新婚后，触暑病热，头脑大痛，误用补剂，大热焦渴，医以瘟疫热症治之。凡清解疏利，升散养阴之药，治经数月，而病不瘳。

节届大雪，始延余诊。视其形瘦面垢，身热谵语，自汗多渴，头痛有如刀劈，脉来长而不洪。是时医巫浩费，家计已索，病者因头痛难任，其叔孔翁曰：尚可治否？余曰：可治。戚友咸问病名，余语以暑邪之症，众诧为不然。问曰：何以知之？余曰：以气虚身热，谵语自汗，合于面之垢，脉之长而知之也。因请用药，余曰：甘寒解暑之剂，唯有天生白虎一方。旋重价觅至二枚，先将一枚破而与之。病者心躁口干，见辄鲸吞虎嗜，顿觉神清气爽。因再求瓜，家人止之，余更与之。食毕汗收渴止，头痛如失。但暑邪虽解，而阴气被阳热之伤尚未复也。夜仍微热，咽微干，睡不寐，仿仲景少阴病，咽干口燥不得卧之例，处黄连阿胶鸡子汤，三服而健。

黄连阿胶鸡子汤：黄连、黄芩、芍药。上三味煎去滓。入阿胶烊尽，少冷入鸡子黄，搅匀服。

（谢映庐《得心集医案·卷一·伤寒门·夏伤于暑》）

【诠解】证属暑热伤中，心神不安。患者夏月感邪，外受暑热之邪，暑为阳邪，性炎上，易耗气伤津，久则气阴两虚，心神受扰惊悸不安，则夜不能寐，坐卧不安。临证患者表现为气虚身热，谵语自汗，合于面之垢，脉之长。故而治疗以甘寒解暑之剂解之。

袁焯医案

（阴阳失调心难安，虚实郁滞夜惊悸）

医案1 刘子衡君令堂，年六十三岁。

今年夏间，因孙儿病逝，悲哭太过，遂患喉症，延予治之。

予视其发白如霜，舌红如朱。中间略有薄苔，咽喉两旁满布白腐，以毛笔蘸水拭之，则依然鲜红之好肉，并不溃烂。烦躁不宁，彻夜不寐，脉息虚软。

盖劳神太过，虚火上升，心肾不能相交，水火不能既济之病也。而况守节四十年，持斋二十载，其精血之衰脑力之耗，为何如耶。

乃与增液汤：干地黄五钱，麦冬、玄参各三钱，加西洋参二钱、鲜石斛、枣仁、朱拌茯神、百合各三钱。

一服烦躁定，能安睡。接服四剂痊愈。

（袁焯《丛桂草堂医案·卷二》）

【诠解】证属虚火扰神。老年患者突受外界悲忧之邪侵袭，加之劳神过度，烦劳则张，虚火上炎，使心火独亢，而肾水不能上济于心，心肾不交，水火失济，心神失养则夜寐不安。治疗以地黄、石斛清热养阴；麦冬、玄参、西洋参以益气养阴，疗气阴亏虚之证；另加茯神、百合养心安神。

医案2 孟姓妇，年逾四旬。

素患白带，庚戌秋间卧病，服药不效，遂延予治。

病者烦躁不安，彻夜不寐。稍进汤饮，则呕吐不已。脐左有动气，白带频流。自觉烧热异常，扪其身凉如平人。脉亦弦小不数，舌红赤光，毫无苔垢。问其家人，病者性情素躁。且已产育十二胎。

盖血液亏竭，阳热偏胜。加以所服药饵，皆辛散苦寒之品，以致胃气益虚，胃液益竭，而神不守舍也。

乃与黄连阿胶汤，加沙参、麦冬、熟地、枣仁、茯神、牡蛎、龙齿、珍珠母、朱砂块、磁石、蒌仁等药。芩、连只用数分。熟地、阿胶等则用三钱。以鸡子黄一枚，生搅冲服。

一剂烦躁定，能安睡。二剂后眠食俱安，但精神疲惫。

遂以前方去芩、连。加苁蓉、枸杞，填补精血。接服数日而痊。

（袁焯《丛桂草堂医案·卷三》）

【诠解】证属阴虚血热，胃虚神悸。患者房劳生产过度，久则耗伤机体阴精气血，致阴血亏虚，阴虚则虚火内生，燔灼阴津而血热，服用苦寒辛散之品致胃不主受纳，胃气匮乏，则心神不宁，夜寐不安。

医案3 张华亭子，十五岁。癸丑夏间卧病，服药五剂弗效，延予诊之。

病人常觉心内烦杂不安，数日未能眠。大便泄泻，咳嗽，咳则右胁作痛，身热，舌边红，苔薄白，舌动则现裂痕。小便黄浊，精神疲倦，脉息爽数。

阅前服方，则槟榔、枳实、黄连、瓜蒌、薤白、生地、薄荷、桑叶等。盖克削过甚，胃津耗竭，湿热未清，而脑力复受损也。

拟方用北沙参二钱，百合四钱，枣仁、朱拌茯神各四钱，苡仁三钱，青蒿三钱，佩兰一钱五分，杏仁二钱，枇杷叶一片，朱染灯草二尺。作煎剂。

服后安睡两小时，心烦定，自觉爽快多矣。大便亦不泄泻，食锅巴糕数片，身热亦轻，脉转缓滑。

原方去佩兰、杏仁，加鲜石斛三钱，贝母一钱，枸杞子二钱，茅根三钱。

接服两剂而痊。

（袁焯《丛桂草堂医案·卷三》）

【诠解】证属肝郁脾虚，心神不安。患者自感烦躁不安，情志不遂，久则肝气郁结，肝不主疏泄，疏畅条达之性失常；临证见咳嗽、咳则右胁作痛，身热，舌边红之象；肝失疏泄，肝木横逆犯脾土，致脾气亏虚，运化功能力弱，故见大便泄泻，薄白，舌动则现裂痕。小便黄浊，精神疲倦，脉息软数等一派气血亏虚之象。综合考虑证属肝郁脾虚，心神不安。

医案 4 某如君，年四十余。患血崩症，经医治愈，自是遂不能寐，精神疲惫，饮食不多，延予治之。

左脉细小，心脉尤弱。脐左有动气勃勃，甚则上冲。心悸多汗，胸间尝觉筋掣。盖血舍空虚，筋无血养，而虚阳不能敛纳也。

乃与阿胶鸡子黄汤合三甲复脉汤，加女贞子、枸杞子、枣仁、茯神、柏子仁等。

接服五剂，诸症稍退，夜间亦稍能寐。遂接服至十五剂，病大退，饮食亦较多矣。嗣以原方加生地、熟地。制成膏剂，常服。

（袁焯《丛桂草堂医案·卷一》）

【诠解】证属阴虚阳浮，心悸不寐。患者后天因患血崩症而致阴血素虚，阴液不足，阴不涵阳致阳气浮越于外，虚阳上浮而见夜能寐，精神疲惫，饮食不多，左脉细小，心脉尤弱。脐左有动气勃勃，甚则上冲。心悸多汗，胸间尝觉筋掣。考虑证属阴虚阳浮，心悸不寐，治疗当以阿胶鸡子黄汤合三甲复脉汤以滋阴复脉，潜阳安神为治疗大法。

医案 5 吴姓宜君夫人，年逾四旬。

寒热往来，头晕心悸，彻夜不寐。胸闷食少，舌光如镜，毫无苔垢，脉息小数。

盖血液素亏之体，而又感受暑湿，且兼有怫郁也。

与小柴胡汤合增液汤，加枣仁、茯神、青蒿、佩兰、香橼皮。二剂而解，复以养血舒郁之方，以善其后。

（袁焯《丛桂草堂医案·卷二》）

【诠解】证属阴血亏虚，外感暑湿。素体阴血亏虚，阳气不得内敛而妄耗于外，正气日虚，外易受六淫邪气，此例患者外受暑湿之邪，暑湿之邪为湿邪合暑热阳邪为病，暑热邪气侵袭阴血渐亏之体，气机不畅，正气亏虚，无力御邪外出，故见寒热外来，阴血亏虚，暑湿外犯，自感头昏心悸，彻夜不寐，心神不安；暑热黏滞耗散，故胸闷食少，舌光如镜，毫无苔垢，脉息小数。是故阴血亏虚，复感暑湿之邪之病者，治宜滋补阴血，清解暑热利湿为法治之。

医案6 赵姓妇，年近四旬。禀质素弱，春间患怔忡不寐，自服人乳二十日始愈。夏间复病，每日午后发热，身困胸闷作恶，不思饮食，泄泻。自用玄参、麦冬、山栀、桔梗、薄荷、甘草等药，热愈甚，延予诊治。右脉弦数，舌苔白腻，小便热。

予谓此湿温病，最忌滋腻之药，虽体质素衰，亦不宜用补药。当先治病，特方法宜和平，而不可用重剂耳。

遂拟方用黄芩一钱五分，苡仁、滑石、青蒿各三钱，佩兰一钱，蔻仁、通草各六分，橘皮五分。

接服两剂，热退泻减，但胸次作痛，怔忡复作，手麻不寐，脉转缓小，咳嗽，舌尖红，中苔薄腻。

遂改用蔻仁六分，木香、佛手各八分，枣仁、柏子仁、茯神、茯苓各三钱，佩兰一钱，枇杷叶一片。两剂诸恙全退，能进饮食矣。

（袁焯《丛桂草堂医案·卷五》）

【诠解】 证属湿热伤中，心神不安。患者体质素虚，正气匮乏，每至夏月感暑湿之邪后，午后发热，身困胸闷作恶，不思饮食，泄泻。此系湿热袭人所致，身热不扬，湿性黏滞之故，湿热互相搏结，心神不得内守而发展为心悸不寐。治疗以清解暑热、祛湿安神为法。

李翰卿医案

（脾肾乘克两相失，心神内扰夜难眠）

医案1 王某，女，29岁。

1961年7月26日初诊：失眠，多梦，手足麻木，饮食减少，大便前腹痛。因流产后患病，已2个月余。舌苔薄白，脉虚。

证属心脾两虚。治宜健脾养心。

处方：生白术7.5g，党参7.5g，炙黄芪6g，当归7.5g，茯神7.5g，远志6g，炒枣仁 15g，广木香 3g，桂圆 6g，生白芍 7.5g，桂枝 4.5g，炙甘草 3g。2 剂，水煎服。

二诊：服药后，失眠多梦、腹痛和手足麻木均减轻，夜间睡眠时间延长约 1 小时，但感胸中憋闷，恶寒。

处方：生白术 7.5g，党参 7.5g，当归 7.5g，茯神 7.5g，远志 6g，炒枣仁 15g，广木香 3g，桂圆 6g，生白芍 7.5g，生龙骨 7.5g，牡蛎 7.5g，荆芥穗 4.5g，炙甘草 3g。2 剂，水煎服。

【诠解】证属心脾两虚。心脾两虚所致的不寐、多梦，经服用益气健脾养血安神的归脾汤，已见成效。但因患者又患胸憋，故从一诊方中去黄芪。黄芪性微温，升清气，以其易助火，又可固表，所以凡外有表邪，内有积滞，以及气滞胸闷，阳盛阴虚，上热下寒，肝旺易怒，以及痈疽初起或溃后热毒尚盛等，均不宜用。加生龙牡有镇惊安神之功，治阴虚阳亢所致的烦躁、心悸和失眠，具有养阴清热除烦的作用。加荆芥穗辛温，轻扬疏散，能散风寒而治恶寒。

医案2 王某，男，46 岁。

1959 年 12 月 22 日初诊：不寐，头晕，耳鸣，腰困，手足心发烧，舌质红，脉虚数。证属肾阴虚。治宜滋补肾阴，宁心安神。

方用六味地黄汤加味。熟地 9g，山萸肉 9g，生山药 15g，茯苓 9g，丹皮 9g，泽泻 9g，炒枣仁 15g，远志 7.5g。2 剂，水煎服。

二诊：服药后头晕、耳鸣、手足心烧、不寐均减轻，但自觉失眠时心烦加剧。上方中加栀子 4.5g，淡豆豉 9g。2 剂，水煎服。

【诠解】证属肾阴亏虚。此系肾阴虚引起的不寐。肾阴不足，心肝火旺，虚火上炎，故见头晕，耳鸣，手足心发烧，以至失眠。舌质红、脉虚数均为阴虚有热之象。肾主骨，腰为肾之府，肾虚故见腰困。方用六味地黄汤滋阴补肾，加炒枣仁补肝宁心，治虚火上炎引起的失眠；远志交通心肾，镇惊安神。该方有补有泻，寓泻于补，有合有开，三阴并治。二诊在上方中加栀子、豆豉清泻三焦之火，除烦治不眠。

医案3 刘某，女，40 岁。

1964 年 11 月 6 日初诊：失眠，多梦，易惊易醒，心悸，舌苔薄白，脉弦细。证属心胆气虚。治宜益气养心，安神定志。

处方：党参 4.5g，炒枣仁 15g，菖蒲 15g，远志 4.5g，五味子 4.5g，茯神 4.5g，生龙骨 4.5g，生牡蛎 4.5g。2 剂，水煎服。

（以上医案均摘自：王象礼，等 . 中国百年百名中医临床家丛书·李翰卿 . 中国中医药出版社）

【诠解】此证系心胆气虚，心虚则神不安，胆虚则善惊多恐，故心悸多梦易醒。党参益气补血，补气健脾，以治气血两虚；生龙牡镇惊安神；炒枣仁养肝安神镇惊，肝与胆相表里，养肝可以补胆之不足；菖蒲、远志、茯神交通心肾而补心益肾，治惊悸失眠；五味子养心敛肺，益肾纳气，协助枣仁敛阴安神，治心气不足失眠。

黄文东医案

（肝木失养心火虚，气血畅达神自居）

毛某某，男，46 岁，诉常易紧张，夜寐难眠，头晕胸闷，不欲饮食。脉细弦，舌质淡青，苔薄白。心电图示心肌损害史已 2 年。病乃气血虚弱，肝气、肝阳上升，胃失降和，脾不健运，心失所养。治以柔养气血，潜阳安神：党参、丹参、旋覆梗、旱莲草、广木香、香附各 9g，炙甘草 9g，淮小麦 30g，白芍、煅赭石、当归各 12g，珍珠母 15g。

［俞雪如 . 起沉疴于平淡之剂——黄文东老师经验介绍 . 上海中医药杂志，1985,（10）：24-25 . ］

【诠解】证属气血亏虚，肝使失养。患者情志失舒，平素易紧张，夜寐难眠，头晕胸闷，不欲饮食，结合舌脉，证属气血虚弱，肝失滋养；肝乃心之母脏，肝木不得气血荣养，日久可致心神失养，夜寐不安。故治疗以健补脾气，养血补肝以安心神。

姜春华医案

（气血亏虚脏气难平，调和诸方不寐效著）

医案 1 黄某某，男，48 岁。

1972 年 3 月 5 日初诊：失眠多梦已 3 年，气急，乏力，面色㿠白，纳差，舌淡，脉弱。以归脾汤加减。党参 9g，黄芪 9g，熟地 9g，龙眼肉 9g，丹参 9g，白术 9g，木香 6g，茯神 9g，酸枣仁 6g，柏子仁 9g，夜交藤 15g，五味子 9g，方 7 剂，药后失眠等证改善，续方 14 剂。

【诠解】 此证属心脾两虚。本案失眠心脾血亏，以归脾汤养心血，并健脾以畅化源。又佐五味子、柏子仁及夜交藤安神养心。

医案 2 韩某某，女，35 岁。

1974 年 3 月 15 日初诊：失眠已 3 个月以上，烦躁难入眠（最多睡约 2 小时），心悸不安，白昼头昏然思睡，舌尖红，脉细弦。以黄连阿胶汤及交泰丸加减。黄连 3g，肉桂 1.5g，阿胶 9g（烊化），白芍 9g，生地 9g，方 7 剂，药后，睡眠显著改善，续方 7 剂治愈。

【诠解】 证属心肾不交。本案失眠属于心火上炎，肾阴亏损，心肾不交所致。以黄连泻心火为主药，配阿胶、白芍、生地之类滋养肾阴，以肉桂温肾阳，引火归元，是为“交通心肾”治法。

医案 3 杨某某，男，43 岁。

1972 年 5 月 20 日初诊：心烦不眠，口干，舌尖红，脉细数。为心火重及脏躁，用栀子豆豉及甘麦大枣汤加味。川黄连 1.5g，栀子 6g，豆豉 9g，淮小麦 30g，炙甘草 9g，大枣 7g，方 5 剂。

【诠解】 证属心火扰神。黄连清心火；栀子豆豉汤治虚烦不眠；又甘麦大枣汤养心宁神，仅服 5 剂，诸证悉减，能入眠。

医案 4 肖某某，男，28 岁。

1975 年 9 月 9 日初诊：少寐多梦，口干苦，面红目赤，乏力，中有裂纹，脉弦细。以甘麦大枣汤及百合地黄汤加减：淮小麦 30g，炙甘草 9g，大枣 5 枚，五味子 9g，百合 30g，熟地黄 9g，方 5 剂。

二诊：药后失眠减轻，但口干如前。淮小麦 60g，炙甘草 9g，大枣 5 枚，五味子 9g，百合 30g，生地黄 30g，方 7 剂。

[戴克敏. 姜春华教授治疗失眠验案十则. 陕西中医学院学报，1987，10（3）：18-19.]

【诠解】 证属心肾阴虚。本案失眠，姜老诊断为神经官能症。姜老说：“若少寐多梦患者，令其闭目，眼睑抖动者，为神经官能症。”该方虽平淡，但对于神经官能症患者、神经衰弱症及癔病等，每多能收效。

刘仕昌医案

（母子皆虚心不养，补母实子安心志）

林某，男，52岁。

1991年10月13日初诊：患胃脘痛20余年，近年来失眠，自诉每天最多睡4小时，有时整夜不能入睡，白天疲乏无力，纳呆，消瘦，舌黯淡、苔白腻，脉弦细。辨为心脾两虚，投以归脾汤加减。处方：党参、茯苓、丹参各15g，远志、当归、木香（后下）各6g，大枣、柏子仁、白术、合欢皮各12g，甘草3g。4剂，每日1剂，水煎成1碗，每天睡前1小时温服。

10月17日二诊：药后睡眠略有好转，每夜基本能睡4小时，精神好转，胃纳仍欠佳。上方加怀山药、黄芪各15g，再进4剂。

10月22日三诊：已能睡6小时，精神好，胃纳佳。仍以原方加减调治1个月而愈。

［钟嘉熙. 刘仕昌教授治疗失眠经验. 新中医，1995，（9）：12-13. ］

【诠解】证属心脾两虚。此例患胃病20余年，脾胃素虚，化生不足，心失所养而致失眠，故以归脾汤加减养血宁心，益气健脾，药证相符，故效果明显。

邓铁涛医案

（心火虚则脾土衰，补益心脾养神明）

肖某，男，53岁。失眠10余年，经多家医院中西医治疗，无明显效果。诊见：夜间难以入睡，或时寐时醒，伴头昏，疲乏，心悸，纳差，大便干结，5天1次，尿频，平素易感冒，舌胖嫩，苔白，脉细，右关弱。邓老辨为心脾两虚，治以补益心脾，益气养血，方用归脾汤合甘麦大枣汤加味。处方：黄芪15g，党参、酸枣仁各24g，茯苓、当归各12g，白术、肉苁蓉各18g，木香、炙甘草各6g，远志3g，大枣4枚。服上方10余剂后，睡眠明显改善，为巩固疗效，邓老嘱其守方再服一些时日，避免停药过早而使病情反复。

［徐云生. 邓铁涛教授治疗失眠的经验. 老中医经验，2000，32（6）：5-6. ］

【诠解】证属心脾两虚。失眠患者多为脑力劳动者，或性格内向，喜深思熟虑之人，因思虑过度则伤神，暗耗心血，心脾两虚。或久患失眠之症，大脑不能得到充分的休息，思想负担重，寝食俱减，脾胃虚弱，气机郁滞，气血不足致心脾两虚。所以在临床上，久患失眠的病人，辨证属心脾血虚者亦不少见，其临床特点为：平素性情忧郁，或久患失眠，寐而易醒，伴多梦，心悸气短，面色萎黄，精神疲惫，纳差，舌淡、苔白，脉细弱。邓老喜用归脾汤加减治疗，多合用甘麦大枣汤养心安神，补中缓急。

祝谌予医案

（水火失和阴阳偏颇病乃生，阴阳平和寤寐自合心乃安）

程某，男，38 岁，1996 年 11 月 21 日初诊。失眠 8 年，入睡难，寐亦乱梦纷扰，长期服忆梦返 1 片，每晚 1 次，心烦，头晕耳鸣，健忘，腰酸，舌红少苔，脉细。证属心肾不交，治宜交通心肾，宁心安神。处方：菖蒲 10g，远志 10g，生龙骨（先煎）10g，生龟甲（先煎）15g，半夏 10g，夏枯草 10g，女贞子 10g，旱莲草 10g，葛根 10g，丹参 30g，郁金 10g，酸枣仁 10g，百合 15g。7 剂，水煎服，每日 1 剂。药后入睡较前好转，多梦，健忘减轻，嘱停服忆梦返，守方继服 14 剂，诸症消失。

［杨兵. 祝谌予治疗不寐证经验. 中国医药学报，2002，17（9）：551-552. ］

【诠解】证属心肾不交。《清代名医医案精华·陈良夫医案》云："心火欲其下降，肾水欲其上升，斯痊寐如常矣。"心主火，肾主水，若心火上炎而不降，肾水下亏而不升，心肾不交，则发生不寐。方选孔圣枕中丹加减。方中生龙骨、生龟甲潜镇阳气，使阳入阴；菖蒲、远志交通心肾，健脑益智；配以半夏、夏枯草，女贞子、旱莲草伍用，交通阴阳；葛根、丹参活血柔筋；郁金、酸枣仁、百合解郁养血安神。全方共奏交通心肾、潜镇安神之效。

于鹄忱医案

（脾肾亏虚心失主，湿热郁蒸清阳阻）

医案 1 张某，女，16 岁，1992 年 1 月 20 日初诊。

病史：发作性嗜睡 4 年。于 4 年前正当感冒期间突发耳聋、头痛、两目视物不清，遂即入睡，一天一夜方醒，当时认为感冒所致，未在意。此后每当月经期即发病（月经史：13 岁月经初潮，每月 1 次，每次 3~4 天，量一般，无血块，无痛经史），发病前不欲言语，反应迟钝，记忆力减退，头痛头昏，视物不清，继则进入睡眠，家人将其从睡眠中呼起，呈朦胧状，闭眼进食，食后又睡，嗜睡时间长短不一，短则 5 天 5 夜，长则 7 天 7 夜，发病过后与正常人无异。曾去省级医院做脑 CT、脑电图等均正常，诊为发作性睡病，服中西药无效而来院求治。

查体无异常，舌质红苔白，脉弦滑略数。

证系热入血室，治以小柴胡汤加味。

药用：柴胡 10g，黄芩 10g，半夏 10g，党参 10g，甘草 10g，桃仁 6g，红花 6g，石决明 15g，茯苓 20g，枸杞 10g，蝉蜕 10g，青黛 6g。水煎服，日 1 剂。

二诊的当晚月经来潮，突然出现头痛头昏，视物不清，按以往的规律即要发病，急煎上药服之而未发作。后以此方为基础，先后加入石菖蒲、天竺黄、桑叶等药，共服 24 剂，观察半年再未发作。

【诠解】证属热入血室。妇人患伤寒发热时，正逢经水适来，虽经水正行而畅利，但邪热最易乘经期血虚而侵入血室，扰于血分。热入血分，血属阴，夜幕亦属阴，营气夜行于阴，血分热盛，热扰神明，故夜幕则胡言乱语，精神错乱。白昼属阳，卫气昼行于阳，气分无大热，故白昼神志清楚。此证为热入血室，血分热盛所致，故治之"无犯胃气及上二焦"。

医案 2 王某，男，42 岁，1991 年 6 月 17 日初诊。

病史：于 2 个月前不明原因出现食后即困倦入睡，睡毕感周身有力，头脑清楚，若不睡则头昏乏力。食欲尚好，口干，大便微稀，日 1~2 次，舌质红少苔，脉虚缓，心肺（-），肝功能、脑血流图、心电图均正常。

证属脾气亏虚，脾阴不足，清阳不升。

药用：人参 10g，白术 15g，茯苓 15g，甘草 6g，藿香 10g，葛根 10g，木香 10g。

连服 15 剂而病愈。

【诠解】证属脾气亏虚，清阳不升。患者食后即感困倦入睡，全身乏困无力，头目昏沉，口干纳差，此为脾气亏虚，脾之运化水谷精微功能不足表现；脾主升举清阳，且降浊阴。若脾气亏虚，阴津不足，则清浊不能正常输布，清阳不升，浊阴不降，则清窍失养，心神不安，则发而为病，治疗以健补脾气，升清降浊为大法。

医案 3 杨某，女，62 岁，1982 年 5 月 14 日初诊。

病史：半月来每天上午及下午不自主入睡，洗衣服、做饭时均能睡着，睡意不能控制，当自感瞌睡时，不论场合就地而呼，经睡半小时至 2 小时头脑方清，兼有腰痛、头晕、耳鸣、尿频，大便正常，曾服西药无效，来院求治。

查体无异常，舌质淡红、苔薄白，脉缓尺弱，血压：135/90mmHg，血、尿常规及心电图均正常。

证属肾气亏虚，髓海不足。

药用：熟地 20g，山药 15g，女贞子 15g，茯苓 10g，泽泻 10g，丹皮 10g，枸杞子 15g，菊花 10g，菟丝子 15g，桑椹子 15g，五味子 10g，川断 15g，寄生 15g。

连服 12 剂，不但嗜睡消失，且精神振奋，腰痛尿频均愈，数年来一直未发作。

【诠解】此系肾气亏虚，髓海不足之证。肾为人体之生命之脏，"肾为先天之本"，若他邪犯之，则肾气亏虚，肾精不足，髓海空虚，心神不得滋养而心慌心悸，并伴有腰痛、头晕耳鸣等证。治疗以滋肾充髓为法。

医案 4　孙某，女，56 岁，1977 年 3 月 20 日初诊。

病史：月余来白天不自主入睡，进食时睡着，常饭碗落地而不能醒，烧火时入睡，火烧到皮肉才能猛醒，自觉乏力胸闷，经治效果不佳。

查体无异常，舌质红苔黄，脉滑数，血压：110/73mmHg。

证属湿热郁蒸，清窍被蒙。

药用：石菖蒲 10g，大青叶 30g，双花 15g，菊花 15g，青黛（冲服）1.5g。服完 9 剂，精神振作，白天已不睡，一切正常，再未发作。

［鹄忱，等．发作性睡病验案 4 则．甘肃中医，1993，6（2）：30-31．］

【诠解】证属湿热郁蒸，清窍被蒙。痰湿困阻机体，清阳升降失司，脑窍失灵，神机失用则发作性睡病。痰湿为阴邪，阻遏气机，气机不利，郁而生热，痰热交阻为患，清窍被蒙，脑窍失灵，故治疗当以清热化湿，清窍安神为法。

汪履秋医案

（营卫调和气血平，仲景经方心神安）

许某，男，39 岁，干部，1988 年 4 月 10 日就诊。

患者嗜睡年余，近来加重，终日哈欠颇仍，昏昏欲睡，以致影响正常工作，伴有精神委顿，易于出汗，形寒怕冷，舌苔薄腻，脉象细缓。

治拟调营卫，和阴阳，桂枝汤加味。

处方：桂枝4g，白芍10g，炙甘草3g，生枣仁10g，黄芪15g，白术10g，茯苓10g，菖蒲5g，生姜3片，大枣5枚。

上药进服7剂，瞌睡、呵欠明显减少，精神振作，续服20剂，瞌睡现象基本消失，呵欠偶作，形寒、出汗等症亦除，恢复正常工作。

[汪悦. 汪履秋运用经方治验. 南京中医学院学报，1992，8（2）：116-117.]

【诠解】此系营卫不调之证。患者体质素虚，终日哈欠频频，正气亏损，机体失荣；近来精神委顿，汗出不止，营卫失调，气血运行障碍，治宜调和营卫，法于阴阳。处方以仲景经方桂枝汤治之。

金寿山医案
（湿热胶着阻闭心阳，清热化湿养心安神）

医案1 梁某某，男，63岁，干部。

1980年12月2日初诊：失眠2年余，每夜仅入睡2小时，心悸，耳鸣，口苦，大便干结，伴有肛裂出血、肛周湿疹。舌嫩红，苔中黄腻，脉弦细，心神不宁，湿热留恋。治拟养心安神，清化湿热。

处方：甘草5g，淮小麦30g，白石英15g，柏子仁（研）12g，茯苓12g，生地榆9g，炒黄芩9g，丹参12g，朱灯心5扎，大枣7枚。7剂。

12月9日二诊：服上方后，睡眠改善，口苦减，大便调，然起头痛，脉细缓，苔薄腻。

处方：前方加枣仁粉（吞）6g、川芎9g、知母6g。7剂。

12月19日三诊：睡眠大为改善，每夜已可睡5小时，头痛、口苦均减，肛裂未愈。脉细，舌胖。予12月9日方，地榆加至12g，加当归10g。

【诠解】证属心神不宁，湿热留恋。湿热胶着互结于心胸清旷之区，闭阻心胸，心阳不展，心神不能内守，致夜卧不安，治疗以养心安神、清热化湿为法治之。

医案 2 朱某某，女，50 岁，干部。

1980 年 10 月 17 日初诊：近三月来心神不宁，坐立不安，夜不能寐；乏力，头晕，纳差；服氯丙嗪后减轻，但仍烦躁，悲观，大便干结。月经未净，经期紊乱。脉弦，苔白腻。治以化痰润燥。

处方：炙甘草 5g，淮小麦 30g，陈皮 10g，姜半夏 10g，竹茹 10g，炙远志 5g，石菖蒲 4.5g，白金丸（分吞）4.5g，白芍 15g，大枣 7 枚，指迷茯苓丸（包煎）30g。7 剂。

10 月 24 日二诊：服上方 2 剂后，矢气多。5 剂后，情绪能控制，精神较前好些，但仍不能看书用脑。昨起西药已全部停服。口干，纳差。腻苔已化，但舌红开裂，脉滑。月经已净，大便隔日一行。治予养阴润燥。

处方：炙甘草 6g，淮小麦 30g，鲜生地 30g，玄参 10g，麦冬 10g，枸杞子 12g，石斛 12g，生白芍 20g，生麦芽 15g，茯苓 12g，白石英（先煎）15g，大枣 7 枚。7 剂。

10 月 31 日三诊：躁动已控制，但时有心悸，口干，大便干结。舌红，脉细滑数。治从原法。予 10 月 24 日方去茯苓加谷芽 15g、火麻仁（研）10g。7 剂。

11 月 7 日四诊：无躁动，但夜寐不安，口干，纳差，乏力。脉弦滑，舌红，开裂，苔干。治当滋阴和胃。

处方：炙甘草 5g，淮小麦 30g，鲜生地 30g，麦冬 10g，玉竹 10g，石斛 12g，白芍 10g，火麻仁（研）10g，丹参 12g，谷麦芽（各）10g，陈皮 6g，白石英（先煎）15g，大枣 7 枚。14 剂。

11 月 28 日五诊：精神爽朗，情绪稳定，唯夜眠梦多，纳欠佳，大便不畅，脉弦细，舌胖中心剥。治以原法。予 11 月 7 日方去鲜生地，加制川军 4.5g、大腹皮 10g。7 剂。

[吴敦序. 金寿山教授运用甘麦大枣汤的经验. 上海中医药杂志，1983，(6)：9-11.]

【诠解】 此为心神不宁，湿热留恋之证。甘麦大枣汤是《金匮要略》治"妇人脏躁"的方剂，后世医家扩大了其适应范围。在叶天士医案中记载最多，常用于烦、惊、悸、怯和惊厥等病。金寿山老师上承先贤，在临床治疗杂病时，常将此方施于失眠、焦虑、坐立不安、心悸、局部抽搐或全身痉厥以及诸证莫可名状的病人。金老认为本方的主要作用是安心神、缓肝急、柔润滋养。方中的淮小麦伍大枣养心安神；甘、麦、大枣三药皆性味甘平。《内经》说："肝苦急，急食甘以缓之。"故此方又可缓肝之急；且甘草、大枣健脾补中，脾为气血生化之源，脾健则气血旺，心肝皆可得其滋养。病情各不相同，但不外乎"紧张"二字。具体表现为"心神不宁"与"肝苦急"，皆由阴血不足所致。血虚则内脏失于滋养，阴虚则不足以为阳之守，故心肝之阳气浮动，而出现"不宁"与"苦急"等象。《内经》云："燥者濡之，急者缓之……惊者平之。"故治选甘麦大枣汤用甘缓柔润之品。金老用本方时，常仿叶天士法加芍药、石英二味。石英有白、紫二种，白者入气分，紫者入血分，性微温而质重，故能镇纳浮阳，以定惊悸、安心神。白芍酸苦微寒，与甘草配伍则酸甘化阴。仲景用芍药甘草汤治"脚挛急"，足见缓急之功甚佳。甘麦大枣汤中加石英、白芍二味，增强了安神与缓急的作用。

吕同杰医案

（气血亏虚心神失养，益气补血合营安寐）

患者，女，58岁。

1989年6月17日初诊：患者失眠多梦、时轻时重8年多，曾服用多种药物疗效均不满意。近半年来失眠加重，日均睡眠2小时左右，伴有头晕乏力，心悸心烦，畏寒肢冷，时有肢体麻木及发热汗出，舌质淡，苔薄白，脉细弱。予和营安寐汤加淫羊藿24g。日1剂，水煎服。药服6剂睡眠好转，余症大减，守方继服24剂，夜寐可达7~8小时，随访2年，睡眠正常。

[吕春芳，解静.吕同杰治疗顽固性失眠经验.山东中医杂志，2000，19（5）：300-302.]

【诠解】证属气血虚弱。心主血脉，心藏神，久病失养，阴血亏虚，阴不敛阳，神不守舍而致失眠，治拟补气养血、和营安寐之法，适用于气血虚弱证。证见失眠，头晕，神疲乏力，易惊心悸，纳呆，畏寒肢冷，时有肢体麻木，发热汗出，舌质淡，苔薄白，脉细弱。方用和营安寐汤：桂枝9g，白芍18~24g，黄芪30g，党参30g，茯苓30g，麦冬30g，当归15g，酸枣仁24g，柏子仁15g，知母15g，远志12g，肉桂3g，生姜9g，大枣6枚，淮小麦30g，水煎服，日1剂，伴有心悸者加生龙骨、生牡蛎各30g；肾阳亏虚加熟附子9g，淫羊藿24g；脾阳虚加干姜9g；血虚甚者加阿胶（烊），或用山楂核研极细粉冲服，日1次，每次9g。

李济仁医案

（水亏火炎气失利，阴阳逆转心难安）

严某某，女，成年，演员。

1965年冬初诊：患者因创作新戏目，竭尽心计，用脑过度，严重失眠1年有余。

现竟日夜目不交睫，屡服进口高效安眠药及中药鲜效。头昏烦躁，腰膝酸软，口渴咽干，大便秘结，眼眶四周青黑凹陷，脉弦数，两寸尤显，舌绛少苔。

诊断：不寐（肾虚肝旺型）。

治法：镇肝纳肾，阴阳并调。

处方：生牡蛎（先煎）30g，细生地30g，白芍15g，黑玄参20g，杭麦冬15g，莲子心12g，酸枣仁15g，生竹茹15g，合欢花、皮各15g，夜交藤20g，灯心草3g。

日服1剂，水煎分2次服，午后、睡前各服1次。

二诊：服7剂后，得睡4小时，腑气已行，头昏减轻，眼眶青黑色渐淡。唯仍心烦，睡时梦多，舌脉同前。拟前法增炙远志12g，茯神15g，继服7剂。

三诊：上方服5剂后，能很快入寐，睡时酣香，极少梦扰，眼眶青黑色淡，精神转佳，脉弦，舌起薄白苔。守方去竹茹、夜交藤，加柏子仁10g、蒸百合12g，以滋养心阴，再进10剂以冀疗效巩固，随访半年，未见复发。

（李济仁．济仁医录．安徽科学技术出版社）

【诠解】证属肾虚肝旺。不寐之症，病因多端，临床现多分为心脾不足、心肾不交、心胆气虚、胃失和降四型。本案无心胆气虚，又无胃失和降之证候，前医又曾拟心肾不交、心脾不足证治无效。故上述四型似难概括本案病变。患者眼眶四周青黑凹陷，是否系血瘀所致不寐？盖清·王清任认为血瘀可以导致不寐，而用血府逐瘀汤施治。但本案患者除眼眶青黑凹陷外，无其他瘀血征象，故若以此案为瘀血不寐，似无充足临床根据。因患者系著名黄梅戏演员，国内外声誉很大，每逢演出均日夜筹划，过度谋虑，以求锦上添花，此实乃不寐之因。《内经》曰："肝者，将军之官，谋虑出焉。"谋虑过度，必损肝木，而肝色青，主弦脉，经脉布胁走眼，患者症见胁肋酸胀、眼眶青黑凹陷、脉弦等，显然与肝相关。又有头晕眼花，口渴咽干，脉弦数，舌绛少苔等阴虚之证。明·张景岳说："寐本于阴，神其主也，神安则寐，神不安则不寐。其所以不安者,一由邪气之扰,一由营气之不足。"可见无论何种病因所致不寐,均涉及于神。本案不寐为因肝而致,病机在于肝阴不足,产生虚火,火性炎上,上扰心神。心神不安,故成不寐顽证。治疗采用滋阴养肝,以除虚火产生之源,清火宁心安神,以抑虚火妄动之标。方中细生地、白芍、玄参、麦冬等滋阴养肝、清虚火;夜交藤、酸枣仁、合欢花、合欢皮益肝宁心、解郁安神;莲子心、竹茹、灯心草既能清心除烦,又可引热下行。因见多梦依然,故增用远志、茯神、柏子仁,以便加强宁心安神之效,用百合在于清热除烦。本案施治还注重了服药时间安排,在午后及晚睡前各服1次,此因人体阴阳昼夜消长变化规律,凡属病本在阴者,每于午后、夜晚加重,故嘱于其时服药,以便药效及时发挥。

本案失眠时久顽固,诸治不应,经从肝论治,以滋肝阴为主,辅以安神,并注意服药时间,终获痊愈。

周绍华医案

(心肾亏耗神明扰,补益水火夜寐安)

医案1 田某,男,55岁,1996年8月9日初诊。1年前不明原因地发生入寐困难,并逐渐加重,近1个月来,彻夜难眠,健忘心烦,恍惚不安,且每到晚上10点钟后,异常兴奋,毫无睡意,夜尿多,舌红苔薄微黄,脉弦细数。此为心肾阴虚,心火过旺,神明被扰所致。处方:生地黄20g,麦冬12g,黑玄参12g,北沙参10g,炒枣仁20g,柏子仁15g,太子参10,夜交藤30g,川黄连10g,上肉桂3g,琥珀(冲服)3g,生甘草6g。连服12剂后,每日已能入寐4小时,心烦已除,精神好转,但夜尿仍多。此乃心阴渐复,肾气不足之象,治宜滋心阴、补肾气。处方:生地黄15g,麦冬12g,北沙参12g,炒枣仁20g,川黄连6g,上肉桂4g,覆盆子10g,益智仁10g,桑螵蛸10g,琥珀粉(冲服)3g。以此方调治3周,诸症悉除。

【诠解】证属心肾阴虚。此患不寐乃因心血亏少,心肾之阴不足所致。其特点是:失眠心烦,似寐似醒,或忧或怒,头昏健忘,溲赤便干,或有两目干涩,耳鸣头晕,舌红少苔或薄黄少津,脉细数。治用天王补心丹或酸枣仁汤加减,以滋补阴血,安神定志。如心烦耳鸣,入夜后反兴奋而无睡意者合交泰丸以清心热,引火归元,并酌加甜百合、琥珀粉;如两目干涩者加枸杞子、滁菊花。

医案 2 宫某，女，36 岁，1996 年 8 月 6 日初诊。失眠近 1 年，加重 3 个月。初因夫妇争吵而发，入寐困难，寐而不安，心烦意乱，悲伤易哭，近 3 个月来，虽然夫妇合好，诸症不减，每晚服 2~3 片安定后，方能入寐 2 个小时，且五心烦热，头晕耳鸣，心情急躁时则双手颤动，口苦咽干，寐则汗出，醒后则心慌胸闷，舌质黯淡苔薄，脉弦细。此为忧郁日久，心阴耗伤，经气不利，心神失养所致。处方：浮小麦 30g，大红枣 6 枚，炙甘草 6g，北柴胡 10g，全当归 10g，杭白芍 12g，苏薄荷（后下）3g，大茯苓 12g，炒白术 10g，紫丹参 10g，炒栀子 6g，炒枣仁 30g，生龙 30g。药进 6 剂，精神见佳，日能入寐 4 小时，且安定片每晚只服 1 片，汗出心烦、心慌胸闷均减。效不更方，守前方去栀子，加莲子心 10g。又进 12 剂后，夜能入寐 6 小时，余症悉除。为巩固疗效，嘱服解郁安神冲剂（周绍华教授方，吉林四平市中药一厂生产），以善其后。

[云志有，康昱. 周绍华教授治疗不寐证经验. 河南中医，1997，17（4）：237-238.]

【诠解】 证属心阴暗耗，气血不和。此型不寐因忧思过度，心阴暗耗，气血不和所致。其特点是：虚烦少寐，多忧善虑，精神恍惚，悲伤欲哭，或暗自发笑，悲喜无常，问之则多无明显诱因，纳差神疲，舌淡苔薄白，脉弦细或数。治用甘麦大枣汤合逍遥散加减以疏肝解郁，调理气血，养心安神。如神志恍惚，莫名所苦者加甜百合、炒枣仁；心烦喜泣者加石菖蒲、炒远志、合欢皮。

王多让医案

（心脾两亏诸虚损，健脾养心补益方）

王某，女，39 岁。头晕失眠多梦 8 年之久，逐年加重，就诊时头晕气短懒言，乏力，失眠，一夜睡 2~3 小时，做噩梦，纳呆，脘腹胀满，行经量特多，色淡红，每行经 10 多天。查：贫血病容，舌体胖，色淡苔白，六脉虚弱，HB：70g/L，RBC：2.3×10^{12}/L。诊断为神经衰弱、功能性子宫出血、失血性贫血。病为心脾两伤，气血双亏所致。在健脑安眠汤中先后加用党参、黄芪各 15~30g，焦术、三仙各 12g，茯苓 15g，大枣 10~20 枚，在行经期间加仙鹤草 30g，茜草、焦术、益母草各 15~30g。经 3 个多月治疗，症状消失，精神焕发，查：HB：120g/L，RBC：4.0×10^{12}/L，行经量减少，经期 3~5 天。

[邓红. 王多让从气血论治失眠症经验. 实用中医药杂志，2000，16（5）：37.]

【诠解】证属心脾两伤，气血双亏。失眠一症，原因甚多。《素问·逆调论》云："胃不和则卧不安"；《金匮要略·血痹》云："虚劳虚烦不得眠"；《类证治裁·不寐》曰："阳气自动而之静则寐，阴气自静而之动则寤，不寐者，病在阳不交阴也。"而王多让老师认为由于某种因素引起营卫气血不和，阴阳失调是本病的根本病机。从气血论治失眠古已有之，名论迭出。清代王清任谓："急躁，不眠，夜睡梦多，心慌，均因于血瘀，卫气不入阴所致。健海若有阻滞，使脑气虚，元气不达血管，血管无气，必停留而瘀。"《景岳全书·不寐》："劳倦思虑太过者，必致血液耗亡，神魂无主，所以不眠。"又云："血液，灌溉一身，无所不及，故凡七窍之灵，以致滋脏腑，安神魂，无非血用也。"已认识到睡眠状态的产生必须要有充分的血液循环供给营养物质，西医学研究发现人在睡眠时脑血流量明显增加，可以达到醒觉时的一倍以上，这与中医理论是相吻合的。临床上多认为失眠的主要病机就是机体的阴阳平衡失调，气血失和，使脑海血流不充，脑健失滋，神无所养，亦无所寄。治当调其阴阳妥通其气血。使脑海充盛，神得血而安，则睡眠安矣。

王今觉医案
（气血瘀滞湿自生，行气活血化湿邪）

医案 1 纪某，男，52 岁。2003 年 8 月 21 日初诊。主诉：失眠，入睡困难半年。病史：患者半年来出现入睡困难，进行性加重，偶尔出现彻夜不眠，伴有心烦起急，胸闷气短，头晕头痛，曾在西医院检查，检查指标均在正常范围，遂来我院请求中医治疗。刻下症：失眠，入睡困难，时有胸闷气短，心慌憋气，头晕头痛，健忘，近 2 周出现着急时遗尿。查舌质淡暗、舌边有齿痕，舌苔白略厚，脉细。综合四诊诊为失眠（气虚血瘀夹湿型）。治以益气活血、祛湿安神。药用：炒酸枣仁（先煎）30g，党参 12g，炒薏苡仁 12g，石菖蒲 15g，五味子 15g，远志 9g，当归 6g，桑螵蛸 15g，覆盆子 15g，琥珀粉（冲）1.5g。服药 4 剂后，自感诸症均减，又自行在外购药 10 剂，服用后复诊，诉除偶有尿频感外，其余症状均已消失，另时有左肩臂疼痛，余无其他特殊不适。查舌质淡略暗、舌边浅齿痕，舌苔白略厚，左脉细、右脉濡。辨证治同前。在原方的基础上，改生薏苡仁30g，加僵蚕6g，全蝎3g，去掉琥珀粉。服药7剂，病愈。

【诠解】证属气虚血瘀夹湿型。患者长期失眠，耗伤气血，主要表现为心、肝、脾、肾气虚。神无所养，亦无所藏，故入睡困难；气虚无力行血则血瘀，出现胸闷气短、心慌憋气，头晕头痛，而脾虚生湿，湿阻气机则以上诸症加重；肝气虚，心情烦躁；心气虚导致心阳虚，心阳无以温肾阳，致肾气肾阳俱虚；肾与膀胱相表里，肾气虚，膀胱司化失调，则出现尿频、遗尿。诸药合用，使紊乱的脏腑功能得到调整，气血阴阳平衡，从根源上治疗失眠。

医案2　董某，女，24岁。2003年11月12日初诊。主诉：入睡困难进行性加重3个月。病史：患者近3个月由于课业及情绪紧张，出现入睡困难，进行性加重，甚至彻夜不眠，并出现双侧头痛。曾经服用过镇静剂安定，可以起短暂作用，但停药后症状更加严重，遂来我院要求中药调理治疗。刻下症：入睡困难，头痛，额部、颧部散在细小痤疮，月经不调，经量少、经色暗，伴有畏寒。查舌质暗粉，舌体瘦，舌尖边有紫条，舌苔白厚，左脉沉细数，右脉弦数重取无力。综合四诊诊为失眠、痤疮、月经不调，气虚血瘀，心肝郁滞型。治以益气和血活血，协调阴阳，安眠去痤，调和冲任。药用：酸枣仁（先煎）30g，石决明（先煎）30g，当归6g，肉桂3g，五味子15g，远志9g，白茯苓12g，白芷9g，僵蚕3g，金银花30g，制没药3g，芦根60g。用药7剂后复诊，诉入睡困难明显缓解，已不再服用镇静剂，畏寒停止，唯偶感头痛，服药期间月经来潮，此次提前11天，经色暗，量少。王老师在原方的基础上，加入炙黄芪12g，制没药6g，蒲公英15g，用药1周后停药1周。再次复诊，诉服药后睡眠明显改善，但额部及面部痤疮增多，近几日出现心烦。查舌质暗瘦，舌边紫条变浅，舌苔白已不厚，脉细。诊为痤疮，湿邪郁热夹瘀型，治以清利湿热，益气活血安神。用药：酸枣仁（先煎）30g，白茯苓15g，知母6g，生甘草6g，川芎3g，制没药3g，金银花15g，白芷6g，白鲜皮12g，五味子15g，白菊花12g。用药1周，诸症均消。

［邱萍．王今觉治疗失眠经验．中华中医药杂志，2005，20（1）：46-47.］

【诠解】气虚血瘀，心肝郁滞型。患者初诊时，依据辨证论治，药用安眠汤兼以石决明、僵蚕泻肝祛风、化痰散结，白芷、远志、金银花、菊花、芦根、生甘草寒凉与辛温并用而总以凉性为胜，功能清肝肺胃热，排疮痈脓，消肿散结，白鲜皮、白茯苓渗湿，从源头治生痰之物质基础，没药性平散瘀解痉疮疼痛，川芎、肉桂温性为佐。全方针对患者所呈现的湿邪郁热夹瘀证候，辨证用药得宜，乃获全效。

沈英森医案

医案 1（水亏火旺心神妄动，滋阴清火交通阴阳）

魏某，男，39 岁。

2007 年 7 月 10 日初诊：睡眠差，疲乏 3 月余。患者夜间易醒，醒后难以入睡，自觉烦躁，纳呆，大便难解，2 天 1 次，舌红、苔微黄，脉细。中医诊为不寐，证属心火亢盛，肾水亏虚，心肾不交。治以清心火，滋肾阴，交通心肾，方用酸枣仁汤加减。处方：川芎、茯苓、知母、炒酸枣仁、制何首乌、枳实、玄参、麦冬各 10g，炙甘草、灯心草各 5g，夜交藤、麦芽各 30g。每天 1 剂，水煎服。

二诊：连服 7 剂，症状减轻，守方续服 10 剂，诸症渐除。

［柴琳．沈英森教授治疗失眠经验介绍．新中医，2008，40（12）：11-12．］

【诠解】 此证属心火亢盛，肾水亏虚，心肾不交。心居上焦属阳，在五行中属火；肾居下焦属阴，在五行中属水。在上者宜降，在下者宜升，升已而降，降已而升。心位居上，故心火必须下降于肾，使肾水不寒；肾位居下，故肾水必须上济于心，使心火不亢。若诸邪为病，致心火不能下行，或肾水不能上行，均可致心肾不交，临证可见心烦不安，夜不能卧。治疗以清火滋阴，交通心肾为法。

医案 2（阴阳逆乱扰神明，夜卧难安需调和）

何某，女，51 岁。

2008 年 5 月 6 日初诊：患者 10 年来长期失眠，最近每晚难以入睡，伴胃脘痛，腹胀，便秘，血压偏低，双手指发麻（有颈椎病史），腰酸，畏寒，舌淡，苔微黄，脉细。中医诊为不寐，证属心之阴阳失调，心神失养。治以调和心之阴阳，重镇安神。方用酸枣仁汤合桂枝龙骨牡蛎汤加减。处方：炙甘草、川芎、茯苓、知母、防风各 10g，龙骨、牡蛎、厚朴、炒酸枣仁、白术、草决明各

30g，夜交藤 15g，桂枝 5g。每天 1 剂，水煎服。

二诊：连服 7 剂，症状减轻，守方加远志 5g，鸡内金 10g。再服 7 剂，失眠症状明显好转，继续调理而愈。

[柴琳. 沈英森教授治疗失眠经验介绍. 新中医，2008，40（12）：11-12.]

【诠解】证属阴阳失调，心神失养。本例患者一方面既有阳热致病，诸如胃脘痛、腹胀、便秘等表现；同时又有腰酸、畏寒等阴寒致病的表现，体现的是阴阳平衡功能紊乱，机体各脏腑、精血津液等功能失常病机；"心为五脏六腑之大主""心乃君主之官"，更多表现以夜寐不安、失眠为主，在治疗时重点以调和心脏之阴阳，安神定志为大法，选方治之，效不更方。

柴瑞霭医案
（心脾气血虚则不寐，心肾阴阳交而卧安）

医案 1　失眠 1 年，夜寐难，多梦，每晚仅眠 3~4 小时，甚至彻夜难眠，白昼乏力，头晕，心悸。经期量多且色淡红，淋沥不尽，面色㿠白。舌淡红，脉细弱。证属心脾两虚，气血亏虚，心神失养。治宜补益心脾，养血安神。方选归脾汤加减。药用：生黄芪 24g，党参、炒白术各 12g，茯神 20g，炒远志 4g，当归、龙眼肉、柏子仁（捣）各 10g，炙甘草 6g，炒枣仁（捣）30g。每日 1 剂，水煎服。连服 7 剂后，睡眠正常，面色转红，精神好转，尚有头晕。原方再服 7 剂后睡眠正常，诸症消失，续服养血归脾丸 1 个月，以巩固疗效。

【诠解】证属心脾两虚，气血亏虚。心主血，脾为生血之源，心脾亏虚，血不养心，心神失常，神不守舍而睡眠困难，多梦易醒，心悸不安；气血亏虚，不能上奉于脑，脑失所养而头晕；脾气虚弱，则面色㿠白，倦怠乏力；气虚不摄，经量多而淋沥不尽。治疗宜心脾同治，重在健脾，气血并补，重在补气，意在生血，气旺而血自生，血足则心有所养。归脾汤原方去掉过于辛燥耗伤阴血之木香，而加用性平味甘之柏子仁以加强养血安神之功效。

医案 2　刘某某，男，63 岁。

2003 年 11 月 6 日初诊：曾有神经衰弱病史，失眠多年。初始每晚能睡眠 3~4 小时，且多梦易醒，逐渐发展为彻夜不眠，已半年。服各种安眠药无效，需静脉滴注冬眠灵及口服三唑仑方能入睡。症见入夜精神兴奋，彻底不眠，头晕面热，心烦急躁，手足心热，白天则头晕昏沉，情绪低落，多疑善悲，伴口干不欲饮水，纳呆，大便干结。舌质深红尖赤、少苔，脉弦细而数。证属阴虚火旺，心肾不交。治宜育阴降火，交通心肾，养心安神。方用黄连阿胶汤加味。药用：生黄连、黄芩、生甘草各10g，阿胶（烊化）12g，生白芍20g，鸡子黄2枚，炒枣仁（捣）120g，莲子心（研冲）0.5g。每日1剂，水煎2次，每晚9时服头煎，次晨服二煎。连服10剂后，睡眠明显改善，每晚可睡眠4小时左右，精神状况好转，纳食增多，心烦急躁、手足心热、口干便干亦减。再服原方10剂，夜间即可安然入眠，诸症悉除，精神、饮食、大便正常。继以原方去甘草、莲子心，减炒枣仁为60g，加夜交藤30g，10剂尽，睡眠正常。

［柴巍柴．柴瑞霭辨证治疗顽固性失眠的经验．山西中医，2004，20（5）：9-11．］

【诠解】阴虚火旺，心肾不交。患者彻夜不寐，心烦急躁，手足心热，舌红脉数，属阴虚火旺、心肾不交证型，口干渴不欲饮水为病在营分，在少阴。此因肾水不足，阴亏于下，心火上炎，阳亢于上，阳不入阴，致使心肾水火不交，难以入寐，故方用黄连阿胶汤，下滋肾水，上清心火，使坎离交济，心肾交通；加莲子心清心火，重用酸枣仁配生甘草柔肝缓急。心肾相交，失眠遂愈。

陶根鱼医案

（木郁火旺心烦闷，疏肝泻火清心神）

会某，男，43岁，干部。于2002年11月19日初诊。自述2年来间断性失眠，服安定片疗效差，其间曾服用安神补脑液、脑白金等多种保健药品，仍未见明显改善。近2个月来，因工作应酬频繁，精神紧张导致入睡困难，彻夜未眠，服三唑仑亦无效。头昏，面赤烘热，心烦不宁，口干口苦，舌质暗红，苔薄黄腻，脉弦滑。辨证其病机为心肝郁火，上扰心神。药用黄连12g，牛膝15g，干姜10g，栀子10g，柴胡10g，生地15g，麦冬12g，太子参30g，神曲15g。6剂，水煎服，日2次。1周后患者前来复诊诉睡眠明显改善，精神佳，无头昏等不良症状。嘱其继服3剂巩固疗效，放松心情，消除顾虑。数周后，患者介绍其他患者来诊时告知，其失眠未再复发。

［曹珊，张敏．陶根鱼教授治疗顽固性失眠经验．陕西中医学院学报，2004，27（6）：11．］

【诠解】证属心肝郁火，上扰心神。综观本例患者病史、诱因、症状、舌脉等，乃心肝郁火、上扰心神所致顽固性失眠，故陶老师以清心疏肝为主，佐以滋阴安神之品，使其心火降，肝郁解，诸证痊愈。

董襄国医案

（水火失济心惶然，交通心肾夜自安）

杜某某，男，44岁。

1972年9月17日初诊：头有昏蒙感，腰酸耳鸣，精神倦乏，怔忡不安，恚烦失眠，每晚惶然，舌红口干，脉数，此肾阴不足，心火上亢，宜滋阴泻火。川连3g，阿胶9g，白芍12g，大生地15g，鸡子黄1个，炒枣仁12g，黄芩9g，肉桂1.5g。3剂。

［董襄国. 失眠论治. 新中医，1984，（1）：21-23.］

【诠解】此为心肾不交型不寐。本例心火扰乱神明，其形成原因是肾阴亏虚，不能上济于心；心阳独亢，不能下交于肾，水火不能相济。方用黄连阿胶汤，滋肾阴而清心火；交泰丸清心火，反佐肉桂之温，引火归元。火平阴复，寐安必然。

张钟爱医案

（心肾不交心阳独亢，交通心肾心阳潜纳）

吴某，女，65岁。2004年3月15日初诊。患者不寐多梦，寐中易醒，心虚胆怯，遇事易烦，善惊，稍动气短，小便清长，舌质淡、苔薄黄，脉弦细。治拟重镇安神、交通心肾。方选酸枣仁汤合交泰丸加减。处方：酸枣仁15g，川芎10g，茯苓10g，茯神10g，磁石20g，珍珠母20g，黄连2g，肉桂1g，浮小麦15g，炙甘草5g。水煎，每日1剂，分2次服。复诊：服药7剂后，自诉每晚可睡4小时以上，心烦及气短症状明显改善，小便清长好转。前方再服7剂，每晚可睡6~8小时。

［钱伟. 张钟爱治疗失眠症经验撷拾. 江苏中医药，2006，27（3）：22-23.］

【诠解】证属心肾不交。心在五行属火，位居上焦，肾在五行属水，居于下焦，生理状态下心之君火下降以温肾水，使肾水不寒；肾之水上济以滋心阳，使心阳不亢，此即水火即济；若他邪扰乱机体，致心肾不交，则水火不济，临证可见肾水独寒于下，心火亢旺于上，可致心神受扰，夜寐不安，故治疗当以调补心肾，复水火即济之功，则夜卧得安。

吴立文医案

（水火不容火灼血瘀夜难寐，调和心肾清热活血以安神）

赵某，女，31 岁，于 2004 年 8 月 30 日来诊。主诉失眠、多梦 3 年余，加重 2 周，长期服用中成药无效。患者失眠多梦，有时心烦，伴有腰困，手足心热，便秘，心情紧张后心跳加快，舌红，舌尖有瘀点，脉弦细。诊为不寐。辨证属心肾阴虚火旺兼血瘀。治取滋阴清热、养血安神之法，兼以活血。处方：百合 15g、生地黄 15g、炒酸枣仁 15g、知母 10g、茯苓 15g、夏枯草 10g、清半夏 10g、合欢皮 20g、夜交藤 30g、柏子仁 15g、麦冬 15g、丹参 20g、生甘草 6g，4 剂，水煎服。2004 年 9 月 3 日复诊时，前述症状均有减轻，睡眠改善，大便调，仍腰困，舌质偏红，舌尖有瘀点。拟在上方基础上合用六味地黄汤补肾滋阴，原方加熟地黄 10g、山药 12g、山茱萸 10g、牡丹皮 10g。连服 4 剂后，症状基本消失。

［周强．吴立文教授辨治失眠的经验．甘肃中医学院学报，2005，22（1）：5-6.］

【诠解】证属心肾阴虚火旺兼血瘀。心为五脏六腑之大主，心为阳中之阳，主君火，肾为人身之元阳之所居，主相火；心肾水火即济，君相安位；若心肾不交，则君相不得各司其职，水火不济，久而心肾阴虚，阴虚则火旺，气血运行受阻，日久可见一派瘀血征象。故治取滋阴清热、养血安神之法，兼以活血。

孟宪民医案

（君臣失调神不守舍，安内定外君心稳）

唐某某，女，43 岁。2 年前因其姐患癌症病故后，惊恐不安，彻夜不眠，噩梦，心烦欲哭，忧郁缠绵，怕见人，常服镇静剂无效而来诊。查：神情慌张、惊恐，面色萎黄，舌黄腻，脉弦滑。综观脉症，因惊恐，忧郁气机逆乱，神不守舍而致之不寐。治宜：理气化痰，清胆宁心安神。方药：半夏15g、竹茹15g、橘红15g、枳壳15g、茯苓30g、生牡蛎30g、生龙骨30g、甘草10g，连服6剂药痊愈。

[刘明，李敬林．孟宪民教授运用温胆汤异病同治经验．黑龙江中医药，1993,（3）：1-2.]

【诠解】证属心胆失衡，神不守舍。该患因惊恐忧郁所致，惊则气乱，恐则气下，思则气结，乃致气机逆乱，心胆失衡，神不守舍所致。在温胆汤中重入生牡蛎、生龙骨镇静宁神，收敛心气。孟老语："认准病症，就不要犹豫，只有认准病症乃会药到病除。"

顾锡镇医案

（心火独亢令难行，清心泻火巧安神）

患者，女，38岁，2009年5月就诊，主诉：失眠伴心烦半年。患者近半年来失眠，以入睡困难为主，多梦，烦躁，月经25天一行，量较多，色鲜红，舌红少苔，脉细数。辨证属心火亢盛，予以清心泻火安神为主，方药：黄连3g，黄柏6g，柴胡6g，夜交藤30g，百合10g，珍珠母20g，生地黄15g，淡竹叶6g，莲子心3g，酸枣仁20g，丹参30g。服用方法同上，连服2个月，患者睡眠好转，月经基本恢复正常。

[张金霞．顾锡镇教授治疗失眠经验总结．广西中医学院学报，2012，15（1）：14-15.]

【诠解】证属心火亢盛。心藏神，神不守宅，故不寐，实证多为邪热扰心：情志不遂，肝郁化火，邪火扰动心神，神不安而不寐，或五志过极，心火内炽，扰动心神而不寐；虚证多属阴血不足，心失所养：久病血虚，引起心血不足，心失所养，心神不安而不寐，或肾阴衰于下，不能上奉于心，水火不济，心火独亢，火盛神动而失眠。顾教授认为失眠病位总归在心，以心为论者，无论从实从虚，均可使用清心泻火之品，即使为心肝阴虚者，也可少量加入清心药物，以使心神归于本位，夜寐自然安稳，常用黄连、黄柏、百合、淡竹叶、莲子心、龙齿、酸枣仁、夜交藤等，善于以清营汤化裁治疗。

刘宏顺医案

（阴不敛阳心悸寐差，滋阴潜阳定惊安神）

孙某，女，28岁。

2008年3月15日初诊：产后20天，自诉产后即着凉感冒，自服"银翘片"不效，于某中医处服"解表"中药3剂后，恶寒发热罢而增自汗、心悸、不寐。渐重至怔忡，有恐惧感，彻夜难眠，来余处求治。观其双颊嫩红，体丰，汗多，不时擦拭。诉心悸、易惊，恐闻声响，小便少，大便硬，不思饮食，近3天来彻夜不眠。舌红少津，脉细弱，皮肤扪之黏潮、稍热。此心阴失守而阳火浮游，处以酸枣仁汤加味：酸枣仁50g，川芎10g，知母15g，炙甘草10g，茯苓15g，五味子10g，柏子仁15g，珍珠母30g。3剂后，诸症大减，汗止，已能安睡三、四小时。效不更方，继服6剂基本痊愈，睡眠正常。后以天王补心丸善后。

［刘宏顺．失眠病辨证论治举隅．四川中医，2009，27（2）：71-72．］

【诠解】此为心阴失守型不寐。"心藏神，肝藏魂"，本病例由于治外感汗不得法，汗出过多，汗为心之液，心阴大伤，心失所养而肝失所藏，心神不安故虚烦不寐而心悸易惊。《金匮要略·虚劳血痹病》："虚劳虚烦不得眠，酸枣仁汤主之。"酸枣仁甘、平，归心肝经，《名医别录》谓其"主虚汗烦渴，补中，益肝气"，本例重用酸枣仁，加珍珠母者，亦取其入心肝两经而安魂魄；柏子仁、五味子能养心益精、敛汗安神。诸药合用养阴清热，安神宁心，切中病机，使阴阳自和而病愈。

王秀珍医案

（心火亢旺夜不安，清心泻火疗寐差）

陈某，女，37岁。失眠病史3个月。曾服用安定、谷维素、维生素B_6等效差。遂来我院就诊。现诊见：入寐困难、寐后易醒、梦多，每晚睡3~5小时，胸膈烦热，口舌生疮，头晕，便干溲黄，纳食不香，舌质红、苔黄，脉滑数。诊为失眠，属心火亢盛型，予加味凉膈散：栀子、酒黄芩、焦麦芽、带心连翘各15g，大黄（后下）9g，芒硝（冲服）6g，薄荷9g，焦神曲、酸枣仁各30g，每日1剂，水煎2次，取汁500ml，分早晚2次服用。3日后二便恢复正常，病情减轻，去大黄、芒硝继服，1周后病情明显减轻，2周后症状全部消失，停药

3个月未见复发。

［王秀珍，高效祥．加味凉膈散治疗心火亢盛型失眠52例．陕西中医，2003，24（2）：118．］

【诠解】此为心火亢盛证。不寐亦称"失眠"或"不得眠""不得卧""目不瞑"。是指经常不能获得正常睡眠的一种病症。《景岳全书·不寐》中对形成不寐的原因做了精辟的论述："不寐虽病有不一，然唯知邪正二字则尽之矣"，"痰火扰乱，心神不宁，思虑过伤，火炽痰郁而致不眠者多矣"。心火亢盛证是心火内炽所表现的证候。常因七情郁结，气郁化火，或火热之邪内侵，或嗜肥腻厚味以及烟酒等物，久而化热生火所致。由于心位居胸中，心火内炽故自觉心胸部烦闷发热。心主神明，火热内扰心神则失眠。火热循经上炎则口舌生疮。心热下移小肠则小便发黄。热盛伤津则口渴便秘。舌红、苔黄、脉滑数均为里热之象。凉膈散一方，出自《太平惠民和剂局方》，原方为散剂，现代多用作汤剂。方中栀子、连翘清泻心火为主，配酒黄芩以助清心火之力，竹叶、薄荷内清外疏，用芒硝、大黄荡涤胸膈邪热，导热下行；配以白蜜、甘草，既能缓和硝、黄峻泻之力，又可助硝、黄以推导之功。

脾胃论治

吴鞠通医案

（脾肾亏耗正气虚，心神难安夜寐差）

萧，三十三岁，少阴三疟，久而不愈，六脉弦紧，形寒嗜卧，发时口不知味，不渴，肾气上泛，面目黧黑，与扶阳汤法。

鹿茸三钱，桂枝三钱，人参一钱，熟附子二钱，蜀漆二钱，当归三钱。

四帖愈，后调脾胃。

（吴鞠通《吴鞠通医案·卷五·疟》）

【诠解】证属脾肾双亏。患者素体阳气亏虚，病发少阴经，临证可见六脉弦紧，形寒嗜卧，发时口不知味，不渴，肾气上泛，面目黧黑，此为脾肾先后天不足，阳气亏虚，机体各脏腑组织无以温养，可见神疲倦怠，口中无味，面色黧黑。治疗当以温补脾肾为法，处方以鹿茸、熟附子以温壮肾阳，复元阳之本；加桂枝、人参、当归以补脾生血，取后天脾胃气血生化之源之义。脾肾双补，复先后天正气得以扶助之功。

赵心波医案

（脾胃失和肝胆郁，气血调和神自安）

杜某，男，8岁。

因倦嗜睡已年余，日夜思睡，精神萎靡，情绪不快，烦急多怒，身倦肢软，走平路易跌跤，智力尚可，注意力不能集中，听课讲话时顷刻入睡，已停学。夜寐不宁，咬牙梦呓，时有肢体小抽动，饮食尚可，便调。脉弦而缓，舌苔薄黄。经脑电图检查，确诊为发作性睡病。屡经治疗无效。家族中无类似患者，其父母为近血统婚姻。

证属：脾虚，兼有肝胆积热。

立法：健脾清热，和肝胆。

方药：云苓 10g，炒苡仁 10g，野白术 6g，龙胆草 3g，炒栀仁 5g，鲜生地 12g，黄芩 10g，生寒水石 12g，金银藤 12g，焦楂榔各 6g，莱菔子 10g。

服药 3 剂，夜眠安稳，无惊惕抖动，日间尚感困倦，可复学上课。脾虚已久，肝胆之热尚炽，非短时所能治愈，原方加减，服药 3 个月，诸症又有进步，每逢精神兴奋时，可以克制睡眠，脉弦数，再予清肝胆积热，健脾清心益智之剂。

生寒水石 12g，金银藤 10g，银柴胡 6g，龙胆草 6g，桃仁泥 5g，莲子心 5g，焦楂榔各 6g，炒白术 10g，焦麦芽 10g，朱远志 5g，生草 3g。

牛黄镇惊丸，每服 1 丸，日服 2 次。

又治半年后，嗜睡减轻，上课可以听到第三节课，疲劳或过度兴奋之后尚有嗜睡，但已甚轻，偶有遗溺，继予原方加减缓调之。

（中国中医研究院西苑医院儿科．赵心波儿科临床经验选编．人民卫生出版社）

【诠解】证属脾虚，兼有肝胆积热。本案在儿童较为罕见，前人多谓"脾虚生困倦"，又谓"四肢属脾"，因此考虑患儿精神萎靡，日夜嗜睡，寐中惊惕，认为脾虚兼有肝胆积热，治以健脾清热兼和肝胆。服药 3 剂后，夜眠已安稳，已无惊惕抖动。但因脾虚日久，非短期所能痊愈，因之佐以清心益智，待肝胆积热退净后，尚需补益以培元益气善后。

姜春华医案

（脾升胃降气机复，神安君守夜卧宁）

医案 1 战某某，男，38 岁。

1982 年 3 月 4 日初诊：连续失眠十余日，彻夜不寐，服大量安眠药无用，痛苦不堪。面红目赤，大便不通多日，舌苔黄厚，脉大。用大承气汤。大黄 9g，芒硝 6g，枳实 6g，厚朴 9g，仅服 1 剂，腑通，当夜酣然入眠。

【诠解】证属胃失通降，浊邪扰心。姜老说："此属胃实，腑浊上攻于心，心神受扰而不宁，故不眠。如果用安神镇静之品，是治标而遗其本，服大量安眠药无效即是明证。法当去胃腑之实，实祛浊除，心神得宁，自然安寐。"

医案 2 陈某某，男，37 岁。

1971 年 12 月 3 日初诊：不寐纳少，苔白厚，脉弦。取半夏北秫米汤加减。姜半夏 15g，北秫米 15g，苍术 9g，川朴 9g。3 剂。

［戴克敏．姜春华教授治疗失眠验案十则．陕西中医学院学报，1987，10（3）：18-19．］

【诠解】证属脾胃不和，阴阳失交。经曰："胃不和则卧不安。"本案用半夏、北秫米和胃，配术、朴燥湿，果药后胃和神安。

祝谌予医案

（脾虚气弱扰心神，健补脾气奉生身）

潘某，女，24 岁。

1996 年 12 月 27 日初诊：失眠 3 年，不易入睡，睡时易醒，醒后难入睡，每逢经期加重，头晕目眩，心悸，乏力倦怠，大便一日 2 次，成形，月经后错，量少，形体消瘦，舌淡红，苔薄白，脉沉细。证属心脾两虚，治宜补中益气，养血安神。处方：生黄芪 30g，党参 10g，当归 10g，陈皮 10g，升麻 5g，白术 10g，柴胡 10g，石菖蒲 10g，佩兰 10g，麦冬 10g，五味子 10g，酸枣仁 10g，女贞子 10g，旱莲草 10g。7 剂，水煎服，每日 1 剂，分 2 次服（午睡前和晚上临睡前服），服药后月经如期而至，睡眠明显好转，头晕消失，乏力倦怠减轻，经后改用丸药补中益气丸、女金丹巩固疗效。每于经期前 1~2 天服汤药 7 剂，经后服丸药 20 天，随访半年，失 2 眠告愈。

［杨兵．祝谌予治疗不寐证经验．中国医药学报，2002，17（9）：551-552．］

【诠解】证属心脾两虚。本例因脾胃虚弱，脾阳不运，食少纳果，气血化生的来源不足，无以上奉于心，影响心神而致不寐，虽见心气心阴两虚，而脾气不振，乃其根源，故调中为其要务，此东垣补土益火之意，方选补中益气汤加减。方中黄芪为益气要药，党参、白术健脾益气，配陈皮理气，当归补血，升麻、柴胡升举下陷清阳，石菖蒲、佩兰芳香化浊，启脾开胃，麦冬、五味子、酸枣仁养血安神，女贞子、旱莲草交通阴阳，辅以丸药女金丹补气益血，全方补气健脾，治脾虚之本，升提下陷阳气，升清降浊。脾胃调和，气血生化有源，心神得以奉养，故寐安。

周绍华医案

（气血虚则心动悸，益脾利心神魂定）

张某，男，32岁，1996年6月7日初诊。失眠2月余，平素体质较弱，经常汗出，易患感冒。2月前患感冒缠绵不愈1月余，经治，感冒虽好，但又发心慌失眠，少气多汗，每晚只能入寐约2小时，甚则彻夜难眠，面色㿠白，自觉舌体发木，纳差神疲，头晕胆怯，舌质淡苔薄白，脉细无力。此为素体气血不足，复因感冒，反复汗出，阴血更亏所致。治宜益气养血，健脾安神。处方：炙黄芪30g，炒白术10g，潞党参12g，龙眼肉20g，广木香10g，制首乌10g，炒远志6g，焦三仙各10g，炒枣仁30g，紫丹参15g，上肉桂5g，川黄连3g，炙甘草6g，夜交藤30g，琥珀粉（冲服）2g。药进12剂后，每天已能入眠5小时，精神明显好转，但自诉夜尿多、畏寒，此乃气血渐复，肾阳不足之象，治宜健脾补肾，养血安神。处方：炙黄芪20g，炒白术10g，潞党参12g，山萸肉15g，广木香10g，益智仁10g，怀山药10g，覆盆子15g，炒远志10g，炒枣仁30g，上肉桂5g，川黄连3g，炙甘草6g，琥珀粉（冲服）2g。又服12剂后，每天已能入寐6小时，余症均除，且自服中药以来，未患感冒，西药也已停服。为巩固疗效，嘱服归脾丸2盒以善其后。

[云志有，康昱．周绍华教授治疗不寐证经验．河南中医，1997，17（4）：237-238．]

【诠解】 证属脾胃亏虚，气血不足。此型不寐多由于肝郁日久，木克脾土，或素体脾胃虚弱而致气血生化不足，或产后虚损，或久患他疾，气血暗耗，心失所养而致。其特点为：入寐困难，寐而易醒，面色㿠白，气短乏力，惊悸健忘，甚则头昏眼花，纳谷不香，舌淡苔薄白，脉细弱。治用归脾汤加减。如心火过旺，心烦失眠严重者加栀子、夜交藤；心悦胆怯者加生龙齿或琥珀粉。

黄春林医案

（中焦脾胃气失利，湿热扰心夜不寐）

钟某，女，75岁，2011年9月6日就诊。患者罹患慢性肾衰、慢性胃炎多年，平素思虑过多，近期出现夜寐欠佳，入睡困难，心烦，纳呆，口干，自汗出，大便溏烂，每天3~4次，夜尿多，尿频尿急，舌淡、苔黄腻，脉细数。中医诊为不寐。辨证为脾气虚弱，湿阻化热。治以补胃健脾、清热祛湿兼理气为法。处方：浮小麦 30g，党参 25g，茯神、炒扁豆各 20g，炒白术、藿香、素馨花、合欢花各 15g，海螵蛸 12g，木香、黄连各 5g，益智仁、炙甘草各 10g。每天 1 剂，水煎，睡前服。并配合藿香正气软胶囊，每次 2 粒，每天 3 次，口服，治疗 3 天。按上方法治疗 2 周，患者自诉大便转为正常，胃纳及睡眠好转，尿频急及夜尿较前减轻。

［梁晖，苏国彬，卢富华．黄春林教授运用健脾五法治疗失眠经验介绍．新中医，2012，44（6）：207-208．］

【诠解】证属脾气虚弱，湿阻化热。本例脾虚、湿浊、肝郁化热相互影响，患者脾胃素虚，湿浊阻滞，加之情志不畅，气机失调，郁而化热，致心神不宁，睡眠不安。故治当补胃健脾、理气化浊清热。黄教授认为，此例患者可叠加使用健脾五法中的补胃健脾法、清热健脾法、理气健脾法，一方面健脾补胃化浊，另一方面疏利气机，清解郁热，使脾胃调和，气机疏利，神能守舍，故睡眠改善。

杨进医案

（心脾两虚生诸邪，平外祛邪内定方）

医案 1 高某，女，42 岁。

2007 年 3 月 17 日初诊：每晚睡眠 4 小时。工作繁忙，加之心情不畅，饮食亦不如从前。刻诊：心悸，两侧胁肋部胀痛，善太息，纳少，面白，唇淡，舌淡红、边有齿痕，脉细弦。证属心脾两虚兼见肝郁，治以益气健脾疏肝之法。药用：炙甘草 3g，郁金 9g，炒白术、潞党参、菟丝子各 10g，炒枣仁（打）、茯苓各 12g，炙黄芪、赤芍各 15g，白花蛇舌草 20g。每日 1 剂，水煎，分 2 次早晚服。

3 月 24 日二诊：睡眠尚无改善，时有心悸，劳则气短，又诉月经先期 5 天，5 日内净，舌边有齿痕、苔薄少，脉细弱。仍以疏肝健脾之法。药用：炙甘草 4g，五味子（打）5g，丹皮 6g，潞党参、茯苓、赤芍、麦冬、枸杞子、栀子各 10g，丹参、生地各 12g，炙黄芪、炒枣仁（打）各 15g，珍珠母（先煎）30g。

4 月 1 日三诊：每晚可睡 6~7 小时，其余诸症已大有好转，胃纳亦正常，舌脉如前，仍予前法继进。上方去栀子，加焦麦芽 15g，葛根 18g，巩固疗效。

【诠解】证属心脾两虚兼见肝郁。本例患者在对外机构工作，经常往返于国内外，工作压力较大。形体偏瘦，舌边有齿痕，是脾虚不能运化水湿，水湿上泛；心悸乃心血不足，心神失养的表现；工作与家庭问题导致气郁，故胁肋胀痛。气血两虚兼肝气郁滞，故脉细弦。治疗当补脾养心为主，佐以疏肝理气。方中以归脾汤为主大补脾气之虚，用补气来补血行血，使血能上奉于心，心神得养而自安。同时用白花蛇舌草清肝热，泻肝火；用丹皮、栀子、赤芍以活血调经，健脾疏肝；方中又暗含生脉饮益气养阴之意。

医案2 龚某，女，62岁。

2005年11月16日初诊：失眠10余年。常年服用安眠药，但每夜也只能睡眠1~2小时，伴夜间脑鸣，痛苦异常，食便正常。刻诊：面色萎黄，精神不振，头昏沉，后脑头顶疼痛，口不干，苔薄微腻，脉细弱。查有餐后血糖升高。证属心脾两虚，心神失宁。治以补益心脾安神。药用：炙甘草3g，木香4g，炙远志、明天麻各8g，潞党参、炒白术、当归、朱茯神、桂圆肉各10g，炙黄芪、炒枣仁、夜交藤各18g，珍珠母（先煎）30g。7剂，每日1剂，水煎服。

11月23日二诊：头昏稍减，但仍失眠，脑鸣依然，苔薄欠润，脉细弱，仍宗前法。前方去夜交藤，加丹参10g，石决明（先煎）30g。14剂。

12月7日三诊：睡眠已有明显改善，仅服安定4次，头痛头昏减轻，唯脑鸣依然，血糖复查已正常，苔脉如前，前法继进。上方加菊花10g，石菖蒲4g。继服半月，睡眠已如常人。

【诠解】证属心脾两虚，心神失宁。患者面色萎黄，苔薄微腻、脉细弱，病之根本在于心脾两虚。又因阴血不足，无以制肝阳，肝阳上亢。患者头顶疼痛是病在厥阴肝经，故而归脾汤的基础上加入明天麻，"天麻辛温，入肝经气分，益气强阴，通血脉""治诸风掉眩，头旋眼黑"；珍珠母质重，入心、肝经，安魂魄。丹参则取其功同四物汤之意，破宿血、生新血。在补益心脾的同时，充分考虑到患者的头昏、头痛、脑鸣等症状，抑木扶土，辨证准确，选方用药精当，故疗效迅捷。

医案3 孙某，女，18岁。

2005年6月8日初诊：夜不能眠近2个月，服用安定疗效不明显。刻诊：口稍苦，纳可，头昏，倦怠乏力，时心悸，苔薄黄腻，脉细弱。证属心脾不足，心神失养，湿热郁胆。药用：川连2g，朱灯心、炙甘草各3g，法半夏、炒枳实各 9g，潞党参、当归、炒白术、茯神、丹参、龙眼肉各 10g，炙黄芪 12g，炒枣仁（打）15g，夜交藤 18g，珍珠母（先煎）30g。每日 1 剂，水煎服。服药 7 剂后症状减轻，守方继进半月睡眠恢复正常。

[马可迅，周晓平.杨进治疗心脾两虚型失眠经验举隅.山西中医，2007，23（5）：12-13.]

【诠解】证属心脾不足，心神失养，湿热郁胆。心脾之气不足，故心悸、倦怠乏力、脉细弱。加之湿热之邪蕴结于胆，胆热扰神，使心神不宁，所以治疗在补益心脾的同时泻热除湿。归脾汤补益心脾，气血充足则心有所养，心神得安。"半夏能和胃气通阴阳"又能"补肝润肾，除湿化痰"，故在此处用之化湿和胃；灯心草性寒，主入心经，清心泻火；黄连大苦大寒，能泻降一切有余之湿火。诸药合用，泻去湿热之邪，和胃气通阴阳，阴阳相交，失眠乃除。

雍履平医案
（气血不足正气虚，痰瘀蒙窍心神悸）

詹某某，男，17 岁，学生。思睡伴头昏乏力 1 年余，因学习成绩下降而就诊。

年届"高二"，学习成绩原先尚可，唯从 1 年前即感上课时欲睡，闭目片刻而振作精神好转。近数月来日渐加重，下午头昏倦怠尤显，上课数分钟后即觉头昏沉而入睡，老师或同学连声唤之方醒，晚上已不能坚持自习。脉缓涩，苔白有裂纹，舌黯红，二便如常。脑电图及头颅 CT 检查亦无异常，诊为发作性睡病。

乃用脑过度伤神，气血失调而夹痰瘀，方用温化振神汤。

处方：炙黄芪 15g，炒白术、石菖蒲、制半夏、白云苓、陈皮、炒枳实、桃仁、炒竹茹各 10g，炙甘草 20g，制附片、细辛、升麻各 6g，土鳖虫、水蛭各 3g，红枣 5 枚，生姜 5 片。

服上方 5 剂，头昏、倦怠好转，思睡依然。再以上方加太子参 30g，当归 10g，连服 15 剂，思睡日减，投以天王补心丹及逍遥丸各 2 瓶以善后。

1 年后，相遇于某公园，云已考取某大学，现身心颇为安适。

（雍履平.临证验方治疗疑难病.人民卫生出版社）

【诠解】证属气血亏虚，痰瘀阻窍。临床所见在校中学生失眠头昏头痛较多，然多寐亦偶有所遇。该生读书用功，高"中"心切，加之生于农村，借宿于亲友，饮食营养很难周济，以致劳心神伤、气血虚损而痰瘀悄然而生，复又阻遏元神不伸，从而神气一蹶不振，故见思睡等症。今用温化振神汤，扶以温阳通窍，祛以活血化痰，阳气振，痰瘀去，窍通神复，病当自愈。

姜良铎医案

（肝脾乘逆湿热生，瘀滞气血脏腑郁）

医案1　王某，女，40岁。

2001年3月13日初诊：嗜睡甚，胃脘略有疼痛，呃逆，偶反酸，大便每日二行，色可，体重下降。6年前曾患胃下垂。舌淡红，苔薄白，脉弦细。

处方：黄芪15g，桂枝9g，炒白芍12g，升麻10g，麦芽15g，枳壳实各12g，黄连6g，吴茱萸3g，苏梗15g，瓜蒌30g，九香虫6g，炙刺猬皮6g，熟大黄3g。7剂，水煎服。

2001年4月25日二诊：嗜睡减，胃脘痞满，嗳气十余天，无反酸，烧心，大便3日一行，不痛快，偶发头晕、颈强。舌淡红，苔薄，脉细略弦。

处方：苏梗15g，香附10g，枳壳实各12g，赤白芍各12g，瓜蒌30g，黄连6g，吴茱萸3g，虎杖15g，旋覆花（包）10g，高良姜10g，代赭石（先煎）30g，熟大黄3g，葛根15g，三七粉（冲）3g。7剂，水煎服。

2001年5月27日三诊：嗜睡减，大便干燥，3~4日一行，恶心，嗳气，小腹胀，右肩、臂、腰疼痛，右膝关节疼痛，纳可，偶食后腹胀，口苦，皮肤挠后即发红、瘙痒，乏力。舌瘦小淡红，苔薄白，脉弦数。

处方：柴胡15g，黄芩15g，枳壳实各12g，熟大黄6g，瓜蒌30g，制半夏10g，赤白芍各12g，玄参15g，玄明粉（冲）3g，大腹子皮各10g，白芷9g，郁金10g。7剂，水煎服。

2001年7月1日四诊：嗜睡基本痊愈，2周前偶有头晕，右侧头晕沉痛，从昨日下午至今日痛剧，夜甚，偶发胃脘痛，嗳气，心慌，动则加重，恶心，大便干结色黑，2~3日一行。舌淡苔白，脉弦细。

处方：柴胡15g，荆芥10g，白芷10g，瓜蒌30g，熟大黄3g，枳壳实各12g，川楝子10g，延胡索10g，虎杖15g，玄参15g，赤白芍各12g，生白术15g，生龙牡各（先煎）20g，大腹子皮各10g，芒硝（冲）3g。7剂，水煎服。

【诠解】证属脾胃湿热，兼有气虚。治疗嗜睡，要注重对病人的体质、季节、证候特点等进行整体把握，并在治疗中灵活运用"角药""对药"，可以取得较好的疗效。脾胃湿热，兼以气虚。以枳实导滞丸为主方。若有胃火反酸，黄连与吴茱萸的配伍为左金丸，是治疗胃火常用的对药。九香虫与刺猬皮配伍，也是治疗胃病常用的对药，《本草新编》中说："九香虫，虫中之至佳者，入丸散中，以扶衰弱最宜。但不宜入于汤剂，以其性滑，恐动大便耳。九香虫亦兴阳之物，然非人参、白术、巴戟天、肉苁蓉、破故纸之类，亦未见其大效也。"《本草纲目》中说："治膈脘滞气，脾肾亏损，壮元阳。"《本经》中说："刺猬皮主五痔阴蚀下血，赤白五色血汁不止，阴肿痛引腰背，酒煮杀之。"《别录》中说："疗腹痛疝积，烧为灰，酒服之。"《药性论》中说："主肠风泻血，痔病有头，多年不瘥者，炙末白饮下方寸匕。烧末吹主鼻衄。"孟诜说："烧灰酒服治胃逆，又煮汁服止反胃。"气滞的症状较显，可加入香附与苏梗理气，大腹子与郁金下气行经。

医案 2 池某，男，54 岁。

1999 年 9 月 24 日初诊：嗜睡甚，纳呆，二便调，乏力，无其他不适，平素劳累。舌淡红，苔薄黄，脉沉细。

处方：羚羊角粉（冲）0.6g，天麻 10g，生石决明（先煎）30g，瓜蒌 30g，丹参 15g，茺蔚子 10g，牛膝 15g，桑叶 15g，菊花 15g，生地 15g，麦冬 15g，炒山栀 10g，郁金 10g，广地龙 10g。6 剂，水煎服。

1999 年 10 月 15 日二诊：嗜睡减，纳增，大便调。舌淡红，苔薄白，脉沉弦。

上方加生麦芽 20g。7 剂，水煎服。

1999 年 10 月 22 日三诊：嗜睡减，口干苦。舌嫩红，苔薄黄，脉细。

上方加炒枣仁 15g，玄参 15g。7 剂，水煎服。

1999 年 11 月 5 日四诊：药后症减，偶有耳鸣，二便调，手凉、腰痛较前明显减轻。舌淡红，苔薄黄欠润，脉细。

上方加沙参 15g，车前子（包）10g。15 剂，水煎服。

2000 年 1 月 7 日五诊：嗜睡减，时有头痛，无头晕，无耳鸣，无腰痛，自觉疲劳，纳可，二便调，急躁易怒。舌尖红，苔薄黄，脉弦细。

处方：羚羊角粉（冲）0.6g，天麻 10g，生石决明（先煎）30g，炒山栀 10g，潼白蒺藜各 15g，仙鹤草 30g，功劳叶 15g，赤芍 15g，益母草 15g，黄精 12g，车前草 15g，菊花 15g，豨莶草 15g，夏枯草 12g，女贞子 10g。7 剂，水煎服。

2000 年 1 月 21 日六诊：服前方后头痛明显减轻，嗜睡减，仍感疲乏，纳可，性急，二便调。舌红，苔薄黄，脉弦。

上方加旱莲草 10g，生地 15g。7 剂，水煎服。

2000 年 1 月 28 日七诊：嗜睡减，咳嗽 2 天，痰白，咽痛，头痛易怒，舌尖红，苔薄黄，脉弦滑。

五诊方加知母 10g。15 剂，水煎服。

2000 年 3 月 3 日八诊：嗜睡减，乏力时急躁，头不痛，余无明显不适。舌尖红，苔稍黄腻，脉弦滑。

处方：羚羊角粉（冲）0.6g，夏枯草 12g，炒山栀 10g，广地龙 15g，丹皮 10g，赤芍、白芍各 12g，天麻 10g，生石决明（先煎）30g，知母 10g，仙鹤草 30g，功劳叶 15g，生地 15g，天麦冬 15g。15 剂，水煎服。

2000 年 3 月 17 日九诊：嗜睡减，乏力，无头痛头晕，纳可，大便可。舌尖红，苔薄白，脉弦细。

处方：上方加连翘 15g，车前子（包）10g，桑叶 15g，菊花 15g。10 剂，水煎服。

2000 年 4 月 7 日十诊：嗜睡基本痊愈，乏力，无头晕头痛，无腰痛，纳可，大便调。舌尖红，苔薄白，脉弦。

处方：羚羊角粉（冲）0.6g，夏枯草 12g，炒山栀 10g，广地龙 15g，丹皮 10g，赤芍、白芍各 12g，天麻 10g，生石决明（先煎）30g，知母 10g，仙鹤草 30g，功劳叶 15g，生地 15g，天冬、麦冬各 15g，连翘 15g，车前子（包）10g，桑叶 15g，菊花 15g，炒枣仁 15g，五味子 5g。7 剂，水煎服。

【诠解】证属肝脾不调。其病机即《内经》中所谓"壮火食气"，故以羚角钩藤汤为主方，其中桑叶与菊花清虚火，生地与麦冬滋阴生津。虽嗜睡多为阳虚，但因肝风过亢而致"壮火食气"，亦可引起嗜睡，故以滋阴清火为法。若纳差，则加入麦芽、神曲、山楂；腰痛，则加入牛膝；乏力，加入仙鹤草与功劳叶。

医案 3 王某，男，43 岁。

1999 年 9 月 24 日初诊：嗜睡甚，4 天前受凉后感冒，发热咳嗽，痰少，现不发热，干咳无痰，夜甚，不得平卧，虚汗，口干，大便有排不尽感，小便黄，怕冷，纳可。舌紫暗少津，苔薄，脉细。

处方：桑叶皮各 15g，菊花 15g，沙参 15g，丹参 15g，生石膏（先煎）30g，瓜蒌 30g，牛蒡子 15g，紫菀 15g，炙枇杷叶 10g，象贝母 15g，芦根 15g，黄芩 15g，炒杏仁 9g。6 剂，水煎服。

1999 年 10 月 8 日二诊：嗜睡减，仍偶咳，口干欲饮，大便干，每日 1 次，小便黄。舌暗红，苔薄黄，脉滑。

处方：北沙参 15g，麦冬 15g，茅芦根各 15g，炙枇杷叶 10g，象贝母 12g，瓜蒌 30g，炒杏仁 10g，桑叶 15g，地骨皮 15g，生甘草 10g，丹参 15g。7 剂，水煎服。

2000 年 1 月 28 日三诊：嗜睡减，着凉后干咳，咽痒，痰少，胸闷，大便干，口干，舌尖痛，汗出多。舌红暗，苔黄少津，脉细。

辨证为气阴两虚，外感寒凉。

处方：桑叶 15g，菊花 15g，北沙参 15g，紫菀 15g，瓜蒌 30g，象贝母 12g，芦根 15g，生石膏（先煎）30g，牛蒡子 15g，火麻仁 10g，炙枇杷叶 10g，炒杏仁 10g，苏叶 10g，桔梗 9g，白前 10g。6 剂，水煎服。

2000 年 3 月 17 日四诊：嗜睡减，干咳无痰 1 周，每年冬春换季时发作，夜间躺下则咳，咽痒，无痰鸣，口苦干，大便黏滞不爽。舌红苔黄，脉弦滑。

处方：柴胡 15g，黄芩 15g，葛根 15g，牛蒡子 15g，瓜蒌 30g，前胡 15g，制半夏 10g，生艾叶 10g，炒杏仁 10g，熟大黄 6g，象贝母 12g，党参 10g，荆芥 10g，生石决明（先煎）30g，金沸草 15g，羚羊角粉（冲）0.6g，乌梅 6g，枳壳、实各 12g。7 剂，水煎服。

2000 年 3 月 22 日五诊：嗜睡减，干咳，痰白量少，咽不痛，无发热、胸闷。舌红，苔中后黄腻，脉滑数。

处方：炙麻黄 5g，生艾叶 10g，象贝母 12g，金沸草 15g，牛蒡子 15g，蝉蜕 6g，百部 10g，黄芩 15g，炒杏仁 9g，藿佩各 10g。7 剂，水煎服。

2001 年 4 月 16 日六诊：嗜睡基本痊愈，咳嗽，夜间重，后背痛凉，脚心热，大便畅。舌淡红，苔薄腻根黄，脉细。

处方：炙麻黄 6g，炒杏仁 10g，薏苡仁 15g，生甘草 10g，艾叶 10g，羌独活各 15g，制半夏 10g，瓜蒌 30g，川椒 3g，五味子 9g，黄芩 15g，金沸草 15g。7 剂，水煎服。

【诠解】证属脾阳不振，肺气不宣。肺为水之上源，脾主运化水湿；肺为主气之枢，脾为生气之源；肺主气，脾益气，两者相互促进，形成后天之气。脾主运化，为气血生化之源，但脾运化生的水谷之气，必赖肺气的宣降方能输布全身。而肺所需的津气，要靠脾运化水谷精微来供应，故脾能助肺益气。所谓"脾为元气之本，赖谷气以生；肺为气化之源，而寄养于脾者也"（《薛生白医案》）。所以，何梦瑶说："饮食入胃，脾为运行其精英之令，虽曰周布诸脏，实先上输于肺，肺先受其益，是为脾土生肺金，肺受脾之益，则气益旺，化水下降，泽及百体"（《医碥》）。所谓肺为主气之枢，脾为生气之源，就是肺与脾在气的生成和输布方面的相互作用。肺虚累脾，脾虚及肺。肺气久虚，精气不布，必致脾气虚弱；脾气虚弱，营养障碍，抵抗力降低，易患肺病，形成肺虚→脾虚→肺虚的恶性循环。故在本病中对肺与脾的关系尤为注意。考虑到节气的因素，以清燥救肺汤为主方，加入芦根，利水而不伤阴；口干渴，加入沙参。至冬春气交，以小柴胡汤为主方，若口苦干，大便黏腻，说明湿热较盛，可加入大黄与枳实等泄湿之品。以麻黄为君药，或配以藿、佩散浊；或伍以百部与黄芩清肺热；或加入蝉蜕与牛蒡子辛凉解表；或加入羌独活，搜伏风，祛浮风。

医案4 李某，男，63岁。

2000年1月4日初诊：嗜睡甚，左胁胀痛不适半月，大便偏干，口干，口苦，近二日自觉低热，体温37℃。舌淡红，苔白黄腻，脉弦。

处方：柴胡15g，黄芩15g，制半夏9g，三七粉（冲）3g，炒白芍12g，川楝子10g，延胡索10g，紫菀15g，炒杏仁9g，青陈皮各10g，熟大黄6g，枳壳15g，瓜蒌30g。6剂，水煎服。

2000年1月7日二诊：药后嗜睡减，胁痛减，咳时胁痛，偶如针刺感，下唇麻，足趾抽筋，大便1日二行，不干，腹部B超示脾厚。舌淡红胖，脉弦数。

处方：柴胡15g，黄芩15g，制半夏9g，三七粉（冲）3g，瓜蒌30g，炒白芍12g，川楝子10g，延胡索10g，紫菀15g，青陈皮各10g，熟大黄6g，枳壳15g，全蝎6g，煅龙牡（先煎）各20g，制乳没各3g，当归15g，丹参15g，生艾叶10g。4剂，水煎服。

2000年1月11日三诊：药后嗜睡明显减轻，胁痛明显减轻，左侧面部时痛，齿龈痛，门齿发木。舌淡胖，苔黄，脉弦细。

处方：瓜蒌30g，柴胡15g，黄芩15g，制半夏9g，三七粉（冲）3g，炒白芍12g，川楝子10g，延胡索10g，紫菀15g，青陈皮各10g，熟大黄6g，枳壳

15g，全蝎6g，煅龙牡（先煎）各20g，制乳没各3g，当归15g，丹参15g，银花15g，连翘15g，白芷10g。3剂，水煎服。

2000年1月14日四诊：嗜睡减，现左胁仍疼痛时作，咳时明显，面部疼痛针灸治疗后缓解。舌淡胖，苔薄黄，脉左细右滑。

处方：柴胡15g，黄芩15g，制半夏9g，三七粉（冲）3g，瓜蒌30g，炒白芍12g，川楝子10g，延胡索10g，紫菀15g，炒杏仁9g，青陈皮各10g，熟大黄6g，枳壳15g，制乳没各3g，当归10g，连翘10g。3剂，水煎服。

2000年1月21日五诊：嗜睡减，左胁疼痛明显减轻，面时痛，麻木减轻，时耳鸣，下肢时抽筋，纳可，二便调。舌淡红，苔白腻，脉弦细。

处方：醋柴胡15g，黄芩15g，羚羊角粉（冲）0.6g，山楂15g，生龙牡各（先煎）20g，川楝子10g，延胡索10g，青陈皮各10g，全蝎6g，草决明15g，泽泻15g，赤白芍各12g，桂枝9g。7剂，水煎服。

2000年2月28日六诊：嗜睡减，左胁下偶隐痛，面痛减轻，咽痛，口干，鼻干，咳嗽时轻时重，夜尿多。舌淡暗，苔白，脉弦。

处方：柴胡12g，黄芩15g，生石膏（先煎）30g，荆芥10g，知母10g，炒杏仁9g，白芷10g，黄芪10g，牛蒡子15g，紫菀15g，金沸草15g，防风10g。7剂，水煎服。

2000年3月7日七诊：嗜睡减，2日前出现一过性头晕，站立不稳，后缓解，现头不晕，口干口淡，小腿乏力，抽筋，腰部不适，夜尿多。舌淡暗，苔薄白润，脉细弦。

处方：仙茅10g，仙鹤草30g，淫羊藿15g，巴戟天10g，五味子10g，枸杞子15g，山茱萸肉15g，生石决明（先煎）30g，天麻10g，炒白芍12g，麦冬12g，党参15g，川断15g，桑寄生15g，桑叶15g，菊花15g。7剂，水煎服。

2000年3月28日八诊：嗜睡减，发热，最高体温38℃，自服退热药，小腹痛，查尿常规：蛋白（＋）。舌暗红，苔白腻，脉细沉。

处方：萆薢10g，蚕沙（包）10g，土茯苓30g，黄柏10g，虎杖15g，蒲公英30g，苍术10g，知母10g，瞿麦10，赤白芍各12g，石韦15g。7剂，水煎服。

2000年3月31日九诊：查大便肝吸虫卵（＋），诊为肝吸虫病。

上方加黄连9g，苦参12g。3剂，水煎服。

2000年4月4日十诊：嗜睡减，仍低热，纳差，乏力，胁肋不适。舌暗，苔薄黄腻，脉弦细数。

上方加象贝母12g。3剂，水煎服。

2000年4月6日十一诊：嗜睡减，头部发紧，右颞部偏头痛，仍低热，纳差，乏力，气短，咳嗽偶作。舌暗淡，有瘀点，苔白腻，根厚腻稍黄，脉弦细数。

处方：柴胡15g，黄芩15g，熟大黄9g，枳实15g，生石膏（先煎）30g，白芷10g，制半夏9g，党参12g，沙参15g，葛根15g，丹参12g，象贝母12g，青蒿12g。5剂，水煎服。

2000年4月11日十二诊：嗜睡减，低热，体温37.4℃左右，气短乏力，面黄，精神差。舌淡胖，苔心黄腻，脉细数。

处方：青蒿15g，黄芩15g，地骨皮15g，炒杏仁9g，仙鹤草30g，功劳叶15g，薏苡仁15g，白蔻（打）6g，生石决明（先煎）30g，秦艽10g，党参10g，银花15g，通草6g。3剂，水煎服。

【诠解】证属肝经郁热，兼有瘀滞。少阳枢机不利，以小柴胡汤为主方，合以四逆散。有大便干，加入大黄，则变为大柴胡汤，并加入紫菀、杏仁等宣肺之品；唇麻则加入全蝎等虫类药，以入络；肾虚肝旺，以"三仙"（仙茅、仙鹤草、淫羊藿）为主，合以"三补"补肾，更加入川断、寄生以强筋健骨；下焦湿热之证，以萆薢分清饮为主方，以清骨蒸为主。

医案5 吴某，男，78岁。

1999年10月12日初诊：嗜睡甚，活动后心慌，无胸闷，小便后半夜不畅，心率86次/分，心律不齐，有室性早搏。舌红，少苔，少津，舌下络脉瘀青，脉弦。

处方：瓜蒌30g，丹参15g，益智仁10g，薤白10g，北沙参15g，生熟地各12g，麦冬15g，五味子10g，珍珠母（先煎）30g，苦参12g，益母草15g，羚羊角粉（冲）0.6g，生石决明（先煎）30g。7剂，水煎服。

1999年10月19日二诊：嗜睡减，惊慌减，无胸闷，胸痛，口干，偶发室性早搏。舌红，苔薄少津，脉结。

继服上方。7剂，水煎服。

1999年11月30日三诊：嗜睡减，患前列腺炎2月余，偶腹痛，尿频。舌暗红少津，苔薄，脉弦。

处方：瞿麦12g，天花粉12g，山药12g，猪苓15g，川楝子10g，良姜6g，木香6g，茯苓15g，山茱萸肉15g，益智仁9g，丹参12g，知母10g，黄柏10g，天麦冬各 10g，益母草 15g。15 剂，水煎服。

2000 年 1 月 14 日四诊：嗜睡减，左下肢丹毒，发热，体温 39℃，左下肢红肿疼痛，尿频尿痛，有早搏，每分钟 4~5 次。舌暗，边有瘀斑，苔黄，脉弦滑代。

辨为湿热下注，络脉瘀阻。

处方：苍术 10g，黄柏 10g，薏苡仁 15g，车前草 15g，牛膝 15g，丹皮 10g，赤小豆 15g，赤芍 15g，银花 30g，连翘 15g，丹参 15g，玄参 15g，黄连 9g，生甘草 10g，土茯苓 30g。7 剂，水煎服。

苦参 20g，芒硝（冲）10g，白芷 10g，制乳没各 15g，黄柏 15g，紫草 15g。3 剂，水煎外洗。

2000 年 1 月 21 日五诊：嗜睡减，左下肢丹毒红肿热痛、痒，无发热，大便正常，血压 160/70mmHg，心律不齐。舌暗，苔黄，舌下络脉瘀阻，脉代。

处方：生地 15g，赤芍 15g，丹皮 10g，水牛角片 30g，银花 30g，连翘 20g，玄参 15g，生甘草 10g，虎杖 15g，车前草 15g，熟大黄 6g，赤小豆 15g，丹参 15g，黄芩 15g。4 剂，水煎服。

2000 年 1 月 25 日六诊：嗜睡减，左下肢丹毒明显减轻，稍有红肿，触之较硬，不痒，无寒热，大便正常，尿频急。舌暗淡白，苔黄，脉弦。

上方加马齿苋 30g。7 剂，水煎服。

2000 年 2 月 25 日七诊：嗜睡加重，双肺感染，右上肺有片状阴影，咳嗽，发热 1 周，痰白。舌暗红，苔白少津，脉弦数代。

处方：北沙参 15g，丹参 15g，紫菀 15g，百部 10g，黄芩 15g，象贝母 12g，知母 10g，黛蛤散（包煎）20g，炒杏仁 9g，牛蒡子 15g，芦根 15g，生石膏（先煎）30g，瓜蒌 30g，前胡 15g，柴胡 10g。5 剂，水煎服。

2000 年 2 月 28 日八诊：嗜睡减，热退，现咳减，痰白难咯，小便不畅，纳食无味，偶有早搏。舌红苔黄，脉细略数。

上方加石韦 15g，瞿麦 10g，白茅根 15g。5 剂，水煎服。

2000 年 3 月 7 日九诊：嗜睡减，咳止，热退，夜尿多，小便频，早搏每分钟 3~4 次。舌红，苔薄黄，脉弦。

处方：瞿麦 10g，黄柏 10g，知母 10g，山茱萸肉 15g，益智仁 9g，沙参 15g，山药 12g，蒲公英 30g，党参 10g，丹参 12g，赤芍 15g，天花粉 10g。7 剂，水煎服。

2000 年 3 月 28 日十诊：嗜睡减，早搏略减少，仍心慌，夜尿频，大便不畅，无胸闷。舌暗红，苔薄，脉弦滑。

处方：瓜蒌 30g，玄参 15g，生地 15g，益母草 15g，瞿麦 10g，知母 10g，天麦冬各 12g，白茅根 15g，赤芍 15g，丹皮 10g，苦参 15g，山茱萸肉 10g，牛蒡子 15g，猪苓 20g，枸杞子 15g，丹参 15g，茯苓 20g，虎杖 15g。7 剂，水煎服。

2000 年 4 月 4 日十一诊：嗜睡减，劳则心慌，夜尿频，早搏明显减少，大便不爽。舌暗红，脉弦滑。

给予中成药知柏地黄丸、牛黄清心丸、牛黄清火丸。

2000 年 8 月 20 日十二诊：嗜睡减，近日左肢丹毒又发，注射青霉素后缓解，现左下肢暗红不痛，略肿，手足心脱皮干裂。舌红，有瘀斑，苔白，脉弦细。

处方：黄芪 15g，赤芍 15g，银花 15g，防风 10g，连翘 15g，土茯苓 30g，桑枝 30g，知母 10g，丹参 15g，生甘草 6g，荆芥 10g，玄参 15g，赤小豆 15g。7 剂，水煎服。

2000 年 9 月 1 日十三诊：嗜睡减，左下肢丹毒复发，患静脉曲张史 20 年，左小腿伸侧红肿伴痒十余日，面积约 10cm×6cm。舌红，苔薄黄略暗，舌下络脉瘀曲，脉弦。

处方：黄芪 15g，忍冬藤 30g，连翘 20g，赤芍 12g，广地龙 15g，制乳没各 5g，当归 10g，熟大黄 5g，虎杖 15g，白芷 9g，知母 9g，丹参 12g，蜈蚣 1 条。7 剂，水煎服。

2000 年 9 月 8 日十四诊：嗜睡减，丹毒症减明显，近日心慌加重，无胸痛，纳呆，血压 120/70mmHg。心电图示室早、左室高电压。舌淡红，苔中后腻，脉结。

处方：黄芪 15g，忍冬藤 30g，连翘 20g，广地龙 15g，制乳没各 5g，熟大黄 5g，虎杖 15g，知母 9g，丹参 12g，蜈蚣 1 条，防风 10g，苦参 12g，荆芥 10g，瞿麦 10g。7 剂，水煎服。

2001 年 10 月 19 日十五诊：身上基本痊愈，左膝关节肿痛 3 天，不红，无寒热，纳可，二便调。舌暗红，苔根腻，舌底有瘀点，脉弦滑不齐。

处方：黄芩 15g，牛膝 15g，姜黄 10g，忍冬藤 15g，丹参 15g，当归 15g，制乳没各 5g，生石决明（先煎）30g，桑叶 30g，路路通 10g，松节 10g，广地龙 15g，秦艽 10g，白芷 10g，赤白芍各 12g。7 剂，水煎服。

（以上医案均摘自：姜良铎《姜良铎医案选》）

【诠解】阴虚火旺，湿热阻滞。阴虚火旺，兼有气虚，以瓜蒌薤白白酒汤为主方，加入生脉饮滋阴生津，羚羊角与石决明降火。下焦湿热则加入猪苓与瞿麦，泄湿利水；丹毒复发，以四妙勇安汤为主方，配合外洗方治疗；合并肺部感染者，以"柴胡剂"为主方，加入清宣理肺化痰之品；丹毒复发，与开始用清火解毒不同，应根据其特点，以黄芪为主药，配以搜风通络、活血化瘀之品。

董襄国医案

（淡渗升提利湿浊，理气醒脾安心神）

徐某某，男，43 岁。

1977 年 11 月 3 日初诊：消瘦，寐欠安，便不调，腹胀滞，溲黄，疲乏，苔白满脉濡，以渗理之。炙甘草 9g，淮小麦 30g，苍术 4.5g，炒枳实 9g，薏苡仁 12g，山栀 9g，姜竹茹 9g，姜半夏 6g，陈皮 4.5g，沉香曲 12g，瓜蒌仁（杵）12g，红枣 4 枚，5 剂。复诊：11 月 21 日药后寐见安，溲已清，效不更方。薏苡仁 12g，白术 9g，炙甘草 9g，淮小麦 30g，苍术 4.5g，炒枳实 9g，沉香曲 12g，姜夏 6g，姜竹茹 9g，玫瑰花 4.5g，红枣 4 枚，瓜蒌仁（杵）12g，7 剂。

[董襄国 . 失眠论治 . 新中医，1984,（1）: 21–23.]

【诠解】证属湿滞脾胃。本例病机是湿滞脾胃。脾运失健则壅郁，证见腹胀便难，胃不和则卧不安。苔白脉濡，是其明证。处方以温胆汤合甘麦大枣汤加苡仁、苍术以健脾化湿；沉香曲以理气和胃；蒌仁以润肠；山栀以利屎。药证相投，5 剂而效，再 7 剂而愈。方意脱胎于《内经》的半夏秫米汤，而且有所发展。为失眠的治疗另辟蹊径。

曹洪欣医案

（胃不和则卧不安，健脾和胃保和丸）

岳儿，10 月龄，发育尚正常，近半月来夜寐不安，哭闹不休，食少，口中奶臭味，腹部膨隆，便干，矢气臭。舌淡红苔稍厚，脉数。曹老师诊为脾胃不和，乳食积滞。治以健脾和胃，消食化积。方选成药保和丸。温糖水送服，每日 3 次，每次 3g。

[张玉辉，林晓峰. 曹洪欣教授治疗失眠验案四则. 中医药学报，2004，32（6）：49-50.]

【诠解】证属食滞内停。儿科素称哑科，因小儿无法确切描述发病情况，更要求医者具有敏锐的洞察力。小儿脏腑娇嫩，发育未全，脾胃运化功能尤易受损，其不知饥饱，常常加重脾胃的负担，损伤脾胃。乳食所伤，胃气呆滞，而致浊气不降，故腹膨隆，便干，矢气味臭；浊气上逆，故呃逆，口中味臭。经云：胃不和则夜卧不安。食滞于胃，气机受扰，故患儿少寐，哭闹不休。治以保和丸，其中神曲、山楂、麦芽化乳消积，陈皮、莱菔子行气导滞，茯苓健脾，连翘清郁热。本方健脾和胃，消食化积，因药性平稳，故名"保和"。

高社光医案

（食滞中脘胃失和降，巧用经方纳增眠安）

医案 1 刘某某，女，56 岁，干部。于 2009 年 12 月 3 日初诊：患失眠年余，曾服养心安神中成药罔效，靠服西医安眠药每晚勉强入睡二三个小时，刻诊：晚上入睡困难，白天精神困顿，伴有胸脘胀闷，头晕欲呕，呃逆酸腐，纳食欠馨，晚餐多食更是辗转不安，甚则彻夜难眠，大便黏滞不爽，舌暗红苔白厚腻，脉弦滑。证属食滞中脘，胃失和降，浊气上逆，阳不入阴。治宜越鞠保和丸加减：炒苍术 10g，焦三仙各 15g，香附 10g，炒栀子 6g，茯苓 15g，炒枳实 15g，半夏 12g，陈皮 10g，炒莱菔子 12g，莲子心 10g，大黄炭 3g，5 剂。水煎服，晚饭后服第一煎，早饭后服第二煎。二诊时停服西药安眠药已能入睡，但睡不踏实，胸脘胀闷已减，纳食有增，大便通畅，舌偏暗红苔白厚腻，脉弦细滑。既见效机，宗法不更，原方去莲子心、大黄、加丹参 15g，生薏仁 30g，再进 10 剂，诸症消失，纳眠俱香。用越鞠保和丸 6g，日 3 次，以善其后。半年后随访，病未复发。

【诠解】证属胃失和降。胃与心之经脉相连，胃失和降，则心不主神明，可见夜卧不安，烦躁不得眠，总由胃中食气上扰心神所致，当以和胃降逆、通腑泄浊以安心神。

医案 2 谭某某，男，54 岁，干部。

2009 年 3 月 12 日初诊：患失眠 3 年余，曾服西药及归脾丸、朱砂安神丸、七叶安神片等中成药不效，近 1 个月来，因应酬喝酒较多，渐至彻夜达旦不能入寐，伴有头晕耳鸣，精神恍惚，身困乏力，恶心欲呕，胸脘痞闷，形体肥胖，舌微红暗苔白腻，脉沉弦滑。证属痰湿中阻，胃失和降，阴阳不交而致不寐。治宜豁痰理气，和胃安神。方用导痰汤合瓜蒌薤白半夏汤加减：法半夏 15g，陈皮 10g，茯苓 15g，枳实 12g，胆南星 6g，全瓜蒌 20g，薤白 10g，菖蒲 10g，郁金 12g，远志 10g，炒枣仁 15g，佛手 10g，枳椇子 15g，炙甘草 10g。7 剂，水煎服，日 1 剂。

2009 年 3 月 20 日二诊：药后每晚能睡三四个小时，但易醒，呕恶已减，精神较前明显好转，胸脘渐畅，舌苔白腻，脉沉弦滑。原方去佛手，加生、炒谷麦芽各 15g，再服 14 剂。

2009 年 4 月 6 日三诊：药后睡眠佳，纳食香，精神爽，诸症若失。继以香砂养胃丸以善其后，调理月余，临床痊愈。

【诠解】证属痰湿中阻，胃失和降不得卧。脾胃为气血生化之源，水之中洲；脾胃亦为气机升降之枢纽，脾宜升则健，胃宜降则和。若他邪犯及脾胃，致脾胃气机升降失和，可致脾不运化，痰湿内生；胃不能和降，气机逆乱，携痰湿邪气上犯心神，心神被痰湿所蒙，可见夜卧烦躁，不得安寐，故当以健脾和胃，化痰泄浊安神为法，效不更方。

医案 3 张某，男，52 岁，教师。于 2010 年 5 月 6 日就诊。患失眠证半年，每晚仅睡二三小时，伴见头晕神疲，噩梦纷纭，虽服多种养心安神之品，未收寸效。求治于余，刻诊见：症如前述，兼见脘腹胀闷不舒，纳食不香，呃逆嗳气，口干不欲饮，大便稀，日二三次，矢气频仍，舌苔厚腻，脉弦滑小数。辨证为寒热错杂，中焦痞塞，胃气失和，心神被扰。即张景岳曰："今人有过于饱食，或病满者，卧必不安，此皆为胃气不和之故。"治宜辛开苦降，寒热并施，和胃安神。方用半夏泻心汤加减：法半夏 15g，黄芩 10g，干姜 10g，黄连 6g，人参 10g，炒枳壳 12g，远志 10g，茯苓 15g，焦三仙各 10g，炙甘草 10g，大枣 5 枚。进 3 剂，诸症有减，每夜能睡四五个小时；又进 7 剂，诸症消失，夜寐正常。

【诠解】证属寒热错杂，中焦痞塞不得卧。医圣张仲景在《伤寒论》中有方如半夏泻心汤，分析曾说中焦痞塞，心下满闷不舒致夜卧不宁者，方选半夏泻心汤，其方药主要是通过化中焦痰湿之邪，健脾和胃，平调寒热而安心神。

医案4 金某某，女，48岁，农民。

2010年4月12日初诊：患失眠证约1年，伴见头晕，健忘，身疲乏力，曾服健脾养心、镇静安神之品百余剂，非但不效，且病情日渐加重。慕名来院就诊，诊见：症如前述，兼有精神恍惚，心悸易惊，脘腹胀满，纳欠馨，矢气多而味重，大便干结难解，口中浊气熏人，舌红苔黄厚，脉沉弦有力。此乃中焦浊热，腑气不通，胃失和降，浊热上扰，心神不宁之证。治宜泄热通腑，和胃安神。方用小承气汤合小陷胸汤加减：大黄（后下）10g，枳实10g，厚朴10g，瓜蒌15g，半夏12g，黄连6g，菖蒲10g，远志10g，炒谷芽、炒麦芽各15g。水煎服，日1剂。药后排稀便日2~3次，共服十余剂，纳眠俱佳。后以保和丸调理月余诸症未复发。

［高莉，等．高社光主任中医师从胃论治失眠的经验．中国中西医肿瘤杂志，2011，1（1）：46-47．］

【诠解】中焦浊热，胃失和降不得卧。《素问·逆调论》："阳明者，胃脉也。胃者，其气也下行。阳明逆，不得从其道，故不得卧也。"下经曰："胃不和则卧不安，此之谓也。"指出阳明胃气本应下行为顺，今胃气不得下行而上逆，可导致不得安卧。因胃络通于心，脾胃又为升降之枢纽，为心肾相交，水火交济之处，胃失和降，阳不得入于阴，而卧不安寐。

柴瑞霭医案

（食湿壅滞胃中脘，纳运失宜夜不安）

柴某某，女，48岁，2003年3月13日初诊。患睡眠差已10年，近1年失眠加重，每夜仅睡1~3小时。素体肥胖，平素胸闷脘痞，纳呆便溏，稍食肥甘油腻即恶心欲吐。舌体胖大、质淡红、边有齿痕、苔白厚腻，脉弦滑。证属食湿中阻，困扰心神。治宜苦温化湿，芳化醒脾，和胃安神。方用平胃散合半夏秫米汤加味。药用：苍术、陈皮、藿香（后下）、荷叶（后下）各10g，川厚朴12g，甘草4g，清半夏、秫米、佩兰叶（后下）、神曲、焦山楂各15g，白蔻仁（后下）6g，炒麦芽30g。每日1剂，水煎2次，早晚分服。上方连服14剂后，睡眠稍好，胸闷脘痞，恶心欲吐除，偶有心悸、急躁，舌苔转薄白，脉仍弦滑。

据此脉证，宿食已去，痰湿已衰，继宜和胃化痰，养心安神。方用十味温胆汤加减：茯苓、竹茹、佩兰叶（后下）各12g，清半夏、陈皮、生枳壳、甘草、柏子仁（捣）各10g，炒枣仁（捣）90g，炒远志、石菖蒲（后下）各6g，神曲、炒谷芽各15g。继服7剂，睡眠明显改善。

［柴巍柴．柴瑞霭辨证治疗顽固性失眠的经验．山西中医，2004，20（5）：9-11．］

【诠解】证属食湿中阻，困扰心神。《素问·逆调论》谓："胃不和则卧不安。"患者体胖多痰湿，痰湿与宿食停滞中焦，胃气不和困扰心神而不得眠；食湿壅遏，胃失和降，故胸闷脘痞，纳呆便溏，稍食肥甘油腻则恶心呕吐；食湿中阻，清阳被蒙，气机不畅，故头重身困，舌体胖大，边有齿痕，苔白厚腻，脉弦滑，均为痰湿和宿食阻遏中焦之象。治疗先以平胃散合半夏秫米汤加芳香消导之品，苦温化湿，芳化醒脾，消食导滞，和胃安神，待食湿渐化而继以十味温胆汤加减和胃化痰，养心安神，使食湿俱去，胃气得和，心神自调而神明自安，睡眠正常。此案二诊中炒枣仁量多达90g，因枣仁味酸性收，必须待痰湿和宿食俱去时方可加大用量，以免留湿助滞。

张钟爱医案
（中焦气血虚逆心，健脾和胃安心神）

徐某，男，61岁。

2005年1月4日初诊：患者失眠多梦，胃脘作胀，饮食无味，面色少华，肢倦神疲，舌淡、苔薄，脉细弱。治以健脾和胃、宁心安神。方选归脾汤加温胆汤加减。处方：太子参15g，白术10g，黄芪15g，远志10g，茯苓10g，茯神10g，当归6g，橘皮6g，半夏10g，竹茹6g，酸枣仁15g，合欢皮15g，浮小麦15g，首乌藤15g，甘草4g。水煎，每日1剂，分2次服。

复诊：服药7剂，自诉胃脘不胀，有食欲，睡眠已有改善，原方去黄芪、首乌藤，加牡蛎20g、五味子6g、柏子仁6g。继服7剂，再诊时胃脘不胀，食欲正常，夜间能连续安睡5小时。为巩固疗效，又服药7剂，随访3月未复发。

［钱伟．张钟爱治疗失眠症经验撷拾．江苏中医药，2006，27（3）：22-23．］

【诠解】证属脾胃虚弱。"胃不和"起因多端，其外因是饮食不节，损伤脾胃，多见于暴饮暴食，饥饱无常，或过食生冷，或恣食肥甘辛辣，过饮烈酒；

其内因由脾土虚弱、脾胃本病所致，或他脏之病，经久不愈，损及脾胃，故临床上常见肝气犯脾（胃）、肝胃不和、思虑伤脾、脾胃不运、痰湿中阻等证候。在此类失眠症患者中，大多数伴有消化道疾病，如慢性胃炎、萎缩性胃炎、十二指肠球部溃疡、慢性结肠炎等，故治疗上以健脾和胃、养血宁心为主。

刘宏顺医案

（健脾益气大补方，安神定志归脾汤）

李某某，男，53岁。2006年12月10日就诊。近10天来，睡眠不佳，入睡困难，睡后易醒，醒后不复睡；多梦，纳减，乏力头晕。查两脉缓，舌淡红，苔薄白，二便正常。证属气虚血弱，心神失养。处以归脾汤原方：党参30g，白术10g，茯神15g，炙甘草10g，黄芪15g，当归20g，桂圆15g，远志10g，木香6g，大枣7枚。6剂。后电话询知病愈。

[刘宏顺. 失眠病辨证论治举隅. 四川中医，2009，27（2）：71-72.]

【诠解】证属气虚血弱、心神失养。患者一派虚象比较明显，脾为生血之源，脾虚而气血生化乏源，血不养心，神不守舍，则多梦易醒。归脾汤出自严氏《济生方》，原治心脾两虚之失眠健忘及脾不统血之证。用之得当，效果非凡。

陈泰名医案

（疏肝健脾气血和，木土乘克效桴鼓）

医案1 李某，女，52岁，干部。有慢性胃炎史3年，无吸烟、嗜酒史，患失眠症2年，加重3个月，卧床难眠，且伴有心烦不安，月经尚未回潮。近年来诉夜眠仅2~4个小时，胃脘胀闷不适，纳差，面色少华，舌淡暗红，苔白且边有齿印，脉细弱微弦。证属脾胃虚弱，肝胃不和。治拟健脾益气，平肝和胃，养血安神。处方：党参30g，茯苓15g，白术15g，陈皮12g，法半夏15g，广木香10g，砂仁10g，当归15g，柴胡10g，钩藤10g，夜交藤25g，炙远志10g，炙甘草10g。上药服4剂后，夜眠好转，能睡4~5个小时，胃脘胀闷缓解，守方巩固。服药1个月后，胃和寐安。

【诠解】证属脾胃虚弱、肝胃不和。患者素体脾胃虚弱，纳谷不香，气血生化乏源，五脏六腑皆不得濡养；"心乃君主之官"，主行心神活动之令；"肝者，将军之官"，"人动则血运于诸经，人静则血归于肝脏"，若后天气血失和，肝脏不得荣养，久则肝气横逆犯胃，上扰心神，则见心神不能内守而夜卧不安，本例采用健补脾胃，疏肝和胃法治之。虚实皆治，则效不更方，继服以巩固之。

医案 2 王某，男，38 岁，银行职员。有失眠史 5 年，每遇工作操劳则复发，服"舒乐安定"2 粒仅能入睡 4 个小时。白昼时常头晕，脘腹时胀，食后尤甚，大便欠畅，有时 2 日一行。胃镜示：胃、十二指肠未见异常。诊见：舌质淡红，苔白腻，脉细弦滑。证属：劳伤心脾，肝脾不和。治拟健脾安神，疏肝和胃。处方：党参 30g，茯苓 15g，白术 15g，陈皮 12g，法半夏 10g，广木香10g，砂仁 10g，柴胡 10g，白芍 10g，枳壳 10g，夜交藤 25g，合欢皮 25g，炙甘草 10g。服药 5 剂后，寐安胀消，服药 2 周，睡眠恢复至每晚 7 个小时，逐渐脱离依赖"安定"助眠。

［陈泰名. 胃不和则卧不安治验体会. 上海中医药杂志，2004，38（3）］

【诠解】证属劳伤心脾，肝脾不和。以上二证皆有脾胃虚弱之象，故以香砂六君子健脾和中，佐以平肝，意为因脾胃气虚，不能升浮，中焦失运，脾弱必被肝木乘其土位，更伤其生发之气，荣血亏虚，则心无所养，致使"目不暝""卧不安"。由此可见，失眠常与五脏疾患并发，且以脾胃病表现最多，以慢性疾患为主，虚实夹杂证多见。因此，笔者认为失眠证必须统顾五脏病证，分清主次、先后、虚实、标本，这样才更切实际，对指导临床具有现实意义。对"胃不和则卧不安"这句古训，临床应被赋于新的内涵，根据临床实际加以拓展。

刘克勤医案

（虚实错杂气机逆，心神妄动寐不安）

医案 1 患者，男，10 岁，2001 年 4 月以夜晚辗转反侧，难以入睡，伴腹胀闷不舒 3 日来诊。时见患儿面赤唇红，时有呃逆，嗳腐吞酸，饮食精神俱佳，小便黄，大便三日未行，舌红苔黄厚，脉弦滑有力稍数。证属食滞胃脘，方用保和丸合小承气汤（焦山楂 15g，神曲 6g，法半夏 10g，茯苓 12g，陈皮 6g，连翘 12g，炒莱菔子 15g，枳实 10g，厚朴 10g，生大黄 4g 后下）。1 剂大便通，睡眠实。

【诠解】证属食滞胃脘。中医经典理论认为，脾胃仓廪之官与心神君主之官密切相关，脾胃之经脉上连于心，脾胃脏腑病变可累及于心，出现心神病变。诸如虚实之邪，或自内生，或经外袭，均可导致脾胃升降失司，上扰心神，心神不能内守，而躁动不安，出现夜不能寐，阴阳失交，故首以疏脾胃气机，祛邪利气，心神自安。

医案 2 患者，男，37岁，2002年5月来诊。2000年5月患失眠证后，多方求治，时见彻夜难眠，烦躁，口干口苦，心下痞满，呕恶，大便秘结，数日一行，舌红苔黄，脉弦。证属中焦痞结，方用半夏泻心汤加减（法半夏10g，黄连6g，黄芩10g，干姜6g，炙甘草10g，枳壳15g，大黄4g，生姜3片，大枣4枚）。3剂后，烦躁不寐、心下痞满之症大减，连服数剂，诸症悉除，不寐告愈。

【诠解】证属中焦痞结。中焦脾胃为气机升降之枢纽，脾宜升则健，胃宜降则和，脾升胃降功能正常，各脏腑才能安守其内，各司其职。若他邪扰乱中焦气机，致气机逆乱，中焦痞满，则神不安内，可见烦躁不安，治疗当以疏利中焦气机，复脾胃运化之职，而安心神。

医案 3 患者，男，40岁，患慢性胃炎三十余年。时见虚烦不寐，时有腹痛，喜温喜按，面色无华，手足烦热，舌淡苔白，脉弦细而缓。证属中焦虚寒，方用黄芪建中汤（黄芪30g，桂枝9g，白芍18g，炙甘草6g，饴糖20g，生姜3片，大枣4枚）。汤药3剂而痛止，精神增，夜寐安。

【诠解】证属中焦虚寒。中焦脾胃为后天之本，气血生化之源，外荣养肢体百骸，内滋脏腑神魂；中焦脾胃虚寒，气血生化不足，机体失荣，可致神魂不安，夜卧不宁，心神扰动，妄耗于外，故而温补中焦，安神定志，使气血和，则夜卧安。

医案 4 患者，女，39岁，来诊主诉心烦不安，难以入睡，伴口干舌燥，胃中灼热，大便秘结。舌有裂纹，质红少苔。证属胃阴亏虚，方以麦门冬汤合益胃汤加减（麦冬20g，沙参20g，生地20g，玉竹20g，冰糖15g，法半夏9g，甘草10g）。3剂症减，6剂症除，后以益气养阴清热之剂善后，又服10剂而愈。

[刘克勤. 失眠从胃论治. 山西职工医学院学报，2003，13（3）：27-28.]

【诠解】证属胃阴亏虚。失眠证的论述始见于《内经》。《素问·逆调论》记载："阳明者胃脉也，胃者六府之海，其气亦下行，阳明逆不得从其道，故不得卧也。《下经》曰：胃不和则卧不安。此之谓也。"《素问·厥论》也提到"腹满腹胀，后不利，不欲食，食则呕，不得卧"。这些论述都说明饮食失当、脾胃功能失调可以影响睡眠，而胃腑失和是临证中较为常见的病因。但是导致胃腑失和的原因较多，临证中当深察其本。中医学认为，胃络通于心，胃主通降，以降为和。食滞、痰阻、热扰、虚寒、阴亏均可引起胃气不和，使胃气失于和降，浊气不降，上扰心神则产生失眠。西医学的研究证实，进餐后，消化功能增强，副交感神经兴奋性增高，交感神经活动水平降低，易于入睡，而过饥或过饱时，从胃肠道发出的冲动兴奋了脑干网状结构，进而兴奋大脑皮质，可引起失眠。长期失眠又引起外周儿茶酚胺和去甲肾上腺素水平的增高。儿茶酚胺水平增高导致胃肠黏膜的血管收缩变细，黏膜组织缺血缺氧，表现为胃炎样改变。去甲肾上腺素还可以通过 β－受体的效应，直接抑制胃肠蠕动，使胃肠蠕动减弱，引起纳呆、腹胀、便秘等症状。这些都说明胃腑失和与失眠的关系密切。因此，在治疗失眠时，当根据辨证求因、审因论治的原则，详察引起胃不和的原因，明晰病机，合理遣方用药，方能获得良效。

痰　治

张聿青医案

（阴阳失和痰浊生，水火不容诸虚损）

医案1　邵右，脘腹胀满，面浮肌肿，寤难成寐。木旺脾虚，湿随气溢。拟调气运湿，宁神息肝。

大腹皮、茯苓皮、砂仁、炒枣仁二钱，生薏仁三钱，上广皮、金铃子、香附、冬瓜子（炒）四钱，炙内金一钱五分。

又，脘腹胀满稍舒，面浮较退，而气从上冲，则神烦不寐，口渴舌燥。冲气上逆。再育阴养肝。

阿胶珠三钱，川雅连三分，煅磁石三钱，炙生地四钱，朱茯神三钱，干橘叶一钱五分，白芍（土炒）二钱，香附（醋炒）二钱，鸡子黄（调冲）一枚。

又，气火稍平，逆气上冲大减，寐亦略安，脘腹略觉宽舒。再育阴以平气火，参泄木调气。

阿胶珠三钱，川雅连（淡吴萸七粒同炒）三分，炙生地四钱，炒枣仁二钱，金铃子一钱五分，香附（醋炒）二钱，白芍（土炒）一钱五分，橘叶一钱五分，朱茯神三钱，鸡子黄（调冲）一枚。

【诠解】证属肝郁脾虚，湿浊阻滞。肝木横逆犯脾，致脾脏虚弱，脾土不主水液运化，则痰湿内生，痰湿为阴邪，阻遏气机，气机不利，携痰浊之邪上下窜逆，湿随气溢而为病，故治疗以疏肝健脾、化湿宁神。

医案2　李左，抱痛西河，木失条达，肝胃不协。由嗳噫泛酸而致咽中如阻，寤不成寐，心烦火升作厥。阳神扰攘。拟宁神息肝参以化痰。

竹沥半夏二钱，橘红一钱，煅龙齿三钱，枳实一钱，茯苓神各三钱，酸枣仁（川连二分煎汁炒）二钱，竹茹一钱，陈胆星七分，黑山栀三钱，夜交藤四钱，竹沥七钱，姜汁少许。

又，化痰宁神，仍难安寐，咽中如阻，气撑嗳噫，频转矢气。阳升不息，脾胃气弱。拟扶土抑木，育阴宁神。

奎党参三钱，大熟地（砂仁炙）四钱，朱茯神三钱，煅龙齿三钱，杭白芍一钱五分，法半夏一钱五分，炙甘草五分，炒枣仁二钱，远志肉五分，夜交藤三钱，橘红一钱。

【诠解】证属肝胃不和，心火炽盛。肝胃不和，则木失条达，嗳气反酸，咽中如阻，阴阳失调则寐不成寐；肝失疏泄，气血津液不归正化，津聚为痰；母病及子，则致心火亢盛，心火炽盛于里，心烦躁扰，心神不宁而致不寐，治疗以宁神息肝参以化痰为法治之。

医案3 龙宗师，人有阳气，阴之使也。人有阴气，阳之守也。故阳气常升，水吸之而下行，阳气无炎上之忧。阴气常降，阳挈之而上升，阴气无下泄之患。心为离火，肾为坎水，离在上而坎在下，离抱坎而中虚，坎承离而中满，太过者病，不及者亦病，阴阳配合，本不得一毫偏胜于其间也。姜附过剂以耗阴气，则在下之水，不克吸阳以下行，病遂以不寐始。阳胜于阴，由此而基。夫阳乃火之属，容易化风，经谓风善行而数变，阳之性毋乃类是。阴伤不能制伏其阳，致阳气游行背部及腹，时有热气注射，而热却不甚，但觉温温液液。以阳邻于火，而究非火也，故曰背为阳，腹为阴，以阳从阳，背热宜也。而涉于腹也何居，则以阴弱而阳乘之也。唯逢得寐，其热暂平，以水火既济，阴阳相纽，足以收其散越也。若阳气久亢无制，从阳化风，恐贻痱中之忧。差喜右脉濡缓，左寸关虽弦大，左尺细微，沉候有神，乃阴气足以内守之征。历进育阴酸收之品，所见甚高。唯是花甲之年，肾经之水，能保不虚，已属不易，何易言盈。况阳之有余，即是阴之不足，以酸收之，阳虽暂敛，未必常能潜伏。兹拟前人取气不取味之法，专以水介至阴之属，吸引阳气下行，使升降各得其常，病当循愈。特春升雷且发声之际，势难遽奏全功，一阴来复，当占勿药也。

玳瑁、珍珠母、龟甲心、炙鳖甲、煅牡蛎、煅龙齿、海蛤粉、白芍、女贞子、朱茯神、泽泻。

复诊，昨引阳气下行，原欲其阳伏阴中，而成既济。乃地气升发，昨为惊蛰，阳气正在勃动，晚间依然未睡，胸中不舒，稍稍咳痰，顿觉爽适，阳气两昼一夜未潜，右寸关脉顿洪大，沉取甚滑。夫以阳升之故，脉象遂随之而大，此阳系是虚阳无疑。而关部独滑，滑则为痰，盖津液为阳气所炼，凝成胶浊，胃中有痰，一定之理。心在上，肾在下，上下相交，唯胃中为交通之路，然后可以接合。今潜之而未能潜，必以交通之路，有所窒碍。拟从前意兼泄痰热，通其道以成水火既济之功。

玳瑁、煅龙齿、珍珠母、瓜蒌皮、川贝母、胆星、羚羊片、海蛤粉、夜合花、制半夏、焦秫米、竹沥。

【诠解】证属水火不济。心肾相交，则水火互济，心在上焦而不致心火独亢，肾居下焦而不致肾水虚寒；若诸邪犯之，则水火不济，肾水不能上济于心，使心火亢旺，心火下济于肾，使肾水虚寒；此乃心肾不交，水火失济。故而处方用药以交通心肾为法。

医案 4 杨左，肾水不足，耳常虚鸣，寐难成寐，痰多欲咳，行动气辄上逆。肾虚水火不能相济，火越于上，炼液成痰，所以痰多而欲咳也。拟升降水火，兼化痰热。

朱茯神、夜交藤、川贝母、冬瓜子、炒枣仁、煅龙齿、海蛤粉、天花粉，天王补心丹五钱（绢包入煎）开水先服。

又，寐得稍安，耳鸣腰背酸楚，稍涉劳勤，遗精复发，多思妄虑。皆由肾水不足，肝木上升太过，胆木决断无权。拟滋肾养肝，交合心肾。

生龟甲六钱，茯神三钱，煅龙齿三钱，厚杜仲三钱，沙苑（盐水炒）三钱，稽豆衣三钱，大生地四钱，炒枣仁二钱，生牡蛎六钱，川贝母二钱。

又，阴虚气弱，气不运旋。阴柔之药，尚觉呆滞，宜以退为进。

大生地（砂仁炙）四钱，新会皮一钱，炒枣仁二钱，杭白芍一钱五分，潼沙苑三钱，生山药三钱，茯苓神各二钱，沉香曲（炒）二钱，厚杜仲三钱，生熟谷芽（檀香汤炒）各一钱五分。

又，滋水宁神，脉症相安。前法扩充之。

大生地（砂仁炙）四钱，潼沙苑（盐水炒）三钱，制半夏一钱五分，茯神三钱，生牡蛎四钱，柏子仁二钱，炙龟甲四钱，炒枣仁二钱，甘杞子三钱，厚杜仲三钱，杭白芍（酒炒）一钱五分，上广皮一钱，女贞子（酒蒸）三钱。

又，神能守舍，而肺感风邪，咳虽不甚，咽痒痰出不爽。药宜以退为进。

杏仁泥三钱，川贝母二钱，池菊花一钱五分，橘红一钱，冬瓜子三钱，茯苓三钱，桔梗八分，桑叶一钱，生梨肉一两，枇杷叶四片。

【诠解】证属水火不济，痰热阻滞。心肾不交，水火失济，心火独亢，气机升降功能失常，气机逆乱，灼津为痰，化火伤津，遂有咳嗽咯痰症状；肾水不得心火濡养，可致肾虚精亏，耳鸣夜难成寐。故证属心肾不交，水火失济。治疗以交通心肾，调和阴阳为大法。

医案5 杨左。阳升不潜，介类所以潜阳，升水即以降火，投剂之后，竟能安睡。肾为封藏之本，腠理不密，动辄多汗。偶或遗泄，即发腰痛，以腰为肾府也。恶寒两足尤甚。阳甚于内，逼阴于外，自觉汗者，非真汗也。自幼头痛目疾，禀先不足。久坐尾闾作痛，尾闾为督脉起处，肾虚则空及奇脉，亦属定理。但痰湿素盛，宜从阴柔药中，参以和平蠲饮。

大熟地八两，粉丹皮一两，夜交藤二两，炙绵芪三两，白茯苓三两，大生地四两，潼沙苑（盐水炒）二两，厚杜仲二两，金毛脊（去毛切）二两，制半夏一两五钱，白归身（酒炒）一两，杭白芍（酒炒）三两，海蛤粉（包）三两，生山药一两，甜广皮一两，川贝母一两，生鳖甲十两，枣仁（炒研）一两，鸡头子一两，煅龙齿二两，生牡蛎八两，奎党参三两，炒白术二两，女贞子（酒炒）一两，甘杞子二两。以清阿胶三两，龟甲胶六两，酒化收膏。

（清·张聿青《张聿青医案·卷十四·不寐》）

【诠解】证属阴阳失和，痰湿内盛。阴阳失和，阳不入于阴，阴虚不能纳阳，则致孤阳独升，阳亢化火，火热燔灼于上，逼津外泄，自感汗出不止；孤阳独亢，阴津亏虚于下，肾气亏虚，机体失荣，精血津液不归正化，则痰湿内盛。综之证属阴阳失和，痰湿内盛。治疗宜滋阴以潜阳，药取阴柔药，另参以和平蠲饮。

吴鞠通医案

（痰饮闭阻气机逆，阴阳失和夜不寐）

医案1 钱，十七岁，乙酉四月二十七日。

春初前曾不寐，与胃不和之《灵枢》半夏汤，服至二十帖始得寐。兹胃仍不甚和，犹有不寐之弊，纳食不旺，再与和胃。

半夏六钱，广皮炭钱半，云苓块四钱，生苡仁五钱，益智仁一钱，白蔻仁（连皮）一钱，姜汁（冲）三小匙。煮二杯，二次服。

备用方，胆移热于脑，则成鼻渊，苍耳子散主之。

苍耳子（炒）一两，黄芩炭二钱，辛夷一两，桑叶六钱，连翘（不去心）八钱，银花八钱，茶菊六钱，苦桔梗五钱，薄荷二钱，甘草三钱。共为极细末，每服二钱，雨前茶调，日二次。

胃不和，数与和胃，已得寐进食，夜眠必流口水者，经谓胃热则虫动，虫动则廉泉开，廉泉开则液自出，予辛凉和胃法。

半夏六钱，生苡仁五钱，白蔻皮钱半，生石膏八钱，杏仁三钱，带皮苓六钱，姜汁（每杯冲）三小匙。煮三杯，三次服，四剂。

初六日，口水减，牙痛，脉如故，再服四剂。

十一日，再服四剂。

十六日，风淫所胜，治以辛凉，佐以苦甘。

苦桔梗二钱，连翘二钱，甘草一钱，银花三钱，桑叶二钱，香豆豉三钱，荆芥穗八分，杏仁二钱。煮两杯，分二次服，热退为度，二剂热退。

十八日，胃热，夜间口中液自出，与和胃阴法。

生石膏六钱，麦冬（连心）三钱，半夏五钱，白蔻仁钱半，云苓五钱。

二十二日，诸症皆减，去石膏，加：麦冬二钱。

二十八日，胃中向有饮聚，不寐，服半夏汤已愈。后因痰涎自出，与凉阳明亦减，余饮未除，与外台茯苓饮意。

云苓五钱，枳实钱半，生姜三片，洋参二钱，广皮钱半，枣（去核）二钱，麦冬（连心）四钱，半夏三钱。煮二杯，分二次服。

（吴鞠通《吴鞠通医案·痰饮》）

【诠解】证属痰饮内停，胃失和降。患者后天饮食劳倦失节，脾胃乃伤，脾胃运化水谷精微功能失常，久则痰浊之邪内生，痰浊闭阻胃脘心下，阻滞气机，气机逆乱，可见心神失养而不寐。痰浊为阴邪，性稠厚而流动性小，宜温热类药物温化痰饮之邪，方可去心下胃脘痞塞，不寐之症。

医案2 李，四十八岁，乙酉五月初一日。

其人向有痰饮，至冬季水旺之时必发，后因伏暑成痢，痢后便溏，竟夜不寐者多日，寒热饥饱，皆不自知，大便不通。按暑必夹湿，况素有痰饮。饮即湿水之所化。医者毫不识病，以致如此，久卧床褥而不得起，不亦冤哉？议不食，不饥，不便，不寐，九窍不和，皆属胃病例，与《灵枢》半夏汤令得寐再商。

姜半夏二两，秫米二合。急流水八杯，煮三杯，三次服，得寐为度。

十一日，诸窍不和，六脉纯阴，皆痰阴为腻补药所闭，昨用半夏汤，已得寐而未熟，再服前方三剂，续用小青龙去表药，加广皮、枳实，以和其饮。盖现在面色光亮，水主明也。六脉有阴无阳，饮为阴邪故也。左脉弦甚，经谓单弦，饮澼也。有一症必有一症之色脉，何医者盲无所知，不知伊一生所学何事，宁不愧死！

桂枝五钱，姜半夏六钱，白芍（炒）三钱，五味子二钱，炙甘草三钱，小枳实五钱，干姜二钱，广皮三钱。甘澜水八碗，煮成三杯，分三次服。

十八日，胃之所以不和者，土恶湿而阳困也。昨日纯刚大燥，以复胃阳，今诊脉象较前生动，胃阳已有生动之机，但小便白浊，湿气尚未畅行，胃终不得和也。与开太阳阖阳明法。

半夏二两，猪苓六钱，滑石三钱，秫米一合，泽泻六钱，白通草一钱，广皮三钱，桂枝四钱，云苓皮六钱。急流水十一碗，煮成四碗，分四次服。

六月初三日，于原方内去滑石、通草，加：川椒（炒去汗）三钱。

（吴鞠通《吴鞠通医案·痰饮》）

【诠解】证属痰饮内停。患者素有痰饮之邪，复又感受暑湿外邪，暑湿邪气以湿与热为致病特点，湿性黏滞难祛，热邪性趋上，易耗气伤津。此患者治疗宜利湿化痰同治，外清热化湿，内化痰浊之邪。

医案3　张，二十八日。

太阳中风，先与解外，外解已即与泻误下之胸痞，痞解而现自利不渴之太阴证。今日口不渴而利止，是由阴出阳也，脉亦顿小其半。古云脉小则病退。但仍沉数，身犹热而气粗不寐，陷下之余邪不净。仲景《伤寒论》谓真阴已虚，阳邪尚盛之不寐，用阿胶鸡子黄汤。

［按］此汤重用芩连。议用甘草泻心法。

甘草三钱，黄芩四钱，半夏五钱，黄连三钱，生姜三钱，大枣二个，茯苓三钱。

（吴鞠通《吴鞠通医案·伤寒》）

【诠解】证属阴虚阳亢。太阳中风证，法当先解其表，疏风散表邪，外邪解后遂出现心下痞满，误用泻下之品当出现下利不止，此为太阴证，而该患者泻下后即出现口不渴而利止，为阴液亏虚，阴虚不能纳阳，阳气浮越于上，扰乱心神而不寐，治疗当以益阴潜阳，养心安神。

王士雄医案

（阴阳失和气机逆，气郁痰湿扰心神）

医案1 许康侯令堂。

初夏患坐卧不安，饥不能食，食则滞膈，欲嗳不宣，善恐畏烦，少眠形瘦，便艰溲短，多药莫瘳。孟英按脉弦细而滑，乃七情怫郁，五火烁痰。误认为虚，妄投补药，气机窒塞，升降失常，面赤痰黄。

宜先清展。

方用旋覆、菖蒲、紫菀、白前、竹茹、茯苓、黄连、半夏、枇杷叶、兰叶。

不旬而眠食皆安。为去前四味，加沙参、归身、紫石英、麦冬，调养而痊。

【诠解】 证属湿热伤脾、气郁化火。患者初夏感湿热之邪，碍滞脾胃运化之功，食纳差，饥而不欲食；加之心情烦闷，情志不遂，善恐畏烦，五志过极皆化火，气有余便是火，体内火热过盛则便艰溲短。考虑外有湿热，内因七情怫郁，五火烁痰。故治疗宜先清热疏利气机，并化痰泄浊为法。

医案2 沈峻扬令妹，年逾五旬。

体素瘦弱，不能寐者数夜，证遂濒危。乃兄延孟英视之，目张不能阖，泪则常流，口开不能闭，舌不能伸，语难出声，苔黄不渴，饮不下咽，足冷不温，筋瘛而疼，胸膈板闷，溲少便秘，身硬不柔，脉则弦细软涩，重按如无。或疑中暑，或虑虚脱，孟英曰：身不发热，神又不昏，非中暑也。二便艰涩，咽膈阻闷，非脱证也。殆由情志郁结，怒木直升，痰亦随之，堵塞华盖，故治节不行，脉道不利也。误进补药，其死可必。

但宜宣肺，气行自愈。

方用紫菀、白前、兜铃、射干、菖蒲、枇杷叶、丝瓜络、白豆蔻。

果一剂知，四剂瘳。

（王士雄《王氏医案三编·卷三》）

【诠解】 证属气郁痰阻。老年患者，体质瘦弱，夜不能寐，情志不遂，肝不主疏泄，气机不利，气滞则痰阻，上蒙心神，心神失养则夜卧不安。治以疏理气机，解郁化痰为大法。

医案3 钱塘姚欧亭大令宰崇明其夫人。

自上年九月以来,夜不成寐,金以为神虚也。补药频投,渐不起榻,头重如覆,善悸便难,肢汗而心内如焚,多言,溺畅畏烦,而腹中时胀,遍治无功。其西席张君心锄,屡信专丁邀诊,余不得辞,初夏乘桴往视。左寸关弦大而数,右稍和而兼滑,口不作渴,舌尖独红。乃忧思谋虑,扰动心肝之阳,而中挟痰饮,火郁不宣。

温补更助风阳,滋腻尤增痰滞。至鹿茸,为透生颠顶之物,用于此证,犹舟行逆风,而扯满其帆也。明粉为芒硝所炼,投以通便,是认为阳明之实秘也。

今胀能安谷,显非腑实,不过胃降无权,肝无疏泄,乃无形之气秘耳。遂以参、连、旋、枳、半、芍、蛤、茹、郁李、麻仁、凫茈(注:荸荠)、海蛇(注:海蜇)。

两服即寐,且觉口苦溺热。余曰:此火郁外泄之征也。去蛤壳,加栀子。

便行胀减,脉亦渐柔,再去麻、郁、雪羹,加石英、柏子仁、茯苓、橘皮、小麦、莲子心、红枣核。

三剂各恙皆安,去石英、栀子,加冬虫夏草、鳖甲为善后,余即挂帆归矣。

然不能静摄,季夏渐又少眠,复遣丁谆请。余畏热不行,命门人张笏山茂才(即渠西席之子也)往诊,遵前而治,遂以告愈。

【诠解】证属忧思扰心,痰火内郁。患者平素情志不遂,忧思抑郁,扰乱心神,心神不安,则夜不能寐;"心为君主之官,肝乃将军之官",肝失疏泄,则心不主神明,久而心肝两脏亏虚;气机不利,则痰湿内聚,痰湿之邪为阴邪,阻遏气机,郁而生热,痰热交阻为病,精神不得内守而发为不寐。处方用药时以疏肝清热、化痰安神为法。

医案4 郎氏妇。

崩后淋带,五内如焚,溲热口干,不饥脘闷,腰疼肌削,卧榻呻吟,头晕耳鸣,夜不能寐,脉来细数,少腹不舒。滋补杂投,皆不见效。

余以沙参、菖蒲、斛、柏、薇、苓、蛤壳、冬瓜子、藕、十大功劳先为清展,服五剂热退渴和,脘舒安谷,且能起坐,夜亦能眠,其气机已调畅矣,参入潜阳养血而瘥。

【诠解】证属阴虚内热,痰湿阻滞。患者血崩如注,阴血大亏,阴血则内热,虚火内生,燔灼阴津,则出现溲热口干;湿热阻滞,易阻滞气机,碍滞脾胃运化之功，脾胃失于运化则不饥脘闷，腰疼肌消；湿热阻滞机体，脑窍失养，故感头晕耳鸣，夜不能寐。治疗以沙参、石斛滋补阴液；黄柏、茯苓以清热健脾安中；石菖蒲祛除痰湿之邪，另开窍安神。诸药相合，共奏滋补阴液，清热利湿之功。

医案 5 梅溪蒋君宝斋令堂。

自上年夏秋间患痢之后，神疲少寐，不能起床，医谓其虚，率投补药，驯致惊疑善悸，烦躁呓语，胁痛颠疼，耳鸣咽痛，凛寒暮热，大汗如淋，晕厥时形，愈补愈殆。李君苍雨邀余诊之，脉弦滑而数，白睛微红，而眼眶如墨，舌绛无苔。因问胸闷乎？曰闷甚。便秘乎？曰秘甚。溺热乎？曰热甚。

岂非气郁而痰凝，痰阻而气痹，肺胃无以肃降，肝胆并力上升，浊不下行，风自火出？虽年逾五旬，阴血不足，而上中窒塞，首要通阳。

为处小陷胸加菖、蒌、旋、茹、苓、枳、郁李仁。

群医谓是猛剂，无不咋舌。宝斋云：镇补滋敛，业已备尝，不但无功，病反日剧，且服之。果一剂知，三剂安。

已而余有会垣之游，前医谓病既去，复进守补月余，仍便秘无眠，胸痞躁乱，加以发瘕腹痛，人皆危之。时余游禾中，函乞往视。仍用前法增损，合雪羹投数剂，连得大解，率皆坚燥，改与柔养，更衣渐畅，粥食渐增，以潜镇舒养之剂善其后。

【诠解】 证属气郁痰凝，清窍闭阻。患者泻痢之后即出现神疲倦怠，气短懒言，系下利伤阴，阴血不足，阴津亏少；阴血不足，气机升降无力，气机闭阻，气滞则痰凝，郁闭之痰浊随逆乱之气机上犯心神，心神失养，则夜卧不安，失眠心悸。治疗以小陷胸汤加菖、蒌、旋、茹、苓、枳、郁李仁以开郁散结，化痰安神。

医案 6 王西翁令孙芝生茂才室。

久患汛行太速，头痛神疲，形瘦内烦，渴喜热饮，纳食滞膈，络胀少眠，脉至软滑虚弦，腿酸而有赤块甚痛，乃阴亏水不涵木，风阳内炽，气郁痰凝。

议宣养清潜互用法：沙参六钱，鳖甲八钱，首乌三钱，茯神、菊花各二钱，栀炭、竹茹、桑叶各一钱五分，白薇、黄柏、丝瓜络各一钱，以藕二两，十大功劳一两，煮汤煎药。

外用葱白杵烂，蜜调，涂腿上赤块。仲冬复视，烦减能眠，汛行较缓，头疼腿块均已渐瘥，乃与通补柔潜之剂。后信来知其服甚效。

（以上四案均摘自：王士雄《归砚录·卷四》）

【诠解】证属阴虚风动，气郁痰凝。阴虚不能纳阳，阳气逆乱而上浮于头目清窍，外易受风邪，风性主动，善行而数变，携逆乱之阳热邪气上蒙清窍，清窍为之不利，浊邪害清，可见头痛神疲，心神妄动不能内守，则致络胀少眠；人身之气机逆乱，气郁则痰凝，痰浊之邪上扰心神，致心神不安，夜不成眠。

马培之医案

（杂病失眠病机繁，抽丝剥茧解疑难）

患者素是湿体，肺气不利，鼻塞不闻有年，今春脐下动气上振于心，卧不成寐，脉细，左关弦硬，舌苔满白。肝肾不足，阳明湿痰不清，痰结于中，清阳之气不能上升。拟用温胆汤加味主之。法半夏、枳壳、丹参、川贝母、藿香梗、秫米、白术、茯苓、合欢皮、北沙参、竹茹。

二诊：脐旁动气已久，脾湿上腾，清阳不展，阴气不能上乘，舌苔满白，胃为痰阻，彻夜不寐，拟用十味温胆汤加味主之。半夏、远志、酸枣仁、枳实、茯苓、北沙参、石斛、黑穞豆、陈皮、白术、炙甘草、竹茹。

三诊：不寐之症有十数条，《灵枢》以阳气不得入于阴，故目不明。脐有动气，上及心胸，卧不成寐。肝肾阴亏于下，冲阳扰动于中，面有油红，阴不敛阳，水火不能交济，拟培肝肾，以摄冲任。南沙参、北沙参、生何首乌、熟何首乌、生酸枣仁、熟酸枣仁、川黄连、川石斛、红绿豆、生炙甘草、百合、肉桂、赤芍、白芍、龙齿、龙骨。

四诊：脉象细而缓，沉候带弦，缓乃脾之本脉，土虚生湿，沉候弦者，阴伤气不和也，脾处中州，为化生气血之脏，脾虚不能布精于胃，子令母虚，神不归舍，彻夜不寐，始进和胃，继交心肾，均未得效，拟从心脾进治。孩儿参、山药、陈皮、白术、白蔻仁、合欢花、当归身、白芍、佩兰、红枣、生酸枣仁、熟酸枣仁、浮小麦、益智仁（盐水炒）、远志（甘草水炒）。

［沈时谋. 马培之一则"不寐"医案解析. 世界中医药，2012，7（1）：51-52.］

【诠解】证属肝肾不足，痰热上扰。本案马氏首诊为阳明痰湿。因"素是湿体，肺气不利，鼻塞不闻有年"，属肝肾不足所致。整个诊断从"体质"（素是湿体）着手，认为是痰湿所致不寐，故用温胆汤加减，药后症状并未改善。再诊，马氏依然认为"湿气""痰阻"，仍用温胆汤进出。三诊时，马氏仍坚持"肝肾阴亏于下"的诊断。但不再坚持"痰湿"，而是将不寐病因十数条考虑在内，多了"水火不能交济"（心肾不交）。四诊马氏坦承：始进和胃，继交心肾，均未得效，抱着姑且一试的心理，最后从心脾进治。读本案笔者体会：马氏开始是有所坚持的，用温胆汤加减，此方治痰热扰心所致之不寐，效果是肯定的。两诊过后，马氏就从自信满满到改弦易辙，最后姑且一试。从"素是湿体，肺气不利，鼻塞不闻有年"的病案看来，患者系慢性病失眠患者，药后应先有改善，而后才可能痊愈。如症状有所改善，患者应该来复诊的。但案中未续，故可判断患者应改投他医。

丁泽周医案

（痰阻气逆心神失，阴阳不平夜不寐）

医案 1　李左。不寐已久，时轻时剧，苔薄腻，脉弦小，心体亏，心阳亢，不能下交于肾，湿痰中阻，胃因不和，胃不和故卧不安也。拟和胃化痰，交通心肾。

生白芍二钱，朱茯神三钱，上川连一分，炒枣仁三钱，法半夏二钱，远志肉一钱，上肉桂一分，柏子仁二钱，北秫米（包）三钱，炙甘草八分。

【诠解】证属胃虚痰阻，心神不交。不寐一证，有虚有实。本例病程已久，脉弦小，心血不足，复有湿痰中阻，总属胃不和而不寐之证。故用半夏秫米汤和胃安眠，交泰丸交济水火而安神。白芍、茯神、柏子仁用以养心血，安心神。

医案 2　陈左。高年气阴两亏，肝阳挟痰浊上蒙清空，健忘少寐，神疲肢倦，脉象虚弦而滑，苔薄腻，虚中夹实，最难着手。

故拟益气阴以柔肝木，化痰浊而通神明。

太子参一钱，仙半夏二钱，白归身二钱，穞豆衣三钱，抱茯神三钱，薄橘红八分，生白芍二钱，炒杭菊一钱五分，炒竹茹一钱五分，远志肉一钱，天竺黄一钱五分，石菖蒲八分，淡竹沥一两，生姜（同冲服）二滴。

【诠解】证属气阴两虚，痰浊扰神。本例高年健忘不寐，证属虚实夹杂，肝阳挟痰上蒙清窍。方用温胆汤加天竺黄清热化痰，定惊安神；当归、白芍养血涵肝木；杭菊、稽豆衣息风而平肝阳；太子参、茯神、菖蒲、远志是为定志丸，益气养心，开窍安神。合而成方，使肝阳平，痰热清，心神宁而安然寐。

医案3 陈左。阴虚难复，肝火易升，宗气跳跃，夜梦纷纭，脉象软小而数。

拟育阴潜阳，交通心肾。

蛤粉炒阿胶二钱，朱茯神三钱，珍珠母（先煎）三钱，生白芍二钱，小生地三钱，炙远志一钱，青龙齿（先煎）三钱，粉丹皮一钱五分，川贝母二钱，潼蒺藜三钱，熟女贞二钱，炒竹茹二钱，鲜藕（切片入煎）一两。

【诠解】证属阴虚阳亢。本例阴虚肝阳上亢，治仿三甲复脉汤意，加女贞、潼蒺藜育阴潜阳，养血平肝；远志、龙骨交通心肾；丹皮、茯神、竹茹、川贝泻肝火渗脾湿清化郁热。鲜藕入药既可清热又可安神开胃。

医案4 文右，营血亏耗，肝气郁结，阳升于上，心肾不得交通，入夜不寐，纳少神疲，腑行燥结，脉象细弱。

宜养血柔肝，和胃安神。

生白芍二钱，黑稽豆衣三钱，青龙齿（先煎）三钱，朱茯神三钱，炙远志一钱，炒枣仁三钱，柏子仁三钱，仙半夏钱半，北秫米（包）三钱，合欢花钱半，夜交藤四钱。

二诊：夜寐稍安，心神不宁，纳谷减少，舌苔干白，脉象弦细，血虚肝阳上升，神魂不得安宁。再宜柔肝潜阳，和胃安神。

生白芍三钱，柏子仁三钱，炒枣仁三钱，炒竹茹钱半，左牡蛎（先煎）四钱，青龙齿（先煎）三钱，朱茯神三钱，炙远志一钱，仙半夏二钱，北秫米（包）三钱，阿胶珠二钱，川连（生甘草四分伴）四分，黑芝麻三钱，金器一具，朱灯心两扎，珍珠粉一分。另保心丹四分。

（以上医案均摘自：沈仲理. 丁甘仁临证医集（丁甘仁医案）. 上海中医药大学出版社）

【诠解】证属阴虚阳亢，心肾不交。本例血虚失于涵木，再因肝气郁结而致肝阳上亢，营阴不足，肾水失于上承，心肾失济而生诸症。用柏子仁、酸枣仁养血；白芍、稽豆衣柔肝息风；茯神、远志、龙齿养心安神；半夏秫米汤和胃除烦安神；合欢花、夜交藤散郁安神。药证合拍，故二诊夜寐略安，然血虚不能速复，故原方去合欢花、夜交藤，加阿胶、芝麻滋养阴血，补益肝肾；珍珠粉、牡蛎、金器重镇定志；灯心、川连清心火，使心神得宁而寐安。

刘树农医案

（胆胃失和痰湿生，疏利胆胃痰消寐善）

任某某，男，成年人。不寐证迁延日久，宿后不复入寐，脉浮滑，苔薄滑，证属心肾不交，神不守舍，治以交通阴阳。处方：知母 6g、黄柏 3g、生地 16g、麦冬 9g、玄参 9g、百合 12g、淮小麦 30g、生玳瑁（先煎）9g、紫苏 1.2g。上方加减服 20 剂获效。

[朱杭美. 学习刘树农教授运用"通法"诊治失眠症. 上海中医药杂志，1981，（4）：11.]

【诠解】证属痰湿中阻。《素问·逆调论》有"阳明者胃也，胃者六府之海，其气亦下行，阳明逆，不得从其道，故不得卧也"之说，这里"不得卧"的原因，是阴阳的相通"不得从其道"。而"不得从其道"是如何造成的呢？或为痰湿中阻，或为瘀血内遏，或为饮食积滞于中。对由于痰湿中阻引起"不通"的治疗，《灵枢·邪客》曾明确提出："饮以半夏汤一剂，阴阳已通，其卧立至。"

姜春华医案

（口苦臭少阳胆热，温胆汤涤痰泄热）

盛某，男，34 岁。失眠半年以上，口苦臭，纳呆，心烦欲呕，头重目眩，痰黄，舌红，苔黄腻，脉滑数，以温胆汤加味。制半复 9g，陈皮 5g，茯苓 9g，黄连 6g，枳实 6g，竹茹 9g，生姜 3 片，大枣 7 枚。7 剂。

[戴克敏. 姜春华教授治疗失眠验案十则. 陕西中医学院学报，1987，10（3）：18-19.]

【诠解】证属痰热内扰。本案失眠，为少阳胆热移于胃，胃热蒸痰所致。用二陈和胃涤痰，以黄连及竹茹清上焦之热，枳实清泄下焦之热。治三焦而不及于胆为生气所从出，王旭高说温胆汤温存之意也。果药后痰热清，能入眠。

祝谌予医案

（肝经痰浊扰神魂不安，化痰清肝安寐魄自宁）

刘某，女，50岁，1996年11月21日初诊。患失眠十余年，每晚只能睡2~3小时，甚至彻夜不眠，经多方治疗，终不见效，非常痛苦，长期服用氯硝安定1片，每晚1次。头晕耳鸣，嗳气，不思饮食，口苦，大便干结，舌红苔黄腻，脉滑，证属痰热内扰。治宜化痰清热，养心安神。处方：半夏10g，茯苓10g，陈皮10g，炙甘草10g，竹茹10g，枳实10g，菖蒲10g，远志10g，酸枣仁10g，五味子10g，夏枯草10g，女贞子10g，旱莲草10g。7剂水煎服，每日1剂，午睡及晚上临睡前服用。药后失眠改善，每晚能睡4~5小时，食纳增加，口苦减轻，仍耳鸣头晕，嘱其停服氯硝安定，效不更方，守上方加白蒺藜10g，首乌藤15g，川断15g，枸杞子10g，继服14剂，诸症消失，已能安睡，守方取3倍量制成蜜丸常服，以巩固疗效。

［杨兵．祝谌予治疗不寐证经验．中国医药学报，2002，17（9）：551-552．］

【诠解】证属痰热内扰。《景岳全书·卷十八·不寐》引徐东皋语："痰火扰乱，心神不宁，思虑过伤，火炽痰郁而致不眠者多矣。"唐容川《血证论·卧寐》中说："肝经有痰，扰其魂而不得寐者，温胆汤加枣仁治之。"十味温胆汤方中半夏燥湿化痰，和胃止呕；陈皮理气和中，燥湿化痰；茯苓健脾利湿；炙甘草益气和中；枳实下气行痰；竹茹清热化痰；菖蒲、远志豁痰开窍；酸枣仁、五味子收敛心气，养血安神，加入对药夏枯草与半夏，女贞子与旱莲草，实为交通阴阳之妙。二诊加川断、枸杞子、白蒺藜、首乌藤，考虑本例病久元气已虚，以川断、枸杞子、白蒺藜、首乌藤滋补肝肾，清火，息风，固本。

刘仕昌医案

（痰浊阴邪气机阻神明扰，化痰泄浊复气机安心神）

李某，男，46岁，干部。

1991年3月15日初诊：患者因工作繁忙，又常饮酒厚味，酿成痰浊中阻。症见失眠梦多，白天疲乏眩晕，咳嗽痰多，胸闷，舌质黯红、苔腻，脉弦。治以除痰化浊，用温胆汤加减。处方：法半夏、浙贝母、黄芩、竹茹、白蒺藜、酸枣仁等各 12g，丹参、茯苓、夜交藤等各 15g，陈皮、远志各 6g，甘草 3g。4 剂，日 1 剂，水煎服。

19 日二诊：咳嗽减少，痰易咳出，自觉睡眠好转，续服上方 4 剂。

23 日三诊：咳嗽消失，头痛减轻，睡眠明显好转，精神转佳，仍予上方调治 1 个月而愈。

[钟嘉熙．刘仕昌教授治疗失眠经验．新中医，1995（9）：12-13.]

【诠解】证属痰浊中阻。烟酒无度，皆为痰浊内生之因。痰浊内阻，故见咳嗽痰多，胸闷，苔腻，脉弦；痰浊阻滞，清气不升，扰动心神，气机逆乱，故见头目眩晕、失眠梦多。治疗能抓住病因，除痰化浊，又能坚持治疗，故能获效。

邓铁涛医案

（痰湿瘀滞气机阻，肝失条达名医方）

医案 1 肖某，男，40 岁，教师，1999 年 4 月 2 日初诊。患者受精神刺激后失眠 10 余年，长期服用中西药治疗，效果不佳。诊见：失眠，不能入睡，伴头晕，胸闷，记忆力差，四肢疲乏，纳食一般，舌淡红、苔黄稍浊，脉弦滑。各项理化检查无异常发现，血压正常，既往有"精神分裂症"病史。辨证属痰湿阻滞，兼肝气郁结，治以理气化痰解郁为主，方用温胆汤加味。处方：竹茹、法半夏、胆南星、素馨花各 10g，枳壳、橘红、甘草各 6g，茯苓、白术各 15g，杜仲 12g。14 剂，每天 1 剂，水煎服。

4 月 16 日二诊：服上方后，睡眠好转，头晕、胸闷亦减轻，舌淡红、苔薄白，脉弦滑。痰湿见化，虚象渐出，仍守上方加合欢花、酸枣仁各 10g，并在上方基础上加减调治月余，患者睡眠明显改善。

【诠解】证属痰湿阻滞，兼肝气郁结。失眠的病因病机相当复杂，病因有七情所伤、饮食失节、劳倦过度等，但以情志所伤为最多见，病位则以心、肝、胆、脾、胃为主，总的病机是阳盛阴衰，阴阳失交，临床上可概括为虚、实两大类。虚者以心脾血虚、心胆气虚、心肾不交为主；实者以痰热、内火、瘀血为多，其中以痰阻为最多见。临床表现为患者难以入睡或彻夜难眠，伴胸闷，头晕，大便不爽，或恶心，平素喜酒或肥甘饮食，舌体偏胖、苔厚或腻，脉弦滑。处方时以温胆汤变通化裁，加补气运脾之品以绝痰源，结合南方气候特点，枳壳、橘红因温燥而减量使用，再根据病情，或加重镇之剂，或合养血之方，或佐甘缓之品。

医案2 黄某，男，41岁。

1999年4月2日初诊：患者于20年前因枪伤受惊吓后失眠，经服中药及针灸治疗，症状无明显改善，诊见：形体偏胖，夜间入睡困难，寐而易醒，胸闷，头昏，纳差，半身汗出，二便调，舌质黯、苔薄黄，脉沉滑，舌下脉络瘀紫。邓老认为患者失眠因惊而起，惊伤心脾，枪伤致瘀，素体有痰，辨为有瘀有痰有虚，治以补益心脾，化痰祛瘀，方用温胆汤加补气活血药主之。处方：竹茹、半夏各10g，枳壳、橘络、橘红各6g，五爪龙、生牡蛎（先煎）各30g，茯苓15g，丹参18g，炙甘草10g，麦芽30g，大枣5枚。白天服1方，晚上服2方，连服2周。

4月16日二诊：症状明显改善，舌脉同前，将初诊方中丹参改为24g，加龙眼肉10g，方照服。治疗月余，患者睡眠明显改善。

【诠解】证属痰瘀交结，内有虚象。痰瘀互结，每多耗竭正气；或正气素虚，气血运行不畅，则痰瘀之邪丛生，相互搏结为病，临证可见痰瘀扰乱心神，夜卧不安；心烦纳差；治疗当以补益正气，化痰祛瘀为法，两法同施，诸症自除。

医案3 池某，男，75岁，头晕、失眠20余年，经检查诊断为：原发性高血压病Ⅳ期；颈、腰椎骨质增生；老年性肺气肿；慢性咽炎、声带息肉。诊见：头晕头痛，睡眠不宁，一直服用舒乐安定方能入睡，停药则无法入睡，伴四肢麻木，咽喉不利，大便秘结，舌淡黯、舌体胖大、苔白，脉左紧右弦滑。处方：竹茹10g，枳壳、橘红各6g，茯苓、肉苁蓉各15g，党参、草决明各24g，白术、鸡血藤、夜交藤各30g，甘草5g。水煎内服，每天1剂。川芎、桃仁各12g，艾叶、赤芍、续断各15g，防风、羌活各10g，丹参18g，红花6g，生葱4条，米酒、米醋各20g。煎水浴足，每晚1次。1周后二诊：头晕失眠好转，舒乐安定已减量，且血压平稳，下肢麻痹亦好转，舌脉同前，仍便秘难解。首诊方中白术改50g，肉苁蓉18g，去草决明，加牛膝12g，酸枣仁24g，远志5g。方中加桂枝15g，独活10g，当归尾10g。上两方调治月余，诸症减轻，痰瘀风湿渐去，虚象渐现，在原方基础上加益气健脾之品，如黄芪、党参、五爪龙等，浴足方不变。8月3日三诊：头晕、失眠明显缓解，下肢麻痹明显减轻，精神转好，鼻头明亮，好转出院。

[徐云生. 邓铁涛教授治疗失眠的经验. 老中医经验，2000，32（6）：5-6.]

【诠解】证属痰瘀互结。邓老综合其四诊资料，辨证为痰瘀互结，风湿痹阻，脾胃虚弱，肝肾不足。病情复杂，虚实夹杂，予中药内服健脾益气，理气化痰以中药外洗方祛风除湿，活血化瘀。

哈荔田医案

（脾虚痰阻郁热生，脾不养心神不安）

贾某，女，28岁，已婚。

产后逾月，夜难入寐，辗转反侧，心烦不宁。曾服西药镇静，初时尚能入睡，近则罔效，且病情日重，几乎彻夜不眠。伴见日夕潮热，头晕口苦，心中烦悸，惕然易惊，泛恶欲呕，口黏痰多，神疲乏力，下肢微肿，舌质淡，边尖红，苔白腻。此脾虚不运，痰涎沃心。既往有癔病史。

拟从心胆论治，亦即沈金鳌所谓："理气顺痰，养心安神为第一要义"之旨。

处方：清半夏9g，云茯苓15g，广陈皮6g，淡竹茹12g，莲子心3g，淡条芩12g，柏子仁、炒枣仁各12g，远志肉9g，夜交藤、朱麦冬各12g。

服药3剂，已能入睡，可睡5个小时。但仍多梦易惊，倦软乏力，腹胀胫肿，纳少便溏，烦劳则有低热，脉见沉滑无力。此痰热虽清，而脾虚未复，元气为伤，烦劳则低热者，乃"劳则气耗"耳。

拟甘温益气法，所谓"劳则温之"。

处方：野党参15g，炙黄芪、炒白术各9g，云茯苓15g，冬瓜皮12g，广陈皮6g，朱麦冬9g，夜交藤、炒枣仁、柏子仁各12g，远志肉9g，炒神曲12g。

连服6剂，诸症悉退，嘱服归脾丸，日服2丸，以为善后。

（哈荔田. 哈荔田妇科医案医话选. 天津科学技术出版社）

【诠解】证属脾虚痰盛、热扰心神。本案脾虚不运，聚湿生痰，痰火扰心，而致失眠。证属本虚标实，治当先治其标而后顾其本。故先用温胆汤加减清热化痰，宁神益智，继用健脾益气再顾其本，遂使诸症悉退。次用丸剂两补心脾，以资巩固。

赵绍琴医案

（湿热阻滞气机郁，清窍被蒙神机失）

吕某，男，45岁。

1992年7月13日初诊：自述春节期间酗酒后嗜睡，现每日昏昏欲睡，时有低热，反应迟钝，面色暗浊，大便不畅，舌红苔白，脉濡数。

证属湿阻热郁，气机不畅。

治以芳香宣化，宣展气机。

方药：蝉蜕、片姜黄、炒山栀、前胡、苏叶各6g，僵蚕、淡豆豉、藿香、佩兰、大腹皮、槟榔各10g，大黄1g。

服药7剂后，嗜睡减轻，发热未作，再以上方去藿香、前胡，加防风6g、白蔻仁4g，服药20余剂，嗜睡愈，精神爽，饮食二便如常。

（彭建中，等．赵绍琴临证验案精选．学苑出版社）

【诠解】证属湿阻热郁，气机不畅。酗酒后出现嗜睡，必与嗜酒相关。酒乃谷物酿造而成，其性湿热大盛。凡嗜酒之人多湿热壅盛，湿热蒙闭，气机不畅，神明失聪，故昏昏欲睡矣。今面浊，舌红苔白腻，脉濡数，皆是湿热之征。治用升降散疏调气机，加前胡、苏叶宣展肺气，气化则湿邪亦化；藿香、佩兰芳香化湿，大腹皮、槟榔、淡豆豉发越陈腐，疏利三焦。服之气机展，三焦畅，湿热去，则热退神清矣。

李今庸医案

（气血瘀滞痰浊阻，阴阳失衡虚实逆）

医案1 患者，男，40岁，湖北咸宁供销社干部。1967年6月就诊。

严重失眠已有数年，经常彻夜不能入寐，每晚必赖安眠药方能入睡。形容消瘦，心悸，胸闷短气，咳嗽，唾白色泡沫，脉结。此证乃水饮内结，阻遏卫阳，阳不交阴所致。治宜温阳祛饮，拟二陈汤合苓桂术甘汤加味。

茯苓15g，炒白术10g，桂枝10g，炙甘草10g，制半夏10g，陈皮10g，牡蛎（先煎）15g。以水煎服，日服2次。嘱停服其他安眠药。

第4天复诊，服上方1剂后，当晚停服安眠药即能入睡。连服3剂，感觉稍舒，要求加大药力，遂于原方以甘遂易甘草。

拟方：茯苓 15g，炒白术 10g，桂枝 10g，制半夏 10g，陈皮 10g，牡蛎（先煎）15g，甘遂（研末，分 2 次冲服）1.6g。以水煎汁，冲服甘遂末，日 2 服。

【诠解】证属水饮内停。《金匮要略·痰饮咳嗽病脉证并治篇》说："凡食少饮多，水停心下，甚者则悸，微者短气。"水饮内结阻遏胸阳则胸闷，滞碍息道则短气，水气凌心则心悸，饮邪犯肺则咳嗽唾白色泡沫。津液内聚为饮，无以充养肌肤，故形容消瘦。饮邪结聚于内，卫气行于阳不得入阴，以致无法成寐而失眠。方用白术、甘草、茯苓健脾行水，半夏、陈皮燥湿祛饮，桂枝温阳化饮，《金匮要略》所谓"温药和之"也。加牡蛎潜阳以交阴，故服药即能入睡。药服 3 剂又加大药力，原方中去甘草加甘遂末冲服，每服则大便泻水数次，使水饮从大便而去，故诸症皆退，脉之结象仍在，乃饮邪所结之窠囊未除，病将复发，后果然。

医案 2　患者，女，41 岁，江浙人，保姆。1975 年 4 月就诊。

经常失眠，不能入寐，寐则多噩梦，易惊醒，心烦，舌苔黄腻。乃痰浊阻胆，肝魂不藏。治宜清化痰浊，佐以安神。拟黄连温胆汤加味。

竹茹 15g，炒枳实 10g，茯苓 10g，制半夏 10g，炙甘草 10g，陈皮 10g，黄连 8g，生地 10g，当归 10g，酸枣仁（炒，打）10g。以水煎服，日 2 次。

上药服 3 剂而愈，旋归江浙而去。

（以上医案均摘自：李今庸．李今庸临床经验辑要．中国医药科技出版社）

【诠解】证属痰浊内阻。《灵枢·本输》说："肝合胆，胆者中精之府。"《素问·奇病论》王冰注说："肝与胆合，气性相通。"痰浊郁滞胆腑，肝魂失于舍藏，则症见经常失眠，不能入寐，而寐则多噩梦。痰浊郁滞，邪实则正衰，胆气不足，故睡眠易惊醒。胆气通于心，胆有邪则心为之烦。痰浊郁结生热，则见舌苔黄腻。黄连温胆汤清化热痰；肝藏血，心主血，而血为神之物质基础，然神在肝曰魂，在心曰神，神魂不安，故方中加入生地、当归、酸枣仁养血安神。患者服 3 剂而愈。

医案 3　患者，男，62 岁，退休干部，住湖北省武汉市武昌区。1995 年 4 月就诊。患"心脏病""高血压"已多年，1996 年 3 月又突发"中风"，经中西药治疗未效。现经常感觉心慌心悸，头目昏暗，右侧上下肢无力而活动不灵，右脚踏地如履棉花之上而无实感，长期失眠，唯赖吞"安眠药"以为睡，舌苔薄白，脉结甚，数至一止，或十数至一止。病乃血气瘀滞，心神不宁，肝风内动，肢体失养，治宜活血破瘀，疏肝利气，方用血府逐瘀汤加味。

生地15g，当归12g，川芎10g，赤芍10g，红花10g，桔梗10g，柴胡10g，枳实（炒）10g，川牛膝10g，甘草（炙）10g，桃仁（去皮尖，炒，打）10g，香附（制）10g。

上药12味，以水适量，煎药，汤成，去渣，分温再服，日服2次，每日服1剂。

生地150g，当归120g，川芎100g，赤芍100g，红花100g，桔梗100g，枳实（炒）100g，柴胡100g，甘草（炙）100g，川牛膝100g，香附（制）100g，党参100g，桃仁（去皮尖，炒，打）100g。

上药13味，共研细末，过筛，炼蜜为丸，每服10g，1日服3次，开水送下。

上方药丸，患者服用至2000年12月，睡眠恢复正常，诸症减退，身体康复，嘱其起早锻炼持之以恒，希勿间断。停止服药。

（李今庸．中国百年百名中医临床家丛书·李今庸．中国中医药出版社）

【诠解】证属气滞血瘀。《素问·阴阳应象大论》说："心生血。"《灵枢·营卫生会》说："血者，神气也。"《灵枢·大惑论》说："心者，神之舍也。"心主血藏神而赖血以濡养，今血液瘀滞，失去正常流动之性而不能濡养于心，心失血养则无法安宁而神不归舍，故心慌心悸而长年失眠。《素问·解精微论》说："夫心者，五脏之专精也。目者，其窍也。"《灵枢·大惑论》说："目者，心之使也。"心神失守则难以司窍而使目，目不为心神之所使，故头目为之昏暗，而视物不审，血主于心而藏于肝。肝藏血，为风木之藏，其性喜条达。今血液瘀滞则肝不能条达而木气为之郁，木郁则风生，肝风内动，风邪循虚而犯，并至于身半之上下，则身半之经络阻滞不通，无血以濡养其身半之形体，故见其右半身不遂，活动不便。《素问·脉要精微论》说："夫脉者，血之府也。"《灵枢·经水》说："经脉者，受血而营之。"《素问·举痛论》说："经脉流行不止，环周不休。"瘀血停滞，阻碍血脉正常运行，致血脉运行不相连续，故脉见"结"象，脉动而时见一止也。治以血府逐瘀汤，方用生地、当归、川芎、赤芍为四物汤以养血活血，红花、桃仁以行血破瘀，柴胡疏肝解郁，川牛膝入肝祛风，桔梗、枳实疏利气机，甘草调和诸药，加香附以行血中之气，助行血破瘀之力，更利于瘀血之消除。共奏活血破瘀、疏肝利气之效。其药服10余剂后，即渐能入睡，坚持服药数十剂，失眠虽时有反复，但诸症好转，坚持服药近200剂，则诸症消失，只待恢复和巩固。遂将原方改汤为丸，以其为病日久，特加党参助正而促其体质之康复。

印会河医案

（痰火郁滞心神妄动，化痰泻火畅情安神）

医案1 张某，男，38岁，工人。因工作不遂心愿，加之亲人病故，精神受到刺激。近3个月来精神紧张，有时哭笑，不能入睡，常欲外走，睡则噩梦，大便干，几日一解。来诊时由家人陪同。患者面部表情呆滞，眼睛发直，舌苔黄腻舌质红，脉弦细。根据其病因和神志失常等主要症状，诊为痰火扰动心神，神明为之动乱。治以除痰降火、解郁安神，处以除痰降火方加菖蒲10g，远志6g，大黄6g。另服礞石滚痰丸，每早9g。服药10剂，大便每日2~4次，排出大量脓冻样大便；睡眠有所改善，噩梦亦减少，再服10剂，病情明显好转，面部表情较前丰富，自己能叙述病情，每晚能睡4~5小时，不再哭笑。经治2个月，每晚能睡6~7小时，病情稳定。半年后随访，已上班工作。

【诠解】本病属于中医"癫狂"的范畴，主要病因病机为气郁痰火，阴阳失调。印教授认为癫病常因寒痰蓄饮蒙蔽心窍而起，狂证常由气、火、痰、血等内扰心神所致，二者又可互相转化，癫痫特甚即发狂乱，狂病日久亦可转为癫痫。其治疗本病基本上采用自拟的除痰降火汤并辅以礞石滚痰丸。该方疏肝行气以治本，泻火除痰以治标，痰火既除，肝气得疏，灵窍乃复。

医案2 李某，女，60岁。患者失眠多年，每晚仅能入睡3~4小时，严重时整夜不能入睡，常做噩梦，烦躁，伴有胃口不适、嗳气等症状。经服上方5剂，睡眠明显好转，宗上方继进10剂，睡眠基本正常，其他症状亦消失。

【诠解】证属痰火上扰。此类患者，症状多种多样，变幻不定，据临床观察，多数患者具有失眠、噩梦、心烦等症状，通常表现为入睡难，睡眠不熟，有的则噩梦纷纭，常于睡中惊醒。印教授在长期临床实践中，发现除痰降火方对精神失常有显著疗效，而精神失常早期或病情较轻者，多有失眠、噩梦、心烦的症状。用除痰降火方来治疗这类患者，大多可收满意效果。故诊治此类患者，应把失眠、心烦、噩梦作为主症来抓，有上述3个症状者，即用除痰降火方治疗，服药后睡眠可得到改善，噩梦逐渐减少或消失，心烦不再发作，精神体力得到恢复。

医案3 刘某，女，35岁。2年来大便干燥，睡眠不实，每夜下肢抽动，十分痛苦。开始服谷维素有效，后渐不佳，求中医治疗。印教授根据其失眠、便燥等情况，诊为痰火内实，心神动乱，筋膜失养，致肢体抽动。给予上方加木瓜12g，生苡仁30g。增强利湿舒筋作用。服药5剂睡眠好转，肢体亦不再抽动。

［董连荣．印会河教授运用"除痰降火"方的经验．河南中医，1983,（3）:15-16.］

【诠解】证属痰火上扰。伴有失眠、噩梦的其他内科疾患，如高血压、腹胀肠鸣、腰痛麻木、肢体抽筋、头痛连额等，用除痰降火方治疗，不但睡眠可得到改善，其他症状亦可随之好转或消失。"百病多由痰作祟"，信然。

吕同杰医案

医案1（痰湿黏滞化热邪，不寐惊悸夜卧走）

患者，女，40岁，1990年10月22日初诊。1年前因患"脑干脑炎"后出现失眠，眠则多梦，日睡眠2~3小时，伴有心烦，头目不清，口黏口干，纳呆呕恶乏力，大便黏而不爽，舌质红，苔黄腻，脉细滑，予清宫安神汤加白豆蔻9g，木瓜9g。水煎服，日1剂。药服6剂，症状明显减轻，睡眠好转，舌苔黄腻，以上方加苍术15g。水煎服，日1剂，继服18剂，诸症悉除。

［吕春芳，解静．吕同杰治疗顽固性失眠经验．山东中医杂志，2000, 19（5）:300-302.］

【诠解】证属痰热扰心。怪病多痰，痰湿黏滞，郁久化热，扰动心神而致失眠。拟以清热化痰、清宫安神法。适用于痰热扰心证。由于痰热互结，内扰心窍，致心神不安。证见失眠多梦，口苦口黏，纳呆呕恶，头重头昏，舌质红，苔黄腻，脉弦滑，方用清宫安神汤：黄连6g，枳壳9g，茯苓30g，半夏

12g，陈皮 9g，竹茹 15g，酸枣仁 24g，莲子心 6g，白薇 15g，生龙骨、生牡蛎各 30g，麦冬 18g，玄参 24g。伴血瘀者加丹参 30g，川芎 15g。水煎服，日1 剂。

医案 2（痰湿阻遏清阳神明昏昧，化痰祛湿疏利气机清灵心神）

公某，男，33 岁。

1989 年 3 月 16 日初诊：失眠 10 余年。10 年前因用脑过度，以后经常失眠，多梦，头晕沉，急躁，胸闷，心悸，平均睡 3~4 小时 / 日，时有彻夜不眠，精神不振，纳谷不香，舌红，苔白腻，脉弦细。经常服用安定及养心安神的中成药及汤剂，不能根治，故求诊于吕老，给予和解阴阳、豁痰镇静法治之处方：茯苓 30g，柴胡 24g，黄芩 9g，半夏 9g，桂枝 6g，远志 9g，铅丹 4.5g，大黄 6g，党参 24g，铁落 60g，生龙牡各 30g，大枣 10 枚，生姜 9g，甘草 9g。

二诊：服上方 3 剂，睡眠明显好转，每夜能睡 6~7 小时，仍有头昏沉，急躁，舌脉同上，上方继服。

三诊：又服 3 剂，睡眠如常人，诸症消失，精力充沛。

［阎琴，姜锡斌．吕同杰辨治顽固性失眠经验．山东中医学院学报，1995，19（3）：168-169．］

【诠解】证属痰湿内生，蒙蔽清阳。思虑劳倦，伤及心脾，血不养心之不寐，应以养心安神为主治疗。但日久，脾失健运，痰湿内生，蒙蔽清阳，水火不交而致之不寐，法当和解阴阳、豁痰镇静。本例病例中治疗以小柴胡汤为基础，和解阴阳，配以茯苓健脾利湿，大黄内泻热结，铅丹、铁落豁痰镇静，生龙牡固涩安神，使虚实夹杂之证，药到病除。

俞慎初医案

（痰浊化热耗心阴，心失所养夜不寐）

林某某，男，47 岁。

1990 年 5 月 12 日初诊：患者严重失眠已 1 年多，晚上常服安眠药方能入睡 2~3 小时，甚则彻夜难眠。寐时梦多，似睡非睡，白天精神不振，头晕目眩，胸闷心烦，口苦口干，纳食欠佳，舌淡红、苔薄黄，脉细数。证属痰热内扰，心阴不足而致，治以化痰清热，养心安神。拟十味温胆汤加减。处方：太子参、干地黄各15g，五味子、陈皮各5g，茯苓、竹茹各10g，酸枣仁、远志肉、半夏、枳壳各6g，麦冬12g，炙甘草3g，秫米（包）1撮，鸡子黄（冲）1个。水煎服，每日1剂。

二诊：服上药4剂，睡眠明显改善，停服安眠药亦能睡3~4小时，头晕胸闷、口苦口干亦减轻，按原方加夜交藤12g，续服7剂。睡眠基本正常，精神尚好，纳食增加。仍以前方再进3剂以巩固疗效。

[刘德荣．俞慎初教授治疗疑难杂症经验．新中医，1995，（6）：1-3．]

【诠解】 证属痰热内扰，心阴不足。本案既有痰热内蕴上扰心神之候，又因迁延日久，心阴耗伤，心失所养而致失眠经久难愈。故选方从治痰和养心入手，既清热化痰又益气养阴生津佐以养心安神，使心神得安，夜寐如常。

徐明涟医案

（胆郁痰扰心惊悸，利胆化痰定惊烦）

患者，女，28岁，惊悸、恐惧不安伴失眠2年，头晕耳鸣，晨起呕恶，吐少许黏痰涎，口干口苦，纳差，舌红苔黄腻，脉弦滑。证属胆郁痰热上扰，治以清热化痰，除烦定惊，方选黄连温胆汤加减：黄连12g，半夏12g，茯苓30g，陈皮22g，枳实12g，竹茹9g，石菖蒲12g，远志9g，琥珀粉（包）10g，酸枣仁30g。水煎服，6剂。

二诊：患者自述明显好转，入睡较前明显改善，但口干口苦明显，上方加栀子12g，淡豆豉9g以清肝透邪善其后。

[姜向坤，李云，徐向青．徐明涟调肝五法治疗顽固性失眠的经验．山东中医药大学学报，2000，24（3）：199-200．]

【诠解】 证属胆郁痰热上扰。胆主决断，为清静之腑，与肝相表里。肝藏魂，夜卧则魂归于肝；胆主少阳春升之气，胆气冲和则魂神安定。若谋事当断不断，胆气失于升发，郁而化热，炼液为痰，痰热上扰波及肝而致魂不安，难入眠。症见心慌，惊悸，难以入睡或睡而易惊醒，兼有口苦，心中懊恼，痰涎多，呕恶纳呆，舌红苔黄腻，脉弦滑。治以清热化痰，除烦宁心，方选黄连温胆汤合栀子豉汤加减。

周绍华医案

（湿热阻滞忧思寐差，清热利湿畅情安神）

郗某，男，36岁，干部，1996年8月6日初诊。平素喜饮酒和嗜食肥甘。3个月前因工作思虑忧愁过度，而渐发失眠，曾服"安定片"等效果不佳，现入寐困难，且寐而不安，头昏脑胀，注意力不集中，胸脘满闷，喜叹息，纳差，并时有恐惧感，舌质红苔腻微黄，脉弦滑。此为湿热内盛，内扰神明所致。处方：北柴胡10g，条黄芩10g，法半夏10g，广陈皮10g，云茯苓30g，炒枳实10g，淡竹茹6g，淡竹叶10g，灯心草10g，生甘草6g。药进6剂，胃脘见舒，头昏脑胀明显减轻，寐稍安。效不更法，守前方加琥珀粉（冲服）3g，1周后，每晚已能入寐6小时，并已停服安定片。继守方去黄芩，加炒枣仁20g，6剂，以善其后。

[云志有，康昱. 周绍华教授治疗不寐证经验. 河南中医，1997，17（4）：237-238.]

【诠解】证属湿热内盛。此型不寐多由中素嗜食肥甘，聚生湿热，或肝郁脾虚，湿邪内生，日久化热，上扰神明所致。其特点是：寐而不安，时寐时醒，胸中烦闷，胃脘痞满，时嗳气，头昏沉，注意力不集中，喜凉恶热，舌质红苔黄腻，脉弦滑。治宜柴芩温胆汤加石菖蒲、炒远志以清热化湿，疏肝利胆，宁心安神。如口苦者加黄连；胃脘满闷纳差者加焦三仙；大便干燥者加当归、苦杏仁。

倪宗珈医案

（痰热交结气机滞，阴阳逆乱化邪奇）

王某，女，60岁。2002年7月就诊。患者因与家人发生口角，而出现夜难以入睡，甚或彻夜难眠，心烦，口苦，情绪易于激动，纳差，二便可，舌尖红，苔黄微腻，脉滑。证属痰郁气滞，痰火内扰。方用温胆汤加味。处方：竹茹10g，枳壳10g，陈皮10g，法半夏15g，茯苓30g，柏子仁10g，钩藤15g，酸枣仁15g，川贝母10g，紫丹参15g，甘草5g。服用3剂后，二诊诉夜能入睡2~3小时，导师遂以原方去贝母，加麦冬15g，合欢皮15g。再添5剂，1周后患者告之夜能睡5小时左右，导师嘱以上方每周服用2剂，1个月后完全停服。

[张颖，杜建华，褚贵保. 倪宗珈治疗失眠经验. 云南中医中药杂志，

2003, 24（2）：5.]

【诠解】证属痰郁气滞，痰火内扰。中医经典医著《景岳全书·卷十八·不寐》引徐东皋语："痰火扰乱，心神不宁，思虑过伤，火炽痰郁而致不眠者多矣。"说明痰郁气滞，痰火内扰，也是引起不寐的一个病因。温胆汤出自《千金方》，由半夏、陈皮、茯苓、竹茹、枳实、甘草、生姜、大枣组成，具有化痰泄浊，宁心安神之功。主治失眠，心烦，口苦，恶心，痰多，头昏等症。倪教授使用本方时，凡中焦稍弱偏于有热者，皆使用此方，无不收到捷效。此方安神而健中，无壅滞气机或闭邪等不良反应。倪教授用之颇为得心应手。

柴瑞霭医案

（痰浊阴邪化火扰神，宣透郁热泻浊安神）

许某某，男，33岁，2003年5月22日初诊。患者受精神刺激后失眠7年余。多梦，重则彻夜不眠，自觉心烦懊侬，口苦，头重呕恶，胸闷痰多，且伴心悸，易惊多疑。舌质偏红、苔黄腻，脉滑数。证属痰浊阻滞，郁热不宣，以致痰火内扰，心神不宁。治宜清化痰火，宣透郁热，养心安神。方选黄连温胆汤合栀子豉汤加味。药用：炒黄连、生枳壳、茯苓、清半夏、陈皮、炒栀子、柏子仁（捣）、石菖蒲（后下）、郁金各10g，竹茹15g，淡豆豉（后下）、合欢皮各12g，炒枣仁（捣）90g，夜交藤、生麦芽各30g，生甘草6g。每日1剂，水煎2次，下午和睡前分服。7剂后，患者自觉睡眠好转，每晚可安睡2~3小时，心烦、口苦口干消失，头晕、胸闷、呕恶明显好转，舌苔变薄黄腻，上方去栀子、豆豉再服7剂。后仍守此方调理1个月，诸症悉除，睡眠正常。

[柴巍柴．柴瑞霭辨证治疗顽固性失眠的经验．山西中医，2004，20（5）：9-11.]

【诠解】证属痰火内扰，心神不宁。徐东皋谓："痰火扰乱，心神不宁，思虑过伤，火炽痰郁，而致不眠者多矣。"本案头重呕恶，胸闷痰多，心烦懊侬，口苦口干，舌苔黄腻，脉滑数，为痰火内扰，热郁不宣，心神不宁表现，故方用黄连温胆汤清化痰火，栀子豉汤宣透郁热，石菖蒲、郁金通心窍、开痰郁，重用酸枣仁配以柏子仁、合欢皮、夜交藤等养心安神，全方使痰火得清，郁热得宣，心气得通，失眠自愈。

洪广祥医案

（痰浊化热心神失主，清热化痰潜镇神明）

患者，女，30岁，职员，1994年9月15日初诊。失眠1年。近因家事不和，整夜不眠，食纳不下，胸闷，有时无故烦躁不已，难以自持，曾在某西医院就诊，诊断为神经官能症，服西药无效。今来诊时症状如前，晨间口苦口干，舌苔黄腻，脉滑。证属痰热扰心，心神不安。治宜祛痰降火，镇静安神。处方：茯神15g，法半夏、陈皮、枳实、淡竹茹、石菖蒲、柴胡各10g，生龙骨、生牡蛎各20g，浮小麦30g，川黄连、生甘草各6g，红枣6枚。5剂，水煎服，日1剂。药后胸闷、口苦减轻，自觉精神好转，夜间能睡2小时左右，效不更方，继服18剂，诸症悉除。

［万文蓉．洪广祥运用温胆汤验案举隅．新中医，1996（9）：3.］

【诠解】 证属痰热扰心、心神不安。《张氏医通·不寐》："不寐有二，有病后虚弱，有年高人血衰不寐，有痰在胆经，神不归舍，亦令人不寐。" 洪教授以口苦、胸闷、舌苔黄腻、脉滑为辨证要点，再依精神不畅，情志郁结为诱因，认为本案当属痰浊内阻，郁久化热，扰动心神所致。故以温胆汤为主降逆化痰以安神。

高荣林医案

（中下二焦邪犯心不安，平调寒热邪祛气血和）

医案1 郑某，女，51岁。1年前无明显诱因出现失眠，入睡困难，服用舒乐安定、多美康等镇静剂方能入睡，停药则失眠；半年前因右侧肢体麻木，在外院诊为多发性硬化，服用西药治疗，失眠愈加严重；伴入睡困难，夜眠易醒，心烦作热，胸闷汗出，心悸脱发，右侧上下肢麻木，胃脘胀闷，纳谷呆滞，大便不成形，每日1次，小便调。舌胖色暗，苔浊，脉滑。停经8个月。辨证为痰热扰心、心肾不交，予黄连温胆汤合交泰丸化裁：黄连6g，肉桂1g，当归10g，白芍15g，竹茹10g，枳实10g，半夏9g，陈皮10g，炒酸枣仁15g，远志10g，石菖蒲10g，生龙骨、生牡蛎各30g。水煎服，7剂。

二诊：药后夜眠易醒好转，脱发减轻，纳食渐增，仍入睡困难，心烦作热似有增加，胸头汗出，头昏沉，目干涩，右侧上下肢麻木，大便已成形。舌暗、苔白浊，脉沉弦。仍宗前法，上方加牡丹皮 10g，继进 7 剂。

三诊：入睡较前好转，夜能睡 5~6 小时，心烦作热及胸头汗出减轻，右侧肢体仍麻木，胃胀未作，纳食尚可，二便调。舌暗、苔白，脉沉弦。上方去黄连、肉桂，加川芎 9g，再进 7 剂。以后仍以此方化裁，化痰以陈皮、半夏、枳实、竹茹、远志、石菖蒲、胆南星进退，清热以炒栀子、黄连、牡丹皮、生地黄加减，共服药 2 个月余，失眠好转，唯肢体麻木尚留，后以健脾补肾、活血通络方药调治而愈。

【诠解】证属痰热扰心、心肾不交。患者休差，入睡困难，心烦躁扰，胸闷汗出，实为心火独亢的表现；而下焦以纳谷呆滞，大便不成形等为主要证候，以肾水虚寒为主，此乃心肾不交所致；中焦脾胃为水谷之海，气血生化之源，若诸邪犯及脾胃，则其运化之功能失常，气血津液不归正化，痰浊内生，痰浊为阴邪，阻滞气机，气机不利，郁而生热，痰热搏结，阻于中焦胃脘部，上扰神明，神明失主，夜卧不安；故而其证候为痰热扰心，心肾不交。处方以清热化痰、交通心肾为法。

医案 2　李某，女，39 岁。5 个月前因股疝行手术治疗，术后出现失眠，入睡困难，伴有心中烦闷，头晕而沉，倦怠乏力，纳谷呆滞，二便调。舌稍红、苔白浊、脉沉细。辨证为肝郁脾虚，痰浊中阻，予温胆汤合小柴胡汤化裁：柴胡 10g，白芍 15g，牡丹皮 10g，枳实 10g，陈皮 10g，竹茹 10g，半夏 9g，党参 10g，黄芩 10g，炒酸枣仁 15g，远志 10g，石菖蒲 10g，生龙骨、生牡蛎各 30g。水煎服，7 剂。

二诊：患者失眠、乏力好转，仍有头晕，伴有颈项酸痛，腿软乏力，纳食渐增但恶油腻，舌尖红、苔薄黄，脉沉细。上方去党参、黄芩，加葛根 12g，续断 10g，继进 7 剂。

三诊：已能入睡，有时夜醒但可再睡，头晕好转，左侧头痛，后背冰凉，腿软乏力，舌尖红、苔薄白，脉沉细。初诊方去牡丹皮、陈皮、竹茹，加骨碎补 10g，生地黄 15g，再进 7 剂。

四诊：夜寐转好，颈项如压，头顶及后背发凉仍有，纳食增，遇风则前额头痛，舌尖红、苔薄，脉沉细。上方去生地黄，加鹿衔草 10g，再进 7 剂。以后在此方基础上加减，共服 42 剂，失眠头痛均消失，后背凉亦好转，随访 2 个月未复发。

[刘宗莲，康凌. 高荣林运用温胆汤类方治疗失眠经验. 中医杂志, 2008, 49（11）: 975-976.]

【诠解】证属肝郁脾虚，痰浊中阻。"肝乃春木，主升发之气"; "脾为湿土，主受藏万物"; 肝在五行属木，脾在五行属土，肝与脾关系紧密，若诸邪侵扰于肝，致使肝失疏泄，肝疏畅条达之性受抑制，久则肝气横逆犯脾，致脾失健运，脾不运化，可见痰湿之邪，痰浊为阴稠黏腻之邪，易阻遏气机; 故而结合本例患者诸多临床表现，考虑以肝郁脾虚、痰浊中阻为其主要证候特点。

董襄国医案

（阴阳偏颇暗生痰浊，平调阴阳化浊安神）

章某，男，35岁，工人。

1971年12月1日初诊: 6年前曾患精神分裂症住院治疗，现通宵不寐，烦躁，大便坚结，痰多，脉细，苔黄白相兼而厚腻。以化痰浊，安心神为治。郁金6g，藿香9g，陈胆星4.5g，丹参12g，石菖蒲6g，珍珠母30g，姜夏9g，姜竹茹9g，陈皮4.5g，朱灯心1.5g，西琥珀1.8g。5剂。

12月6日二诊: 药后睡眠可5小时，较前为安，大便较畅，痰多，脉细，舌质黯而苔厚，再予化浊安神为治。丹参9g，郁金9g，陈胆星6g，石菖蒲6g，姜夏9g，姜竹茹9g，朱灯心1.5g，制首乌9g，西琥珀1.8g。4剂。

[董襄国. 失眠论治. 新中医, 1984,（1）: 21-23.]

【诠解】证属痰浊扰心。本案由于痰浊内滞，腹中不舒，故失眠程度重，伴烦躁，多痰，便结，舌苔厚腻。此证如果阴阳发生偏盛偏衰，极易转入"重阴者癫，重阳者狂"的恶候，正如《杂病广要》所云: "按不寐有其证属发狂之渐"，并强调"不得不伐肝镇心"。本案治法，抓住痰浊内滞的主因，兼顾心气不足。方用温胆汤加胆星、菖蒲以导痰涤浊; 藿香、郁金芳香化浊; 丹参养心活血，珍珠母、琥珀宁心镇静。全方仿"蠲饮六神汤"方法，对痰浊内蕴而出现的精神不安症状有一定疗效。此患者脉细，总属阴虚，此舍脉从证、急则治其标，善后当以益阴安神。

宋乃光医案

（肝胃失和痰热扰，神明失主调和法）

别某，男，35岁，于2012年6月2日初诊。患者入睡困难，易醒，醒后再难入睡。肝区稍不适，偶有胃脘胀闷不舒。生活作息极其不规律。舌红、苔黄腻，脉弦滑数。既往有脂肪肝，高血脂病史。血压：125/96mmHg。证属胆胃不和，痰热上扰。治疗以黄连温胆汤加减：制南星10g，半夏10g，猪苓、茯苓各15g，石菖蒲10g，郁金15g，怀牛膝15g，天麻10g，夜交藤30g，莲子心6g，黄连8g，天竺黄15g，钩藤15g，竹茹15g，枳实10g，炒山栀10g，生龙骨、生牡蛎各30g，天冬30g，夏枯草15g。7剂，代煎，每日3袋。2诊：诉睡眠已安稳。

[李铮.宋乃光教授从肝胆治疗失眠3则.吉林中医药，2012，32（12）：1278.]

【诠解】证属胆胃不和，痰热上扰。患者平素即感肝区不适，偶有胃脘部胀闷不舒，加之后天生活作息时间失其规律，肝胃失其调和之性，肝胃不和，痰浊内生，水泛中原，阻滞气机，气机不利，郁而生热；痰热交阻，扰乱神明而夜卧不安，考虑处方用药以疏肝和胃，清热化痰为法选方。

陈意医案

（肝胃失和痰浊内扰，黄连温胆清热化痰）

王某，女，49岁，2010年4月23日初诊。

主诉：夜寐不安半年余。现夜寐易醒，乱梦纷纭，惊醒不安，伴头昏健忘，身体丰腴，胸中满闷，晨起痰多呕恶，食少纳呆，食则无味，舌苔黄厚腻，脉弦滑数。诊断不寐，证属肝胃失和，痰浊内扰，心神不安之证，治以清热化痰、疏肝和胃法，黄连温胆汤加味。处方：黄连6g、制半夏10g、化橘红10g、炙甘草6g、茯苓12g、枳实10g、生姜10g、鸡内金12g、柴胡10g、广郁金15g、炒竹茹10g、生龙骨30g、生牡蛎30g。7剂后即能安寐，余症减轻。随症加减继服21剂，诸症皆除。

（夏永良.陈意辨证论治不寐医案三则.中国民族民间医药，142.）

【诠解】证属肝胃不和，痰热内扰。此型不寐多由饮食不节，嗜食油炸烧烤之品，宿食停滞，损伤肠胃，酿生痰热，壅遏于中，痰热上扰，胃气不和，以致不得安寐，即《素问·逆调论》说的"胃不和则卧不安。"《张氏医通·不得卧》又进一步阐明了胃不和则卧不安的原因："脉数滑有力不眠者，中有宿食痰火，此为胃不和则卧不安也。"此型不寐的临床表现为夜寐难安，兼见头昏头重、痰多胸闷、厌食嗳气、吞酸恶心、心烦口苦、目眩、苔腻而黄、脉滑数等症。用黄连温胆汤治疗此型不寐，方中黄连清心泻火；制半夏、炒陈皮、炒竹茹、枳实理气化痰；白茯苓宁心安神；甘草和中补土、调和诸药，诸药合用则痰化热清，神安胆宁，脾运得健，夜寐得安。临证多加用石菖蒲、炙远志、酸枣仁等，增加化痰安神的功用。

曹洪欣医案

（痰热互结扰于心，黄连温胆显奇效）

张某，女，47岁。

2000年1月23日初诊：自诉近1个月来因情志不遂后少寐，噩梦纷纭，醒后仍觉乏力，心烦，心中懊恼，时有恶心，胸闷，口苦，口中黏腻有异味，咽中如物梗阻，舌暗红胖苔黄腻稍厚，脉弦滑数。此证属痰热内扰。治以清热化痰安神。方用黄连温胆汤加减。处方：黄连10g，竹茹、枳实、半夏、茯苓、陈皮、石菖蒲各15g，生龙骨30g，珍珠母30g，甘草10g，7剂水煎服。1周后复诊，少寐多梦明显好转，胸闷、恶心、心烦、口苦等症均减轻，舌苔淡黄而薄，脉滑稍数。效不更方，继服7剂而愈。

［张玉辉，林晓峰．曹洪欣教授治疗失眠验案四则．中医药学报，2004，32（6）：49-50．］

【诠解】证属痰热内扰。该患素体痰盛，湿郁易化热，加之近日与人争吵，情绪急躁，此属情志化火，煎津为痰。痰热互结上扰于心，触动心神则患者少寐，心烦，噩梦纷纭；痰阻气机，气机不利则胸闷，恶心；痰气交阻于喉则咽中梗阻，舌脉均属痰热内阻之象。方取黄连清心泻火除烦，陈皮、半夏、竹茹、石菖蒲化痰和中，茯苓、生龙骨、珍珠母安神，甘草调和诸药。本病因于痰起，痰易生寒、化热，其或寒或热常取决于患者的体质情况。此案即气滞痰阻，痰热互结上扰心神而发病。故痰热除而心神自宁，睡眠转佳。

褚忠毅医案

（胆府不和痰热生，瘀滞气血夜卧扰）

魏某，女，45 岁。2011 年 4 月 13 日初诊。患者罹患失眠 10 余年，且呈进行性加重。近来虽每晚服舒乐安定片至 4 片，也未能入睡，第 2 天觉非常疲劳，入睡后则乱梦纷呈，时时惊醒，口干易渴，大便干燥，小溲黄。舌红、苔薄黄略燥，脉弦。证属胆经瘀热，痰浊上扰清窍。治拟清热化痰，宁心安神。温胆汤加味：清半夏、陈皮、姜竹茹、制远志、黄连、淡豆豉、胆南星各 10g，枳实、焦山栀、夏枯草各 15g，茯苓、珍珠母、生麦芽各 30g，钩藤 20g，甘草 5g。7 剂，每日 1 剂，水煎，早晚 2 次分服，并嘱患者逐渐减少舒乐安定用量。7 天后复诊，诉服中药第 3 天开始睡眠质量明显改善，白天精神渐佳，现舒乐安定已减至 1/4 片。观其舌脉，舌苔较前薄，但仍黄燥，脉弦，内热未清之象也。于原方加黄芩 10g 续服。后以此方加减调治月余，多年顽疾得除。

［褚忠毅. 温胆汤加味治疗失眠验案. 浙江中医杂志，2012，47（4）：239.］

【诠解】证属胆经瘀热，痰浊上扰清窍。温胆汤主治"心胆虚怯，触事易惊，梦寐不详，或异象感惑，遂致心惊胆慑，气郁生涎，涎与气搏，变生诸症。或短气悸乏，或复自汗，四肢浮肿，饮食无味，心虚烦闷，坐卧不安"。故温胆汤名为"温胆"，实则清胆。胆属木，为清净之府，喜温和而主生发，以温为候，以不寒不热为宜，故清其痰热，复其清净温和之常，即达到温胆之目的，正如罗东逸所谓："和即温矣，温之者，实凉之也。"

顾锡镇医案

（痰热扰心夜不寐，清热化痰情志舒）

患者，女，45 岁，2009 年 10 月就诊，主诉：失眠伴心烦易怒 8 年，加重 1 年余。患者长期失眠，心烦易怒，2010 年年初生气后出现低热，胃脘痞满不适，伴口苦，头重，易悲观，易便秘，汉密顿心理测试显示为中度焦虑、中度抑郁，舌暗红，苔黄腻，脉滑。证属痰热扰心，予以清化痰热为法，拟方：黄连 3g，黄柏 5g，石菖蒲 6g，郁金 10g，天竺黄 10g，姜半夏 6g，丹参 30g，茯神 20g，青礞石 30g，合欢皮 10g，合欢花 10g。经治疗半年后，患者诉失眠有改善，心烦易怒不明显，汉密顿心理测试显示为轻度焦虑、轻度抑郁。

［张金霞．顾锡镇教授治疗失眠经验总结．广西中医学院学报，2012，15（1）：14-15．］

【诠解】证属痰热扰心。"百病皆由痰作祟"，痰火扰乱，心神不宁，思虑过伤，火炽痰郁，而致不眠者多矣。现代人由于经常恣食肥甘，饮酒无度，以致宿食停滞，酿成痰热者与日俱增，痰热阻遏心窍，扰动心神而致心神不安，神不安则不眠。治疗此证型失眠时，处方以菖蒲郁金汤及黄连温胆汤加减，常用的祛痰药物有：石菖蒲、礞石、天竺黄、郁金、半夏，每或奇效。

钱彦方医案

（心肺阴虚生热灼津化痰扰心肺，金水相生清热化痰黄连温胆汤）

林某某，男，68岁。素有失眠20余年。病起于慢性支气管炎、肺心病呼吸衰竭，因痰阻肺曾呼吸停止，经抢救苏醒后，彻夜不眠，靠收听广播度日，咯痰黏稠、色灰白，胸闷气短，请求中医会诊。现症：面红体瘦，无发热，心烦急躁，心悸，口干，头重，二便调，舌质暗红、苔薄黄腻，脉细滑。证属心肺阴虚，痰热阻肺，治当正邪兼顾。药用：胆南星15g，竹茹10g，清半夏10g，橘红10g，远志10g，炙紫菀15g，生龙牡各20g，麦冬15g，五味子10g，太子参15g，生黄芪20g，合欢皮25g，夜交藤20g。6剂后，病症如前，乃病重药轻，宜加强清热化痰养阴之力，加生龙牡各10g，黄连10g，阿胶10g，知母20g，浮小麦30g，五加皮15g，砂仁6g。6剂后，夜有睡意，仍似睡非睡，心烦口干，咯痰减少，胸闷气短轻，舌暗红转淡、苔薄白，脉弦细。痰化热清、阴精渐复，于前方去橘红、五加皮、远志，加淡豆豉10g，旱莲草30g，女贞子15g。6剂后，夜能睡2~3小时，舌淡红，脉弦细，原方续服10剂，病情稳定，每夜可睡5小时左右。半年后因气管切口未合，大量稀食吸入肺，窒息死亡。

［钱彦方．顽固性失眠辨治体会．中医杂志，1998，39（11）：658-659．］

【诠解】证属心肺阴虚，痰热阻肺。痰热、痰湿是导致失眠的常见病理产物。《景岳全书·卷十八·不寐》谓："痰火扰乱，心神不安，思虑过伤，火炽痰郁而致不眠者多矣。"痰之为病，随气上下，无处不到，若痰与热相裹，不易速去，内扰心神，必致顽固性失眠。痰热扰神的临床特征：失眠日久不解，噩梦，心烦，头重，惊悸不宁，痰多胸闷，口苦耳鸣，厌食嗳气，恶心，大便不爽，舌红、苔黄腻，脉滑数。其治疗当清热化痰、和中静神法，方用黄连温胆汤加减。若夹瘀者，舌暗，脉沉涩，加郁金、丹参、红花、合欢皮；若火盛者，头胀，昼困夜兴，脉滑数，可加夏枯草、龙胆草、栀子、生龙牡等。

王宝亮医案

（肝胆化热生痰扰神明，清热化痰疏肝利胆平）

医案1 患者，男，21岁，2006年6月5日初诊。发作性偏头痛3年。最近1周头痛加重，多因精神紧张诱发，发作时，头一侧跳痛，心烦易怒，口苦，不欲食，眠差，体型偏胖。观其舌象，舌质红，苔黄厚，脉滑数。诊断为血管性头痛。王师结合其体质、病史、症状及舌脉，中医辨证为肝胆郁热、痰热上扰证，给予温胆汤加减：陈皮15g，半夏15g，茯苓15g，白术15g，枳实15g，川芎15g，丹参12g，白芍20g，柴胡12g，地龙9g，厚朴12g。1周后复诊，疼痛缓解，续服2周，未再发作，做丸续服1个月，未再复诊。

【诠解】证属肝胆郁热、痰热上扰。血管性头痛是由于颅内外血管舒缩功能障碍及某些体液物质暂时性改变所引起的反复发作性头痛。发作特征为单侧或由一侧转向另一侧，可伴恶心呕吐、视觉异常等先兆，间歇期如常人。根据临床表现，中医称之为偏头痛或偏头风，认为六经病皆可致头痛，但以痰浊居多。工作压力大，长期精神紧张、压抑，致肝气郁结，木郁不达，胃气不和；若再喜好辛、甜、油腻饮食更易阻碍胃气，进而化热生痰，痰热郁阻，上蒙清窍，清阳不展，引发疼痛。温胆汤加减清热化痰，通络止痛，切合痰热郁阻病机，使浊清窍通，头痛自止。

医案2 患者，男，47岁，2004年8月12日初诊。精神紧张后，失眠6个月。持续加重渐至彻夜不寐，服西药镇静药效果不佳，白天头昏脑胀，记忆力差，烦躁易怒，食少，乏力，舌质红，苔黄腻，脉滑，诊断为不寐之痰火扰心证。给予温胆汤加减：陈皮15g，半夏15g，茯神20g，枳壳12g，龙齿10g，石菖蒲15g，天南星15g，郁金15g，酸枣仁20g，合欢皮20g，夜交藤15g，黄连12g，炙甘草6g。服6剂后，能入睡，续服6剂，每晚能睡6小时，后恢复工作。

【诠解】证属痰火扰心。患者因精神紧张，气郁不舒化火，煎津成痰，痰火内扰，神不归舍，故令不寐，理气化痰清热为治疗本病的"第一要义"，以上方燥湿化痰、清心安神。

医案3 患者，女，29岁，2006年9月21日初诊。1年前，因工作压力大，出现心胸胀闷不舒，心烦易怒，情绪低落，沮丧，紧张。近2个月易哭，害怕，纳差，失眠。观其舌象，舌淡苔黄厚，脉弦滑。诊断为郁证之痰热扰神、心胆气虚证，治宜清胆化痰安神兼补心胆。以温胆汤加减：半夏12g，茯苓12g，陈皮12g，枳实12g，竹茹20g，黄连6g，郁金10g，五味子10g，太子参15g，珍珠母20g，浮小麦20g。10剂而愈。

[刘洁.王宝亮教授应用温胆汤治疗神经系统疾病经验.中医研究，2007，20（3）：54-55.]

【诠解】 证属痰热扰神、心胆气虚。患者情志内伤，气郁化火，炼津为痰，上扰清窍，除出现精神活动的异常外，还可见到舌质红、舌苔黄厚腻，此时的主要病机为痰热交阻、蒙蔽清窍，故治疗宜清热祛痰开窍为主，兼以疏肝宁心除烦，选用黄连温胆汤为基础方，清热祛痰、开窍宁心。

刘宏顺医案

医案1（痰热扰心不寐易惊怵，清热化痰黄连温胆方）

杨某某，女，42岁。2007年10月8日就诊。因家庭琐事与家人发生矛盾而生闷气，后渐失眠不寐，起初不以为意，后发展为彻夜不眠，次日头晕恶心，病重半月始来就诊。自述口苦，烦躁，时干呕，入睡困难，或将要入睡则旋惊而醒。诊其脉弦滑，舌红苔黄腻。辨证：痰火扰心。拟以黄连温胆汤加减：黄连10g，半夏12g，枳壳15g，生姜15g，茯苓30g，陈皮10g，竹茹10g，生甘草6g，佛手15g，石菖蒲15g。3剂。二诊：睡眠好转，舌苔化薄，继服3剂而愈。

[刘宏顺.失眠病辨证论治举隅.四川中医，2009，27（2）：71-72.]

【诠解】 证属痰火扰心。《张氏医通·不得卧》："脉数滑有力不眠者，中有宿食痰火，此为胃不和则卧不安也。"本例患者由于情志不畅，肝郁气滞，久而化火，炼液成痰，痰热扰其心神，神不安位，故不寐。其舌脉均为痰热之象。另外，其有一个特异性的症状，即将入睡欲合目之时，旋即惊醒，这是痰扰心神致阴阳不交之明征。黄连温胆汤由二陈汤化裁而来，为临床治疗失眠之痰热证的常用方剂。本例根据病因加入疏肝理气化痰之佛手，开窍宁神之菖蒲，疗效较好。疗痰热应注意寒温并用，因痰为阴邪，一味寒凉则凝而不行。

医案 2（湿聚饮停心虚烦，水热互结化利方）

尹某某，男，65岁。

2008年6月16日初诊：因头晕失眠前来就诊。继往有高血压病史5年余，近1月来严重失眠，伴眩晕、昏蒙，测得血压170/100mmHg（1mmHg=0.13kPa）。自服降压药"吲达帕胺"，血压不降，眩晕更甚，双腿沉重无力，时时泛恶，纳呆，渴而不欲饮，小便频而点滴量少；望其面色暗淡，舌淡红苔黄腻而滑，脉沉细。此水热互结，阻碍气机升降之机，清阳不升，浊阴不降，阴阳失序，且病久伤阴。猪苓汤加减：猪苓10g，茯苓30g，泽泻20g，桂枝15g，生姜15g，党参30g，阿胶6g，丹参30g，川牛膝15g。6剂。

二诊：眩晕大减，睡眠基本正常，血压下降至140/90mmHg。后以外台茯苓饮，六君子汤善后，巩固治疗1个月，血压正常，诸症愈。

[刘宏顺.失眠病辨证论治举隅.四川中医，2009，27（2）：71-72.]

【诠解】证属湿聚饮停。本例失眠是高血压病的继发症状，因此选方用药时需综合考虑，其病机之一为湿聚饮停。《伤寒论》第319条曰："少阴病，下利六七日，咳而呕渴，心烦不得眠者，猪苓汤主之。"与本病基本吻合，嫌其偏寒加桂枝、生姜增强化气行水之功；考虑久病必有瘀，加丹参、牛膝，取其能"活血而安神"，及"性善下行"，以活血利水。诸药合用，祛其邪而安其正。

宋兰医案

（心肝火旺脾湿随上扰心，清肝泻火化湿内安神明）

蒋某，女，37岁，因失眠多梦2个月。症见：失眠多梦，心烦易惊，头晕时作，胸闷不舒，舌红，苔黄厚腻，脉滑。该患者事业繁忙，压力甚大，饮食失节，湿聚成痰，加之情志不遂，郁而化火，痰火互结扰动心神，发为失眠。疏方为：黄连10g、陈皮20g、半夏20g、竹茹10g、胆南星5g、石菖蒲20g、郁金15g、枳实15g、白豆蔻10g、佩兰10g、珍珠母30g、磁石30g、龙齿30g，5剂水煎服。二诊，患者诉睡眠好转，胸闷同前，舌红，苔薄黄，脉沉略滑，原方去胆南星、白豆蔻、佩兰，加瓜蒌20g、厚朴20g，7剂水煎服，悉症皆除。

[张海龙. 宋兰主任医师辨治失眠的经验. 中国医疗前沿, 2013, 8 (2): 80.]

【诠解】证属痰火内扰。患者因夜间休息差而心烦易怒，时有头昏头晕，胸闷不舒，加之平日工作繁忙，极易情绪激动，易激惹，实乃情绪不遂，郁而化火，心火上炎。患者平素情绪抑郁，忧思伤脾，久则脾失健运，可致痰湿内盛，痰浊不化，与郁滞之心火相互搏结为病，上扰心神，发为不寐，故治疗以清肝泻火，兼以化痰祛湿为法治之。

孙国明医案

（痰火升急躁易怒，温胆汤开郁化痰）

张某，男，70岁。2006年5月9日就诊。2004年1月患脑出血，左半身活动不利2年。平素急躁易怒，彻夜不寐。刻诊：头晕目眩，胸闷心烦，面赤，口苦且臭，舌质紫，苔白腻，脉弦滑。血压：21.28/11.97kPa（160/90mmHg）。为肝气郁结，疏泄失常，久而化火，肝病及脾，脾湿生痰，痰热内阻。上扰心神，故心烦不寐；气滞则血瘀，故舌质紫。证属痰火内阻。治宜清火化痰，佐以泻肝化瘀。温胆汤加减：清半夏10g，陈皮10g，炒枳实10g，竹茹12g，龙胆草12g，黄芩10g，生牡蛎（先煎）30g，生龙骨（先煎）30g，珍珠母（先煎）30g，莲子心6g，桃仁9g，红花10g，生地龙15g，白茯苓12g，玄参15g。日1剂，水煎服。2剂后症状明显改善，4剂后即能正常入眠，后又因与家人争吵，复又失眠如故，嘱服原方药，又进3剂而愈。平素注意饮食，情绪舒畅，适当运动，随诊1年如常。

[孙国明，吴培双. 经方治疗失眠医案2则. 河北中医, 2008, 30 (9): 958.]

【诠解】证属痰火内阻。张景岳在《景岳全书·不寐》中云："盖寐本乎阴，神其主也，神安则寐，神不安则不寐。其所以不安者，一由邪气之扰，一由营气之不足耳。"且引用徐东皋之语："痰火扰乱，心神不宁，思虑过伤，火炽痰郁而致不眠者多矣。"本例系痰热内扰，兼有肝火血瘀，故以温胆汤开郁化痰佐龙胆草、黄芩、生地龙以泻肝清热；珍珠母、莲子心、生龙骨、生牡蛎清肝热，降心火，安心神；玄参滋阴，清浮游之火，以防苦寒伤阴；桃仁、红花活血化瘀，使痰热清，肝火降，瘀祛血活，心神安而痊愈。

黄爽明医案

（阴虚化热神躁动，清热育阴心神安）

张某某，女，60岁。2010年3月20日来诊。自述失眠1年，每晚只有1~2小时能入睡。诊见：失眠多梦，夜间烦躁，神可气微短，面色潮红，舌质红、苔薄黄，脉细数。诊为失眠。辨证：热扰心神，心肾阴虚，神明躁动。治法：清热育阴，养心安神。方用黄连阿胶汤合甘麦大枣汤化裁。药物组成：黄连、陈皮各6g，阿胶（烊化）、大枣、甘草各10g，白芍、黄精、茯苓、酸枣仁各15g，夜交藤、小麦各30g，黄芩9g，鸡子黄（药稍凉即冲服）2枚。3剂。25日来诊，自述效果良好，自觉有睡意，每晚已能入睡5小时，前方继进6剂，随访至今未复发。

［何周杰．黄爽明辨治失眠经验．浙江中医杂志，2011，46（10）：779．］

【诠解】证属热扰心神，心肾阴虚。本例患者为老年女性，随年龄增长，心肾阴虚，舌质红、脉细数正合此证。阴虚日久，化热上扰神明，故而出现失眠多梦。方用黄连阿胶汤合甘麦大枣汤化裁，取清热育阴，养心安神之意，其中黄连、黄芩均可清热，患者舌苔仅为薄黄，故上述两味中药用药量较轻即可达到治疗效果。

赵行五医案

（痰热相浊少阳枢机痞，清热化痰胆腑气机利）

患者，女，20岁。失眠，心悸阵发半年。患者素体胆怯，患病前曾受惊吓，随后寐少不安，多梦易惊，并逐渐加重。每当夜间23时至凌晨1时心悸不已，伴头晕目眩，胸闷气短，心中忐忑不安，舌边尖红，苔薄腻，脉滑数，治宜补气益胆，清热化痰。方选十味温胆汤加减：党参20g、茯苓15g、半夏12g、陈皮10g、菖蒲15g、远志10g、炒栀子10g、知母12g、竹茹10g、枳实12g、珍珠母20g、炒酸枣仁20g、柏子仁15g、夜交藤20g、炙甘草12g。3剂后，心悸缓解。连服6剂，入睡安然，余症消失。

［赵行五，葛淑芬，李林田．顽固性失眠从肝胆论治四则．山东中医学院学

报，1996，20（5）：340-341．]

【诠解】证属痰热上扰。夜间子时胆腑所主，胆主少阳，内寄相火，协助肝木调达气机。胆气素虚，复受惊吓，胆气失和，木不生火，心失所养则心悸不已；少阳枢机不利，胆气郁结化火，灼津成痰，上扰心神则辗转反侧，睡卧不安；舌边尖红，主肝胆有热；苔薄腻，脉滑数为痰热上扰之征。方中党参、茯苓、菖蒲、远志补气益胆、化痰宁心；半夏、陈皮、竹茹、枳实理气化痰；炒栀子、知母清热利胆；炒酸枣仁、柏子仁、夜交藤补肝养血；珍珠母清热化痰，镇心定惊。全方补气益胆，和解少阳，使少阳枢机畅通，肝胆气充血旺，心神得养而诸症消失。

王占玺医案

（湿热痹阻胆胃失调和，清热利湿疏利胆胃方）

李某某，女，66岁。胃脘疼痛十余天，呈阵发性，持续疼痛时间长短不一，伴有恶心，两胁胀满，两太阳穴及颠顶部疼痛连及目眶，失眠多梦，性情急躁，口干不欲饮水，脉弦缓，舌质嫩红，苔稍黄而腻。证属胆经湿热，素体肝阴不足，拟温胆汤合酸枣仁汤加减。处方：枳壳10g、竹茹10g、陈皮10g、半夏10g、茯苓10g、甘草6g、酸枣仁30g、知母10g、大枣10枚、川芎6g。共服8剂，诸证消除而痊愈。

[孙德华．王占玺老中医运用酸枣仁汤的经验．黑龙江中医药，1985,（4）：3-4．]

【诠解】证属胆经湿热。此例胃脘痛，属痰湿内停，气机阻滞，湿郁化热，胃失和降所致。年越花甲体必多虚，且有口干，多梦，急躁，舌质红，脉弦等营阴不足，虚热上扰肝胆之象。方用温胆汤清胆燥湿，理气和中，酸枣仁汤养阴安神，标本兼治而速收其功。

刘克勤医案

（胃失和降心难安，痰浊内生中郁热）

患者，女，29岁，2002年8月来诊。自诉2个月前出现入睡困难，寐后易惊醒，多方求治，疗效不显。时见入睡困难，寐后多梦，且易惊醒，伴心烦易怒，头痛，纳谷不馨，腹胀，小便短黄，大便秘结，舌苔黄厚腻，脉滑数。证属痰热中阻，方用黄连温胆汤加减（黄连 9g，竹茹 10g，胆南星 6g，法半夏 10g，茯苓 15g，陈皮 10g，生甘草 6g，夜交藤 15g，厚朴 10g）。3 剂后，诸症减轻大半，继服 6 剂而愈。

［刘克勤．失眠从胃论治．山西职工医学院学报，2003，13（3）：27-28．］

【诠解】证属痰热中阻。该患者入睡困难，寐而不憨，且易惊醒，情绪烦躁，纳谷不馨，腹胀，肝胃不和，痰热内生，痰热交阻，中焦气机升降功能失司，肝失疏泄，痰热之邪愈旺，久则痰热相互搏结，上扰于心，心神失养而不能内守，故临证可见夜寐不安，情绪烦躁，伴纳差等症。治疗当以黄连温胆汤清热化痰，清胆腑郁热而安心神。

虚阳论治

张介宾医案

（元阳衰惫生机少，培补正阳化精神）

省中周公者，山左人也，年逾四旬，因案牍积劳，致成羸疾。神困食减，时多恐惧，自冬春达夏，通宵不寐者凡半年有余，而上焦无渴，不嗜汤水，或有少饮则沃而不行，然每夜必去溺二三升，莫知其所从来，且半皆如膏浊液，尫羸至极，自分必死。及予诊之，察其脉犹带缓，肉亦未脱，知其胃气尚存，慰以无虑。乃用归脾汤去木香及大补元煎之属，一以养阳，一以养阴，出入间用，至三百余剂，计人参二十斤，乃得痊愈。此神消于上，精消于下之证也，可见消有阴阳，不得尽言为火，姑纪此一按，以为治消治不寐者之鉴。

（张介宾《景岳全书·卷之十八理集·杂病谟·三消干渴》）

【诠解】证属阳气虚衰。心阳虚，神困、恐惧、不寐；脾阳虚，食减、不嗜汤水；肾阳虚，每夜必去溺二三升，如膏浊液。"无阳则阴无以生，无阴则阳无以化"方重用人参，大补元气，补气生血，归脾汤以益气健脾，补血养心，加用大补元煎以养阳，以养阴。

刘树农医案

（胃失和降浊邪扰心府，通导传化泄浊目自瞑）

宋某某，男，成年人。夜寐欠佳，转侧不宁，脘次填胀，大便秘结，腰酸遗精，舌苔薄，脉沉弦。证属胃失和降，肠失传导，治以通腑安神。处方：桃仁9g，红花9g，生熟地（各）9g，当归6g，生草6g，夏枯草12g，蒲公英12g，制半夏9g，北秫米（包煎）30g，黄柏3g。方宗通幽汤合秫米半夏汤意，旨在通肠和胃，俾"阴阳已通，其卧立至"，这种"通"法，是"祛其邪，通其道"。这所谓"邪"，是指内在的痰与热。正如《温病条辨》所说：治失眠"条例甚多，总不出乎安胃和中，俾阳明之气顺，则阴阳之道路可通而已矣。"还有些失眠，刘老用活血化瘀法治疗，是依据患者具有血液瘀滞的症状而采用的。《金匮》治虚劳失眠较为有效的"酸枣仁汤"中，也含有川芎，又何尝不是取其辛通的作用，借以恢复正常的阴阳相通呢！

[朱杭美.学习刘树农教授运用"通法"诊治失眠症.上海中医药杂志，1981，4（11）]

【诠解】证属胃失和降，肠失传导。中医认为，阴阳升降出入平衡，则人体功能得以正常活动，而人之所以能启能寐，就在于生理上阴阳正常相通。失眠一症，原因虽多，然究其根本，是在于阴阳"不通"。如《灵枢·大惑论》说："卫气不得入于阴，常留于阳。留于阳则阳气满，阳气满则阳娇盛，不得入于阴则阴气虚，故目不瞑矣。"这就是阴阳不交通的"目不瞑"，虽有"阴气虚"，但治疗不是一般的单纯补阴。刘老曾援用"济阳纲目，所载用少量紫苏加百合治不寐的方法，取百合养阴而收敛涣散之心神，紫苏辛通心胃之阳，使阴阳交通而目得瞑。"

张伯臾医案

（元阳衰惫痰浊升，气机瘀阻神失主）

时某，男，52岁。

1973年2月28日一诊：患者于解放战争时期有脑震荡病史。从1960年起常有嗜睡或不眠之象，症情逐年加重。近四五年来，嗜睡与不眠交替而作。眠则三四十天日夜不醒，饮食须由家属呼而喂之，边食边睡，有时小便自遗；醒则十数天日夜不寐，烦躁喜动，头晕且胀。平时腰酸怕冷，手足逆冷，面色晦黯。得病之后曾赴各地叠治不效，遂来沪诊治。

刻下，神倦呆钝，边诊边睡，家属诉纳食尚可，口干，便艰解燥屎。苔白腻，舌边紫暗，脉沉细濡。

多年顽疾，寒热虚实错综复杂，恐难骤效。书云："怪病属痰"，痰浊蒙蔽心窍，神志被困。姑先拟清心涤痰镇潜宁神法，以观动静。

炒川连1.8g，茯苓12g，橘红4.5g，制南星9g，广郁金9g，石菖蒲9g，灵磁石（先煎）30g，当归12g，钩藤（后下）12g，白金丸（分吞）4.5g，礞石滚痰丸（包煎）9g，淮小麦30g。7剂。

1973年3月10日二诊：神倦嗜睡之象略见好转，便艰亦顺，然手足依然逆冷，面色晦黯，脉舌如前。推敲再三，审证求因，病由肾阳不振，阴霾弥漫，痰浊内阻，瘀凝气结所致。法当标本兼顾，改投温振肾阳、化痰湿、理气化瘀之剂。

熟附片（先煎）9g，川桂枝9g，炒苍术12g，茯苓12g，制南星9g，制半夏12g，石菖蒲15g，陈皮6g，当归12g，桃仁12g，川芎6g，全鹿丸（分吞）9g，礞石滚痰丸（包煎）12g。14剂。

1973年3月27日三诊：投温肾通阳化痰祛瘀之剂后，即见应手。既往寐则数十日，推之难醒，今则服药后2天即自行起床，起床后无烦躁狂乱诸症，且感精神爽朗，四肢转温；苔白腻减而转润，舌暗转淡红、边紫，脉沉弦小。神情已得正常，肾阳不振有恢复之机，痰浊瘀虽化未净，前方既效，毋庸更张，壮肾阳以治本，化痰瘀以治标。

熟附块（先煎）9g，川桂枝9g，云茯苓12g，广陈皮4.5g，制半夏9g，制南星9g，石菖蒲9g，全当归12g，杜红花9g，全鹿丸（分吞）9g，礞石滚痰丸（包煎）9g。14剂。

服药后症状消失，体力日见好转，前方略为出入，续服30余剂，得以痊愈。

（张伯臾. 张伯臾医案. 上海科学技术出版社）

【诠解】证属肾阳衰微，痰浊瘀阻。仲景《伤寒论》中有"少阴之为病，脉微细，但欲寐"之症，有注曰："本身阳气微，神志若明若昧，呼之则精神略振，须臾又恍惚不清，此之谓但欲寐，病入少阴，无有不如此者。"本病兼有腰酸，怕冷，手足逆冷，面色晦暗，苔白腻，舌紫暗，脉沉细等症，显属肾阳式微，痰浊挟瘀之象，而不寐烦躁，乃阳不入阴之故，所以，肾阳不足是本，痰浊挟瘀内蒙心窍是标，方中用附、桂、全鹿丸等温补肾阳以图本，其中取桂枝而不用肉桂者，是因桂枝之温通较肉桂之温守对本病更为贴切；对其标则以导痰汤、礞石滚痰丸等泄化痰浊，归、芎、桃仁化瘀。肾阳得温补而渐振，痰浊得泄化而渐清，攻补同治，标本兼顾，多年痼疾方才得愈。

姜春华医案

（阴阳失济心不荣，交通阴阳寐自平）

医案1 高某某，女，31岁。

1971年1月3日初诊：患神经衰弱，失眠1年以上，服过多种安神镇静药无效。现头昏、失眠、心悸，面色苍白虚浮。脉弱，舌胖有齿印。桂枝6g，炙甘草9g，牡蛎（先煎）30g，龙骨（先煎）15g，黄芪9g。7剂。

二诊：服上方后失眠症状有改善，但心悸、怔忡依旧。前方加淮小麦30g，大枣7枚，续方7剂。

【诠解】证属阴阳不交。本案长期失眠，服镇静药罔效。方选桂枝甘草龙骨牡蛎汤治疗失眠。有研究认为："桂枝、甘草有兴奋作用，龙骨、牡蛎有镇静作用。阳药与阴药同用，看起来相反，实质是相成。兴奋药与镇静药同用，治疗失眠比单用镇静药效果好。"

医案2 徐某某，女，31岁。

1971年11月21日初诊：失眠已2个月，下午有低热37.7℃，头昏，乏力，舌稍红，脉弱。以酸枣仁汤加以青蒿、白薇。青蒿15g，白薇15g，知母9g，酸枣仁15g，炙甘草3g。7剂。药后低热已除，失眠症状改善，但仍乏力。上方加党参9g，黄芪9g，续方7剂后病者已愈，未再复诊。

［戴克敏. 姜春华教授治疗失眠验案十则. 陕西中医学院学报，1987，10（3）：18-19.］

【诠解】证属肝血不足，虚热内扰。本案辨证为虚热烦不得眠，以青蒿、白薇配知母退虚热，酸枣仁及茯神安神镇静，热去神安。

刘仕昌医案

（阴虚火旺心难安，滋阴降火寐自平）

李某，男，65岁，工人。

1992年6月4日初诊：患者有高血压病、动脉硬化病史多年，近年来渐觉睡眠日差，眩晕，五心烦热，口渴咽干，腰酸神倦，口腔溃疡反复难愈，舌红少苔，脉弦细数。证属阴虚火旺。治宜滋阴降火，宁心安神。方用酸枣仁汤合黄连阿胶汤加减。处方：酸枣仁、生地黄、柏子仁、麦冬、茯苓各15g，知母、花粉、山萸肉各12g，珍珠母30g，川黄连、五味子、甘草各6g。4剂，日1剂，水煎成1碗半，分2次服。

6月9日二诊：口腔溃疡好转，仍口干烦热，睡眠不佳，腰酸神倦，脉舌如前。上方去川黄连，加夜交藤20g再进4剂。

6月14日三诊：诸症大减，继上方调治2周而愈。

[钟嘉熙. 刘仕昌教授治疗失眠经验. 新中医, 1995, (9)：12-13.]

【诠解】证属阴虚火旺。患者年老体衰，又患高血压、动脉硬化多年，阴精亏虚，虚火上炎，故见失眠，眩晕，五心烦热；肾水不能上济心火，心火独亢于上，故见口渴咽干，口糜舌烂，久不愈合。故以滋阴降火，宁心安神治之痊愈。

祝谌予医案

（阴虚虚阳上越扰心神，滋阴潜阳下行安心志）

张某，女，37岁，1997年4月24日初诊。甲亢病史半年余，一直服丙基硫氧嘧啶，失眠，心悸，烦躁，口干，手足心热，汗出，手颤，乏力，舌红少苔，脉细数。证属阴虚内热。治宜滋阴清热。处方：当归10g，生黄芪30g，生地、熟地各10g，黄芩10g，黄柏10g，黄连5g，沙参15g，麦冬10g，五味子10g，白头翁30g，钩藤10g，桑寄生20g，川断15g，菟丝子10g。7剂，水煎服，每日1剂。药后睡眠改善，心悸汗出，手颤减轻，守方再服14剂，失眠告愈，取三倍药量制成蜜丸常服，巩固疗效。

[杨兵. 祝谌予治疗不寐证经验. 中国医药学报, 2002, 17 (9)：551-552.]

【诠解】证属阴虚内热。心阴不足，阴虚生内热，心神为热所扰，故失眠。方选当归六黄汤加减。方中当归、生地、熟地养血增液，育阴清火，黄连、黄芩、黄柏清热泻火除烦，黄芪补卫固表，阴虚火旺，日久累及于气，所以宜气阴双补，沙参、麦冬、五味子益气养阴、宁心敛汗，钩藤、白头翁息风，桑寄生、川断、菟丝子滋补肝肾固其本。

何任医案

（心肾阳虚神失主，温壮元阳安心神）

黄某某，女，成年人。

1962年12月7日初诊：嗜卧，夜寐多梦，呓语，口干溲频，记忆力减退，面肢浮肿，时时畏寒，重衣始解，腰背酸楚，骨节亦然，经来量多，色紫暗有瘀块 7 天始净，脉弱软，苔光。

治以补益心气，温煦肾阳。

生枣仁 9g，党参 9g，枸杞子 6g，炒白术 9g，知母 6g，补骨脂 6g，炙龟甲 12g，炙黄芪 9g，菟丝子 6g，泡远志 3g，石菖蒲 4.5g。5 剂。

12 月 12 日复诊：嗜卧已有改善，夜寐口干及溲频见瘥，畏寒亦减，自感牙龈浮起已久。循原意为治，上方去远志加炒白芍 6g。5 剂。

（何任．何任医案选．浙江科学技术出版社）

【诠解】 证属心肾阳虚。嗜卧即多寐，特点不论晨夜，时时欲睡，喊之即醒，醒后复睡。该病人夜寐溲频，畏寒腰酸，脉象濡软，为命火不足，阳不化阴。津液不能上承，乃为口干，经期长而量多，为脾肾气虚，不能固摄冲任，色暗夹块是为气虚而滞。在治疗中以补益心气，温养肾阳为主，辅以滋养，阴阳互济，并应扶后天之脾气，方以菟丝子、补骨脂温肾阳；枸杞子、龟甲济肾阴，知母泄肾之阴火；石菖蒲芳香开窍以醒神；参、术、芪补中元之气，滋生化之源。寐时多幻梦，心神久宁，故加枣仁、远志。合而用之，心肾得补，五脏之阳亦振，嗜睡随之而解。

吕同杰医案

医案 1（水亏火旺机病证，滋阴降火宗仲景）

赵某，女，39 岁。

1993 年 8 月 16 日初诊：失眠 3 年余。3 年来经常失眠，重则彻夜不眠，长期服用安定、佳本定维持，伴心悸、心烦、神疲懒言、周身乏力、五心烦热、多梦、口干，二便正常，舌质偏红，苔白，脉弦细。治以滋阴泻火，养心安神，镇静除烦，用黄连阿胶汤加味。处方：黄连 15g，阿胶 11g，生地 30g，百合 90g，知母 24g，酸枣仁 30g，远志 9g，丹参 15g，五味子 15g，天竺黄 9g，白芍 15g，生龙牡各 30g，合欢花 15g，甘草 6g。

二诊：服药 6 剂，睡眠较前明显好转，诸症减轻，大便变软，舌脉同前。效不更方。

三诊：睡眠已如常人，症状全部消失，精神明显好转，舌质淡红，苔白，弦细，嘱守方继服 6 剂，以巩固疗效。

［阎琴，姜锡斌．吕同杰辨治顽固性失眠经验．山东中医学院学报，1995，

19（3）：168-169．]

【诠解】证属阴虚火旺。阴虚火旺之不寐，治疗以滋阴泻火之黄连阿胶汤为主。本证属心肾阴虚，虚火上炎，以黄连阿胶汤滋阴降火，配以百合地黄汤（自拟方）养阴安神，天竺黄凉心定惊，丹参、酸枣仁活血通经，养血安神，五味子、远志、合欢花除烦镇静合方共奏滋阴泻火、养心安神、镇静除烦之效。处方用药恰合病机，用药即显疗效。

医案2（阴精耗竭元神失主，滋阴填精补益安神）

患者，男，32岁，1991年8月22日初诊。病人因学习劳累长期失眠10余年，有时彻夜不寐，应用佳乐定可稍睡片刻，稍有响动便惊醒，伴有目干涩、健忘、耳鸣，时有头晕乏力，舌质淡，苔薄白，脉沉细。予滋肾健脑汤，水煎服，日1剂，药服3剂症状大减，夜寐3~4小时，精神体力明显好转，舌质红，苔薄黄，脉沉，以原方加桑寄生30g水煎服，日1剂，继服18剂，诸症悉除，睡眠可达6~7小时。随访1年未复发。

【诠解】证属肾精不足。中医经典理论认为：脑为髓海，元神之府，肾精不足，精髓不能填充于脑，则元神无主而致失眠，拟以滋肾填精、益髓安神法。适用于肾精不足证。由于肾精亏虚，髓海不充，元神无主，证见失眠久治不愈，伴五心烦热，眼目干涩，健忘耳鸣，或有耳聋，性欲下降，舌质红少苔，脉弦细。方用滋肾健脑汤：桑椹子45g，何首乌24g，女贞子15g，熟地黄24g，酸枣仁24g，茯苓30g，远志9g，丹参15g，五味子15g，白蒺藜15g，莲子心6g，白薇15g，生龙骨、生牡蛎各30g。水煎服，日1剂。肾精虚甚者加鹿角胶（烊）10g，龟甲胶10g。

患者，女，33岁，1990年11月22日初诊。失眠1年余，睡眠时间3小时左右，伴心烦易怒，心悸，口干咽燥，腰膝酸软，便秘尿赤，久服镇静安神药不效。舌质红，苔薄黄，脉细数。予以滋阴降火汤，水煎服，日1剂。药服6剂，症状大减，睡眠明显好转，继服12剂，诸症尽除。

[吕春芳，解静．吕同杰治疗顽固性失眠经验．山东中医杂志，2000，19（5）：300-301．]

【诠解】证属阴虚火旺、虚火扰心。阴血暗耗，心血亏虚，易致阴虚火旺，虚火扰心，神主无根，导致顽固性失眠。拟以滋阴降火、清心安神法，适用于阴虚火旺、虚火扰心证，证见：失眠多梦，心悸心烦，头目胀痛，腰膝酸软，或口咽干燥，口舌生疮，尿赤，舌质红，苔薄黄，脉细数。方用滋阴降火汤：生地黄30g，百合30g，知母15g，白薇15g，茯苓30g，天竺黄9g，黄连9g，莲子心4.5g，肉桂1g，酸枣仁24g，生龙骨、生牡蛎各30g，铁落30g，水煎服，日1剂。伴惊惕心悸者加朱砂（研冲）1.5g，琥珀（研冲）3g；头痛者加川芎24g，白芍30g。

石学敏医案

（心肾亏虚元阳损，温补心肾心神安）

医案1 韩某某，男，54岁，干部。

入院日期：1978年8月17日。

主诉：困倦欲睡3年余。

病史：患者平素畏寒，腰部冷痛，胫膝发凉。3年前出现阵发性困睡，逐年加重，每日睡眠14~15小时，开会、吃饭、乘车均易入睡，自感头昏身重，神倦不爽，多次在某院就医，均诊为："发作性睡病"。服用CNB等兴奋药物效果不佳，前来我院就诊。

查体：神智清楚，言语流畅，四肢活动自如，颅神经及眼底正常，血压140/80mmHg，心率72次/分，神经系统检查无阳性体征。舌质淡，苔白润，脉微细。

中医：嗜卧。

西医：发作性睡病。

辨证：肾阳虚衰，病邪直犯少阴，阳气屡经克伐，以致阳虚阴盛，昏沉欲睡。

治则：温补肾阳，醒神开窍。

选穴：内关、人中、心俞、肾俞、三阴交、申脉、照海。

操作：人中向上斜刺进针0.5寸，施雀啄法；内关直刺1.5寸，施捻转提插相结合之泻法；心俞、肾俞向棘突方向斜刺，进针1.5寸，施捻转补祛；三阴交直刺1.5寸，施捻转补法；申脉进针0.5寸，施捻转之补法；照海进针0.5寸，施捻转之泻法。

治疗经过：上述穴位每日针1次，6次后虽有睡意，但能控制，11次治疗后白天已无睡意，头昏身重症状消失。

【诠解】证属肾阳虚衰。患者平素肾阳亏虚，元阳不足，则素畏寒，腰部冷痛，胫膝发凉，困倦嗜睡。故而以温补肾阳，醒神开窍为法治之。

医案2 阮某某，女，52 岁，退休工人。

入院日期：1972 年 10 月 31 日。

主诉：嗜睡病 6 年。

病史：患者素喜睡眠，不以为病，近 6 年来出现阵发性困睡，睡眠多噩梦，头重脚轻，腰膝酸软，畏寒怕冷，心悸气短，双下肢轻度浮肿，尿常规化验正常，曾在某医院诊为"发作性睡病"，使用兴奋剂效果不佳，今来我科求治。

查体：神志清楚，面色㿠白，动则心悸气短，脑神经正常，头颅未见异常，心肺均未见异常，脊柱无侧弯，四肢生理反射均存在，病理反射未引出，舌质淡，苔白，脉沉迟无力。

中医：嗜睡。

西医：发作性睡病。

辨证：患者平素体弱多病，正气不足，为心肾阳虚之体，心阳不振，则心神失养，故困倦嗜卧，心悸气短；肾阳虚损，不能达于四末，故畏寒怕冷，腰膝酸软。

治则：温补心肾，醒神开窍。

选穴：人中、内关、命门、志室、三阴交。

操作：命门、志室均向棘突方向斜刺，进针 1.5 寸，施呼吸补法；人中向上斜刺进针 0.5 寸，施雀啄法；内关直刺 1.5 寸，施捻转提插相结合之泻法；三阴交直刺 1.5 寸，施捻转补法。

治疗经过：上穴每日针 1 次。8 次后夜寐得安，噩梦减少，12 次后白天欲睡症状明显减轻，26 次后欲睡症状基本缓解，同时诸症有所好转，临床治愈，半年后追访未复发。

（以上医案均摘自：石学敏．石学敏针灸临证集验．天津科学技术出版社）

【诠解】证属心肾亏虚。患者平素喜睡卧，体倦乏力，正气日亏；正气亏虚，机体失荣，各脏腑组织无以荣养，元阳不足，肾阳亏损，可见腰膝酸软，畏寒怕冷，心悸气短，双下肢轻度浮肿；肾阳衰惫，则心不主神明，心阳亦虚，心肾亏虚，则患发作性睡病。治疗当以温补心肾，醒神开窍为法。

徐志华医案

（脾胃亏虚痰湿盛，中阳不振气血乏）

医案 1 杨某，女，36 岁，教师，已婚。

1986 年 7 月 5 日初诊：患者素体丰腴，嗜食厚味。近年余经行困倦异常，时时伏案即眠，伴神疲体倦，乏力懒言，胸闷纳少，月经周期提前。末次月经 1986 年 7 月 3 日，量多，色淡。苔白腻，脉濡缓，证属痰湿内困，脾阳不振。

方用三参术泽四物汤：炙黄芪 10g，太子参 10g，党参 10g，北沙参 10g，大熟地 6g，当归 6g，川芎 3g，白芍 6g，白术 6g，泽泻 10g。水煎服，服 4 剂。

1986 年 7 月 9 日复诊：药后，月经已净，嗜睡大减，诸痛好转，继服 7 剂。嘱下一月经行前，继进原方 10 剂，以巩固疗效。随访半年未复发。

【诠解】证属痰湿内盛，脾阳不振。患者形体肥胖，痰湿较盛，加之后天嗜食膏粱厚味，聚生痰浊，使痰湿素盛，痰湿为阴邪，阻遏气机，气机不利，气化无权，终致脾阳不振，脾不主运化水液，临证可见神疲体倦，乏力懒言，胸闷纳少，故而证属痰湿内困，脾阳不振。治疗当以化痰祛湿，温补脾阳为大法。

医案 2 于某，女，46 岁，干部，已婚。

1988 年 5 月 28 日初诊：患者半年来，每逢临经，终日欲睡，月经后期，头眩，心慌，神疲乏力，懒言纳少，畏寒肢冷，小便清长，末次月经 1988 年 5 月 26 日。舌淡，苔薄白，脉虚弱。

证属阳气虚弱。

方用三参术泽四物汤：炙黄芪 10g，太子参 10g，党参 10g，北沙参 10g，大熟地 6g，当归 6g，川芎 3g，白芍 6g，白术 6g，泽泻 10g。

5 剂，水煎服。

1988 年 6 月 3 日复诊：服药后，诸症减，月经 6 日干净。嘱其下次经前继服原方 5 剂。

【诠解】证属阳气虚弱。患者素体亏虚，气血生化乏源，终致阳气虚弱，故临证可见头眩，心慌，神疲乏力，懒言纳少，畏寒肢冷，小便清长，实为一派阳气虚损征象。治疗当以温补阳气为法。

医案 3 石某，女，39 岁，工人，已婚。

1992 年 10 月 10 日初诊：近 3 月，每逢临经，即觉精神不振，昏昏欲睡，甚至工作、吃饭也常伏桌酣睡。患者素禀气阴虚弱，食欲不振，常头目眩晕，腰膝酸软。月经昨日来潮，周期 32 天，量少，色淡。

证属中气不足，脾失健运。

方用三参术泽四物汤：炙黄芪 10g，太子参 10g，党参 10g，北沙参 10g，大熟地 6g，当归 6g，川芎 3g，白芍 6g，白术 6g，泽泻 10g。

5 剂，水煎服。

1992 年 10 月 15 日复诊：药后，精神渐佳，纳食好转，改用八珍汤，10 剂调治而渐愈。

（梁文珍. 中国百年百名中医临床家丛书·徐志华. 中国中医药出版社）

【诠解】证属中气不足，脾失健运。患者中焦脾胃运化功能力弱，气血生化乏源，脾不能为胃行其津液，故可见精神不振，昏昏欲睡，甚至工作、吃饭也常伏桌酣睡。食欲不振，常头目眩晕，腰膝酸软。处方用药时以健补中焦脾胃运化之功为治疗大法。

郭赛珊医案

（肝肾亏虚夜不瞑，滋肾疏肝定良方）

刘某，女，54 岁，2003 年 8 月 8 日诊。睡眠障碍，烘热汗出 5 年。5 年来入睡难，每晚睡 2~3 小时，烘热汗出，心烦不安，腰痛。曾服雌激素有一定效果，但心理负担重，已停药。纳食甘，嗜甜食但已控制，大便干，日 1 行，排便困难，舌红黯偏红，苔薄白微黄少津，脉弦滑。西医诊断：睡眠障碍。中医诊断：不寐。辨证：肾阴虚，血瘀，内热扰心。治法：滋阴补肾，疏肝活血，清热安神，润肠通便。药用：女贞子 15g，墨旱莲 10g，桑椹子 15g，枸杞子 10g，菊花 15g，柴胡 10g，白芍 30g，白术 10g，生薏苡仁 30g，桃仁、杏仁各 10g，丹参 30g，胆南星 6g，郁金 15g，菖蒲、半夏、黄芩各 10g，珍珠母（先下）30g，合欢皮 20g，清水全蝎 6g。14 剂。服上方后睡眠好，能连续睡 5~6 小时，烘热汗出减轻。因出国工作而停药，睡眠一直保持稳定状态。

[张晓阳，张孟仁. 郭赛珊治疗失眠的经验. 辽宁中医杂志，2005，32（10）：993-994.]

【诠解】证属肾阴虚，血瘀，内热扰心。患者年近六九，肾气已衰，当属西医更年期综合征范畴，也曾行短时间雌激素补充疗法，希望接受中医治疗。患者入睡难、睡眠时间短、心烦不安，为内热扰心之象；腰痛、烘热汗出、苔薄白黄少津当为肾阴虚内热所致；大便干说明内热伤津；舌黯红为阴虚血瘀。虽无明显肝郁之症，但考虑到患者失眠日久，入夜则情绪紧张，有肝郁内热之危机。故方中以女贞子、墨旱莲、桑椹子、枸杞子滋阴补肾；菊花、柴胡、白芍疏肝柔肝清热；白术、生薏苡仁、半夏、黄芩健脾清热和胃；桃仁、丹参、郁金、清水全蝎活血化瘀；桃仁、杏仁合用还能润肠通便；合欢皮、珍珠母、胆南星、菖蒲清热安神。全方融滋阴补肾、疏肝健脾、活血化瘀、清热安神、润肠通便于一方。由于患者短时间内将出国工作，无复诊调整治疗方案的机会，因此，处方照顾全面，希望能同时改善各种病机和症状。14剂后，取得良好疗效。

胡铁城医案

（阴血亏虚火自生，滋阴降火定神志）

陈某，女，68岁。

2009年7月29日初诊：主诉：失眠30年，加重10余年。患者近30年夜寐差，近10年加重，曾服中药、中成药治疗乏效，服安眠药方睡4~5小时。诊见：失眠，不易入寐，寐则多噩梦，易惊醒，醒后出汗，舌红、苔薄白，脉细小弦。此乃气血两亏，阴虚火旺，心神失宁。治以益气养血，滋阴泻火，镇心安神，方用《内外伤辨惑论》当归养血汤合柏子养心丸及《伤寒论》桂枝甘草龙骨牡蛎汤加减。处方：炙黄芪15g，当归、栀子各10g，桂枝8g，浮小麦、柏子仁、酸枣仁、煅龙骨（先煎）、煅牡蛎（先煎）各30g，黄连6g，白芍、太子参各12g，五味子、瘪桃干、白蒺藜各20g，生甘草5g。7剂，每天1剂，水煎服。

8月7日二诊：夜寐改善，但多梦不实，原方去白蒺藜，改黄芪20g，加珍珠母（先煎）30g，天冬、麦冬各10g，朱灯心3g，夜交藤15g。7剂，每天1剂，水煎服。

8月17日三诊：近安眠药已减半，每晚能睡5~6小时，汗出显减，夜无噩梦，目干，舌红、少苔，双肩疼痛已1年，

原方去夜交藤、天冬、麦冬，加远志6g，景天、三七20g。7剂，每天1剂，水煎服。

[高红勤.胡铁城教授治疗老年失眠经验介绍.新中医，2011，43（9）：

136-137.]

【诠解】证属气血两亏，阴虚火旺。气血亏虚，阴津匮乏，机体阴液不足，"阴虚则内热"，阴津不足，日久可致虚热内生，虚火上炎，内扰心神，"心为君主之官"，虚热上犯心君，心不能主行君令，躁扰不宁，阳不入于阴，可致夜寐不安，考虑当以补益气血，滋阴降火，镇心安神为法治之。上方以当归养血汤合柏子养心汤以滋补阴血，复阴津敛阴合阳之功；并桂枝甘草龙骨牡蛎汤以镇心安神。

江克明医案

（心阳不振化湿浊，神机失用夜不寐）

医案1 施某某，男，21岁。

1978年3月21日初诊：神疲嗜睡10个月余，头晕头胀，精神不振，常有消沉感。每日早晨昏睡不起，呼之不易醒，昨天睡到中午才醒，曾遗尿于床上。曾经服用过养心、安神、开窍、活血等方药，效用不显。查血压110/80mmHg。脉象小缓，舌质胖、苔薄。《伤寒论》少阴病有"但欲寐"一候，从心阳不振论治，拟麻黄附子细辛汤主之。

处方：麻黄3g，附子3g，细辛2g，炙甘草3g，仙鹤草30g，5剂。

3月23日二诊：这几天早晨就醒，自觉头脑比以前清爽，中午精神振作。治已中的，原方续服4剂，显效。

[江克明.麻黄附子细辛汤治疗嗜睡症.上海中医药杂志，1979,（6）]

【诠解】证属心阳不振。患者形瘦神疲，素体正气不足，各脏腑失其荣养，心不能主神明，心阳不振，神机失用，脑窍失灵，可致神志昏昧而夜卧不安。治疗当从心阳不振论治。

医案2 俞某某，男，46岁。

2000年2月10日初诊：主诉：嗜睡1年余。

病史：近几年形体渐渐肥胖（90kg），血脂高，血压高（150／110mmHg），去年春天起口干、口气重、干咳，神倦嗜睡，坐下3~5分钟即昏昏然睡着，鼾声呼响，甚至看电视不到5分钟即睡着。于某医院检查：右心室肥大，左心房扩大，窦性心律不齐。脉象弦缓，舌苔灰腻。

辨证：肥人多痰，湿蒙清窍，心神不振。

治则：燥湿化痰，开窍提神。

处方：胆南星、石菖蒲、广藿香、炒苍术、莱菔子、猪苓、赤茯苓、荷叶各10g，远志、陈皮、姜半夏、川朴、桂枝、广木香、小茴香各6g，炒麦芽、川牛膝各15g，冬瓜子、冬瓜皮各20g。7剂。

3月14日二诊：咳止，鼾声消失。自觉精神稍振，睡意减少，电视能看半小时，做些家事无倦意。血压140／110mmHg。脉舌如前。守上方去桂枝、茴香，加瓜蒌、枳壳各10g，远志改为10g。7剂。

3月25日三诊：嗜睡已除，舌苔已化。能做日常工作，无倦意。脉仍弦缓。血压136／100mmHg。

方用：胆南星、远志、菖蒲、山楂、荷叶、莱菔子、猪苓、赤茯苓、川牛膝各10g，炒麦芽、冬瓜子、冬瓜皮各20g，陈皮6g。7剂。

［江克明．肥胖嗜睡症治验．中医文献杂志，2000,（3）］

【诠解】证属湿蒙清窍，心神不振。患者形体肥胖，舌苔灰腻，口气重；肥人多痰湿，前人早有明训。神倦嗜睡，乃痰浊蒙蔽心神所致。《千金方》用远志、菖蒲能省睡益智，今配以胆南星导痰开窍而醒心神；苍术、川朴、陈皮、藿香即平胃散加减，善于和中化湿以治其本；半夏、莱菔子、冬瓜子化痰消脂，二苓、二香、牛膝、冬瓜皮利水祛湿邪，桂枝温通心阳，麦芽善消积滞，荷叶升清降浊。二诊加瓜蒌、枳壳宽胸化痰，对心脏亦有利。果然诊即效，二诊嗜睡消失，患者甚感欣慰。嘱其守方续服，对血压、心脏、体重进一步观察之。

陈意医案

（阴虚火旺神难安，养阴清火治失眠）

何某，男，36岁，2010年7月11日初诊。主诉：反复睡眠不安有1年余，患者素体阴虚火旺，常患失眠头痛。2月前因饮酒过量，失眠加重，现彻夜难眠，心悸不宁，烦躁易怒，头晕耳鸣，口舌干燥，阳事易举，舌红少苔，脉弦细数。诊断为不寐，属阴虚火旺，心肾不交，水火失济之证，治以滋阴降火，交通心肾，方用天王补心丹合交泰丸。处方：柏子仁12g、酸枣仁20g、天门冬12g、麦冬12g、生地黄15g、紫丹参20g、五味子12g、炙远志12g、白茯苓15g、炒当归12g、黄连5g、肉桂2g。服7剂，诸症减轻，能睡3~5小时，后按原方加减，服 28 剂病愈。

［夏永良．陈意辨证论治不寐医案三则．中国民族民间医药，2011，1（22）：142．］

【诠解】证属阴虚火旺。中医学认为，心主火，肾主水，心火下降，肾水上升，水火既济，心肾相交，睡眠才能正常。《清代名医医案精华·陈良夫医案》述："心火欲其下降，肾水欲其上升，斯寐如常矣。"认为素体虚弱，或久病之人，肾阴耗伤，不能上奉于心，水不济火，则心阳独亢；或五志过极，心火内炽，不能下交于肾，心肾失交，心火亢盛，热扰神明，神志不宁，导致不寐。此型不寐的临床表现多为难以入睡，甚则彻夜不眠，头晕耳鸣，潮热盗汗，五心烦热，健忘多梦，腰膝酸软，遗精，舌红少苔，脉细数等。治疗此型不寐多选用具有养阴清火作用的朱砂安神丸或天王补心丹合黄连阿胶汤、交泰丸加减。其中交泰丸药取黄连苦寒，入少阴心经，降心火，不使其炎上；取肉桂辛热，入少阴肾经，暖水脏，不使其润下；寒热并用，如此可得水火既济。交泰丸是一首治疗心肾不交的有效方剂，方中虽仅有黄连、肉桂两味药，但药简、功专、效卓，水火既济，心肾相交，不寐便可自除。

柴瑞霭医案

（热灼营阴肝血亏，补母泄子复五行）

解某某，男，53 岁，2002 年 12 月 7 日初诊。失眠 1 年余，之前曾高热月余，体温复常后出现睡眠不安、多梦，渐成彻夜不眠，五心烦热，以致春秋季节夜睡时不欲覆被，面色潮红、易汗、时有头痛，急躁易怒，且形体消瘦，口干喜饮。舌红绛苔少，脉弦细数时有结代。辨证属热伤营阴，肝血亏虚，虚阳上扰，心神不安。治宜养阴透热，养血安神。方选酸枣仁汤合青蒿鳖甲汤。药用：炒枣仁（捣）60g，丹参、知母、生地黄、生鳖甲（捣先煎）各 15g，朱茯神、生甘草各 12g，青蒿（后下）10g，夜交藤 30g。每日 1 剂，水煎服。连服 7 剂，夜能安睡，诸症均减。继按上方调治月余，随访睡眠正常。

［柴巍柴．柴瑞霭辨证治疗顽固性失眠的经验．山西中医，2004，20（5）：9-11．］

【诠解】证属热伤营阴，肝血亏虚。患者高热病久，热邪内陷营分，阴虚邪伏。夜属阴，深伏于阴分之邪自旺于阴时，故入夜躁热不欲覆被；邪热熏蒸，故面色潮红，时有汗出；营行脉中，内通于心，心神被扰，故夜不能寐；肝为藏血之脏，阴血不足，首先及肝，肝血耗伤，阳气升动太过，则性情急躁而怒且有头痛；舌红绛少苔，脉象弦细数，均为阴虚有热之象。治疗用酸枣仁汤合青蒿鳖甲汤养阴透热，养血安神，重用炒枣仁60g意在味酸性收。酸枣仁汤中去辛温升散之川芎，易为微寒入心之丹参，清营热，除烦满，为热病伤营，心烦不寐之首选，再加入性味甘平，入心经之夜交藤养心安神，诸药合方，使邪气尽、营热清、阴血足、神自安。

倪宗珈医案
（冲任气血通脏腑，调补二经心得安）

王某，女，52岁。2个月来因绝经后出现眠差，头顶部阵发作性痛，发烘，口干，耳鸣，脱发，纳可，便调。舌质淡红，苔薄白，脉细弦。导师辨证为冲任失调，肾气虚衰。二仙汤加味。处方：仙茅15g，淫羊藿15g，当归15g，巴戟天15g，焦黄柏10g，知母10g，白芍15g，五味子10g，白芷10g，川芎10g，甘草5g。日1剂，服用10剂后，上症明显改善，效不更法，守方加减，再添5剂，诸症除。

［张颖，杜建华，褚贵保．倪宗珈治疗失眠经验．云南中医中药杂志，2003，24（2）：5.］

【诠解】证属冲任失调，肾气虚衰。明·戴元礼《证治要诀·虚门》有"年高人阳衰不寐"之论，说明不寐的病因与阳虚有关。二仙汤出自《中医方剂临床手册》，由仙茅、淫羊藿、知母、黄柏、巴戟天、当归组成，具有泻火坚阴，温养肝肾，共奏调治阴阳之功。主治失眠多梦，烦躁不安，头昏耳鸣，口干口苦，畏寒等症。二仙汤中仙茅、淫羊藿、巴戟天温补肾气，黄柏、知母泻阴火而滋肾保阴，加之川芎、芍药温润养血。全方共奏调摄冲任阴阳之功，阴平阳秘，血脉充和，病自愈而归。

陶根鱼医案
（心肾不交心烦寐差，滋阴降火镇心安神）

魏某，男，54岁，工人。

2003 年 6 月 24 日初诊：主诉失眠 1 个月，患者因惊吓后失眠 1 个月，入睡困难，睡眠浅，易醒，双颞部疼痛，曾自服谷维素后改善，后在某大医院诊为焦虑症，给予"养心开郁片"、舒乐安定。服药后症状加重，患者整夜不能入睡，自疑精神错乱，去某市精神病院就诊，诊断为焦虑症，给予盐酸米安色林片，未见好转，现患者已 1 周整夜不能入睡。精神极度痛苦，有厌世感，头痛，纳可，二便调，舌红，苔白，脉弦。治则滋阴清心，镇静安神。方用黄连、远志、菖蒲、香附、柴胡各 12g，山栀子、干姜各 10g，牛膝 15g。二诊患者即诉睡眠好转，只有一晚入睡困难，无早醒，上方加珍珠母 30g，6 剂之后诸症尽失。

［阎谊. 陶根鱼教授辨治顽固性失眠症经验. 陕西中医，2005，26（6）：558-559.］

【诠解】证属阴虚火旺。对于顽固性失眠症的药物治疗目前西医采用抗焦虑及镇静催眠类药物，但此类药物长期应用很快就会产生耐药性、依赖性，突然停药将引起严重的生理紊乱。中医在这方面有不可代替的优越性。笔者根据多年临床经验，认为失眠症的治疗当补其不足，泻其有余，调整阴阳。顽固性失眠症虚者十居八九，有一经验方屡用屡验。基本组方：黄连、干姜、牛膝、远志、菖蒲。兼有肝火者加丹皮、山栀子；肝郁者加柴胡、香附；兼痰热者加半夏、陈皮；兼有心胆气虚者加生龙牡；兼心血虚者加枣仁；兼肝热者加知母；兼阴虚阳亢者加磁石、珍珠母。此方看似简单，实则配伍精当。方中黄连、干姜相伍，取交泰丸之意。黄连清热燥湿，泻火解毒，善于清心热、泻心火；干姜大热无毒，守而不走，能引血药入血分，气药入气分，又能去恶养新，引火归元。此二药一冷一热，一阴一阳，阴阳相济最得制方之妙。弃肉桂不用乃因肉桂为纯阳之品，味厚甘辛大热，益火消阴者，唯恐有阴虚火更旺之虞。牛膝，味苦降，引浮越之火下行。远志益肾强志，味苦辛性温，宁心安神，交通心肾，以苦温泄热振心阳，使心气下交于肾，以辛温化肾寒，合肾气上达于心，以致阴平阳秘，水火既济。菖蒲气温，味辛苦，疏心气，畅心神，怡心情，益心志，妙药也，心气不足者用之，开窍启闭宁神。二药相伍，开窍启闭宁神之力增强。从西医药理上讲上五味药对中枢神经系统皆有镇静作用。

仝小林医案

（阴液亏耗火内生，滋阴降火心自守）

医案 1 胡某，女，68 岁，退休教师。2003 年 1 月 27 日初诊。主诉：失眠 1 年余。患者 1 年前因丈夫生病住院，过于紧张劳累而出现入睡困难，此后睡眠一直没有改善，多梦早醒，醒后难再入寐，伴心烦多汗，急躁易怒。平素常感胸闷气短，时有心前区疼痛，畏寒肢冷，纳差乏力。面白无华，舌淡略胖大，边有齿痕，舌底瘀斑，脉沉细。既往有高血压病史 23 年，冠心病病史 10 年。中医诊断：不寐（阴虚火旺，脑神失养），胸痹（心脾两虚，气虚血瘀）。治则：滋阴降火，宁心安神。治以黄连阿胶汤加味，药用黄连 3g，黄芩 9g，阿胶（烊化）9g，鸡子黄（冲）1 枚，白芍 30g，生地黄 30g，生百合 30g，五味子 9g，浮小麦 30g，太子参 15g，夜间 1 剂顿服。患者服上方 7 剂后心烦大减，入睡好转，睡眠较深。守方继服 7 剂，夜寐正常。

【诠解】证属阴虚火旺，脑神失养。该患者除有失眠主诉外，还患有高血压、冠心病，全身症状以心脾两虚，气虚血瘀表现为主，但因其有典型的心烦、失眠之主症及情志刺激因素，证属脑局部阴虚火旺，故以黄连阿胶汤治之有效。服药时嘱病人将一枚生鸡子黄打入药中，与药一起服下，其既可保护胃黏膜，防止黄芩黄连苦寒败胃，又有助于睡眠。因本方有育阴安神之功效，故以夜间 1 剂顿服为宜，以免白天昏昏欲睡，影响工作。至于患者气虚血瘀证候的形成，与其自身体质及所患慢性疾病有关，还需以后慢慢调治。

医案 2 陈某，男，48 岁，公司经理。2001 年 5 月 16 日就诊。主诉：失眠 10 年。患者近 10 年来因工作压力较大，久而出现入睡困难，睡后多梦，易惊醒。曾服南洋安神片、安神补脑液等药治疗，效果不显，遂改睡前服用舒乐安定，剂量增至 4mg，仍只能睡 3~4 小时，且睡眠不深，伴晨起头昏重，精神不振，心烦，口苦，咳吐少量黄稠痰，大便秘结。体形肥胖，舌红苔薄黄，脉弦滑。既往糖尿病病史 3 年，2 月前体检发现有"轻度脂肪肝"。中医诊断：不寐（阴虚火旺，脑神失养），消渴（肝胃郁热，痰湿内蕴）。治则：滋阴降火，清热化痰。治以黄连阿胶汤加味，药用黄连 6g，黄芩 12g，阿胶（烊化）9g，鸡子黄（冲）1 枚，白芍 30g，酸枣仁 30g，五味子 9g，生大黄 6g，清半夏 12g，茯苓 30g，夜间 1 剂顿服。患者服上方 7 剂后，大便畅，心烦减，睡眠时间延长，睡眠较深，舒乐安定减为 2mg。上方去生大黄，继服 21 剂后，不服舒乐安定，睡眠基本正常。

［王霞. 仝小林辨治失眠的经验. 中国医药学报，2004，19（8）：493-494.］

【诠解】证属阴虚火旺，脑神失养。该患者近 1 年来一直在门诊治疗糖尿病，经予口服降糖 1 号汤剂开郁清胃、清热化痰治疗后，血糖控制较好，但睡眠一直无明显改善。细问病史得知其职业为经理，常感工作压力大，心烦易怒，故改以黄连阿胶汤治之。患者全身证候虽以痰热内郁表现为主，但因其有典型的脑局部阴虚火旺之主症、诱因，故以黄连阿胶汤治之有效。笔者处方时以黄连阿胶汤治疗失眠，强调抓主症的重要性。疾病的表现错综复杂，变化多端，详审病机，抓住主症，是临证辨治失眠的关键。

徐乃斌医案

（水亏火炎阴阳应之，补水泻火心肾相交）

许某某，女，43 岁，教师。1988 年 4 月 6 日初诊。患病月余，手足心热，性格急躁，遇事欲怒，头晕耳鸣，每夜心烦不能成寐，服安定片亦不能入睡，反而更心烦，精神不振，小便短赤。舌红少苔，脉细数。脉症合参，此乃肾水亏于下、心火亢盛于上、阴虚阳亢不寐之证。拟以滋阴降火、相济心肾之法，用黄连阿胶汤治之。药用：黄连 9g，黄芩 9g，阿胶 15g，白芍 12g，鸡子黄（冲服）2 枚。取药 5 剂，每日晚服 1 剂。日后复诊，自言服药有效，每夜能睡 6 个小时，次日甚感身轻神爽，余症减半，舌红、脉细。守前方继服 5 剂而愈。

［徐乃斌. 黄连阿胶汤治疗失眠病. 中医函授通讯，1992，（4）：40.］

【诠解】证属阴虚阳亢。《伤寒论》第 281 条曰："少阴之为病，脉微细，但欲寐也。"此乃少阴病脉的全身性虚寒证，其病理机转从阴寒化；"心中烦，不得卧"，乃少阴之变证，其病理机转为从阳化热、阴虚阳亢而致。不得卧者，不能寐之甚也。肾寄水，心寓火，水之则升，火之则降，则心肾相济，而能安寐。肾水不足，心火有余，水不能升，火不能降，则心肾不能交通，心火干扰神明，故不能安寐。心烦与不得寐，又相互干扰。因心烦而影响安寐，因不寐更致心烦。滋其肾水，降其心火，心烦自然而除。黄连阿胶汤乃为妙选方。所以然者，因黄连直泻心火，黄芩除其心烦，白芍、阿胶、鸡子黄滋阴养血，使水火既济，心肾相交，故不得寐自然而愈。全方药味不多，但配伍十分严谨，寓意深长，临床用于治疗阴虚失眠病，屡见捷效。

曹洪欣医案

（伤寒日久热内结，大柴胡汤促安眠）

王某，男，53岁，1998年4月5日就诊。该患者外感1周，曾用大量抗生素，现仍有低热，兼见两胁胀痛，烦躁易怒，夜卧难寐，大便秘结，数日一行，舌暗红苔黄燥，脉弦数。曹老师一见即曰："此大柴胡汤证也。"即疏方：柴胡、黄芩、白芍各15g，大黄10g，枳实、半夏各15g，加姜枣3剂水煎服。该患服1剂药后即行大便，当夜遂得安眠。其热亦不复发。

［张玉辉，林晓峰. 曹洪欣教授治疗失眠验案四则. 中医药学报，2004，32（6）：49-50.］

【诠解】证属少阳热结。此例为外感后致少寐者。伤寒日久，邪热内结，枢机不利。邪居于半表半里，使阴阳不调故夜卧难寐。大柴胡汤治少阳阳明同病，交通阴阳，使阳入阴，营卫交而魂魄藏，故可高枕安卧矣。方中柴胡、黄芩和解少阳；大黄、枳实泻下热结，半夏和中，芍药、姜、枣缓急敛阴。由病机观之，此方实治失眠少寐之良剂。

郭立中医案

（心肾阳虚阴火上浮，补肾温阳镇静安神）

患者，女，46岁。

2010年9月9日初诊：诉：失眠6年，于2005年始不易入睡，彻夜不眠，次日烦躁，体乏无力，头昏沉，眼睛不适。现服艾司唑仑等安眠药，效不显。刻下：寐差，劳累后尤甚，食纳如常，夜间憋尿后心慌，胸闷，醒后不易入睡，排尿量少，大便2~3日一行，质软黏，脚底易生茧，腰部怕冷，易出汗，夜间喜将足部露出外面。舌胖大，舌面紫暗，苔白腻，边有齿痕，脉沉细。中医病名：不寐。证属心肾阳虚，阴火上浮。治以补肾温阳，收敛浮越之阳气，镇静安神。以基本方四逆汤合封髓丹加减治疗。处方：制附片（先煎2小时）60g、炮姜50g、炙甘草5g、白术15g、砂仁（后下）15g、黄柏15g、木蝴蝶20g、炒枣仁 20g、茯神 15g、生龙骨（先煎）30g、生牡蛎（先煎）30g、磁石（先煎）30g、桂枝 30g，7 剂，每日 1 剂，水煎服，早中晚 3 次，每次取汁 150ml 左右，温服。

9 月 30 日二诊：药后症状有所缓解，主动撤去安眠药，不觉烦躁，梦多，易入睡，因感冒又需安眠药维持，自述腰部怕冷减轻，小便畅通，易汗出，动则汗出，恶风，食纳知味，天气不好时胸闷心悸，大便日一行，质黏，成形。舌质暗苔白腻，脉沉弱，双尺不足，左尺浮。9 月 9 日方改制附片（先煎 2 小时）75g，炮姜 60g，去牡蛎，加龙齿（先煎）30g，14 剂，以加强重镇安神之功。

10 月 14 日三诊：药后失眠较前改善，劳累后数夜寐差，日间思睡，但不能入睡，夜间入睡困难，次日头晕头痛，食纳尚可，动则汗出。大便难解 2~3 日一行，质中，小便不畅。舌质瘀暗，苔白，舌体胖大，边有齿痕，脉浮缓，右寸浮紧，左尺浮。9 月 9 日方去磁石，加龙齿（先煎）30g，生姜 20g，改制附片（先煎 2 小时）90g，炮姜 60g，7 剂。

10 月 21 日四诊：药后症减，患者已停用安眠药，大便调，小便亦畅，夜尿 3 次，腰冷手凉，口干不显，喜热饮。舌质暗淡有齿痕，苔白腻，脉右寸虚，左尺浮大而虚。9 月 9 日方改制附片（先煎 2 小时）120g，炮姜 90g，去磁石，加龙齿（先煎）30g，生姜 20g，7 剂。10 月 28 日来诊诉至今未服用安眠药，饮食睡眠均佳，遂停药。

[郭灵龙，朱芸，万秀贤. 郭立中教授从肾阳虚辨治失眠验案 1 则. 环球中医药，2012，5（2）：130-131.]

【诠解】证属心肾阳虚，阴火上浮型失眠。此例患者属阳虚不寐，病位于肾。肾为先天之本，内寄命火，乃一身阳气之根，主生主化，相火潜藏不露则有生机，脏腑功能正常，使一身之阳气上下相贯，得其温煦之能，气血安和，神、魂、魄、意各守其藏，神安其宅。《类证治裁·不寐》云："阳气自动而之静，则寐；阳气自静而之动，则寤。不寐者病在阳而不交阴也。"可见阴阳在不断消长变化过程中相交才能产生睡眠，说明阳气在睡眠中占据的主导作用。故肾阳不足对睡眠有很大影响，傅春梅认为，肾阳虚，不能与阴争，入夜阳气难入于阴，寐则易醒，似睡非睡。卫气的生成有赖肾阳温化；卫气虽由水谷精微所化生，但肾中元阳如釜底之薪，无火则水谷不熟；卫气出入阴阳必经足少阴肾，肾阳是推动卫气运行的原动力。肾阳亏虚，卫气亦因之虚弱，卫气运行不利，可致失眠。今患者年过中旬，下焦阳虚，阴盛逼阳，虚阳上浮，上扰心阳，失其接济，神不得安，而不寐作矣。故治宜温补肾阳，使真阳之气渐复则阴霾自除，阴阳恢复平衡则自能寐。用四逆汤合封髓丹治之，四逆汤温补肾阳；封髓丹纳气固肾，上中下并补；制附子色黑入肾，其非常之热力，能补助肾中之相火，以温人体之肾阳。干姜辛热，守而不走，专于温补中阳，姜附合用其性尤峻。佐以甘草，既能解附子之毒，又可缓附、姜之峻以护阴液，更有持续药力以防虚阳脱散之用。黄柏味苦性寒，苦能坚肾，肾职得坚则阴水不虞其泛溢；寒能清肃，秋令一至，则龙火不至于奋阳，水火交摄，阴有迫阳外出者乎；砂仁温健脾运，引五脏六腑之精归藏于肾。桂枝通阳化气，龙骨、牡蛎潜虚浮之阳。合方温阳化气，调和阴阳，使水火既济，相火不再妄动，真阳归元，阴阳相交故自能寐。

顾锡镇医案

（昼精夜瞑昭医理，补肾益精复寐安）

患者，女，63 岁，2010 年 8 月初诊，主诉：失眠伴头晕 1 年。患者 1 年前出现失眠，以早醒，醒后再难以入睡为主，睡眠浅，易醒，睡眠时间不足 5 小时，伴精神不振，健忘，舌红、少苔，脉沉细。辨证为肾精亏虚，治以滋肾安神为法，方药：生地黄 15g，磁石 30g，茯神 20g，夜交藤 30g，珍珠母 20g，酸枣仁 20g，丹参 30g，五味子 6g，百合 10g，鸡内金 15g。水煎服，每日 1 剂，睡前及睡前 5 小时服用，连续服用 2 周后患者睡眠明显改善，精神不振及健忘亦有不同程度改善。

[张金霞. 顾锡镇教授治疗失眠经验总结. 广西中医学院学报，2012, 15（1）：14-15.]

【诠解】证属肾精亏虚。患者素体阴亏，或房劳过度，耗伤肾阴，水火不济，心火独亢，可发为失眠之症。年过半百，则肾精妄耗，肾精滋养及化生功能不足，则机体失其荣养；肾精亏虚，白天精气不能正常施布于五脏，故神失所养，常表现为精神倦怠，反应迟钝等，即"昼不精"；肾精亏虚，夜间精气不能涵养心神，神失闭藏则不能正常睡眠，即"夜不瞑"。故老年人失眠常以肾精亏虚为本，火、痰、瘀为标，临证在治疗老年人失眠时，选方时常配伍滋肾之品，以标本同治为原则。常用药物：生地黄、黄精、磁石、五味子等。每多获效。

钱彦方医案

医案 1（劳伤气阴心肾不交，益气养阴水火共济）

郭某某，男，58 岁。因工作极度紧张诱发劳累型心绞痛，胸前烧灼样疼痛，放射至肩背部，胸闷气短，服用硝酸甘油则痛减，但剂量渐增。夜眠极差，每夜仅睡 1~2 小时。近日心悸、胸闷，仍时有心胸疼痛，夜卧似睡非睡，多梦纷纭，纳谷不香，气短懒言，精神疲倦，排便无力，舌暗红少苔，脉沉弱无力。证属积劳伤气耗阴，心肾不交，神失守藏。拟益气养阴，济心肾宁神之法。药用：麦冬 20g，五味子 10g，太子参 15g，薤白 10g，丹参 15g，当归 15g，丹皮 10g，制附子 10g，黄连 10g，阿胶 10g，琥珀粉（冲服）3g。6 剂后，病情好转，心胸闷痛轻，入夜有睡意，多思又难眠，精神好转，食欲增加，舌暗淡少苔，脉细无力。脏气有复，阴精渐充，加重补阴之力，上方加麦冬 10g，五加皮 15g，山茱萸 20g，枸杞子 15g。再进 10 剂，心胸闷痛少，夜卧能眠，体力增加，口稍干，舌淡红、苔薄白，脉弦细，继前方加党参 15g，白术 15g，益气善后。

[钱彦方. 顽固性失眠辨治体会. 中医杂志，1998，39（11）：658-659.]

【诠解】证属积劳伤气耗阴，心肾不交，神失守藏。气阴两虚、心肾不济是顽固性失眠的又一病机。本类型病因复杂，或思虑劳倦，内伤心脾，气血生化无源；或热病伤阴，肾精不足；或大病久延，气阴两虚；或气郁化火，火灼真阴，阴虚阳越，心神失藏成失眠。大多是病久失治、误治，病情缠绵不愈，心肾两虚，阴虚火旺，心肾不交，或心胆气虚。多见于老年慢性支气管炎、肺气肿、心力衰竭、肺结核、甲亢、糖尿病等。其表现特点：难以入寐，端坐难卧、每入寐精神振作，白昼萎靡，心烦意乱，伴见心悸、胸闷、倦怠、多梦，或面红赤、口干、健忘，脉细。治重在益气养阴、交通心肾，当用生脉饮合黄连阿胶汤化裁。

医案 2（营卫失和脏气难平，阴阳调和心神自安）

王某某，女，41 岁。失眠多梦 10 余年，难眠，眠而易醒，每夜似睡非睡仅 1~2 小时，甚则彻夜不眠；伴偏头痛如裂，重则恶心呕吐。经养心安神、镇静安眠，其效不佳。经各种检查排除内脏器质性病变。现症：视物模糊，面淡红，二便调，舌淡红少苔，脉弦细。证属营卫失和、心神失守，治宜调和营卫、交和阴阳。药用：桂枝 10g，白芍 25g，生龙牡各 25g，大枣 5 枚，炙甘草 6g，生麦芽 15g，葛根 20g，川芎 15g，柴胡 10g，浮小麦 30g，磁石 20g，薄荷 6g，丹参 30g，细辛 3g，防风 10g，全蝎 10g，僵蚕 20g，莲子心 10g。7 剂后，夜能入眠但不实，偏头痛仍然，口干舌疮，大便稍干，苔白，脉沉涩。上方去僵蚕、细辛、莲子心，加白术 30g，乌梅 15g，鸡血藤 20g，琥珀 3g。6 剂后，夜眠4~5 小时，头痛时间缩短。继前方加延胡 15g，当归 25g。6 剂后，夜眠 6~7 小时，头痛明显减轻。继用 10 剂后，睡眠如常。随访半年，失眠未见复发。

[钱彦方. 顽固性失眠辨治体会. 中医杂志，1998，39（11）：658-659.]

【诠解】 证属营卫失和、心神失守。营卫失和，阴阳不济，在正常情况时，营行脉中，卫行脉外。《灵枢·营卫生会》说："卫气行于阴二十五度，行于阳二十五度，分为昼夜，故气至阳而起，至阴而止。"营卫相会时而入睡，谓之合阴。若情绪不舒或他病日久致使营卫无相会，难于合阴。《灵枢·大惑论》曰："卫气不得入于阴，常留于阳，留于阳则阳气满，阳气满则阳跷盛，不得入于阴则阴气虚，故目不得瞑矣。"可见，失眠最根本的病机就是营卫循环出入的乖逆，阴亏内、阳浮外，心神失守，夜不成眠；失眠的继续可加重营卫、阴阳的乖逆，心神难藏，导致顽固性失眠。本类型相当于西医学的自主神经功能紊乱。其特征表现：多有情绪不舒史，病程长，夜不得眠，或眠而时醒，辗转反侧，或卧不闭目，多梦纷纭，易惊醒，伴头痛而胀，胸腹之气上冲头部，四肢倦怠，畏寒恶风，舌淡红，脉缓。其治疗宜调和营卫、潜心安神，用桂枝加龙骨牡蛎汤化裁。

黄爽明医案

（阴阳亏虚形不荣，夜不安寐心悸动）

董某某，男，71 岁。2009 年 10 月 5 日来诊。自述失眠 1 年余，多方治疗无效，查之多为化痰和胃，养血重镇之品。诊见：失眠乏力，多梦易醒，心悸健忘，背微恶寒，下肢凉，食少，舌淡、苔薄白，脉细。辨证：气血不足，脾肾阳虚。治法：益气养血，温补脾肾。方用归脾汤合二仙汤化裁。药物组成：黄芪、小麦各 30g，茯苓、酸枣仁、黄精各 15g，生晒参、白术、大枣、甘草、五味子、淫羊藿各 10g，当归、川芎各 9g，仙茅、知母各 6g，砂仁 3g。3 剂。8 日来诊自述有效，继进 3 剂，自述已能入睡 5 小时，背凉肢冷明显好转。原方减知母、仙茅，加巴戟天、桑寄生12g。6剂。随访至今未复发。

[何周杰. 黄爽明辨治失眠经验. 浙江中医杂志，2011，46（10）：779.]

【诠解】 证属气血不足，脾肾阳虚。气血为人身之根本，若气血亏虚，则脏腑机体不得荣养，可见形体羸瘦，神疲倦怠；久则阴损及阳，甚或阴阳两虚；"心为五脏六腑之大主"，阴阳亏耗，心不能主神明，心神妄动，可致夜寐不安，心神悸动，烦躁不安。故而以归脾汤合二仙汤阴阳双补，以获奇效。

巨邦科医案

（阴损及阳虚阳上浮，扶阳破阴白通显功）

王某，女，35岁。

2008年11月4日初诊：患者诉10余年来眠差，时有整夜不能入眠史，并自觉逐渐加重。近1个月来，常整夜不眠，烦躁心慌，易于激怒，眼干，服用阿普唑仑1.2mg亦不能入睡。详询病史，失眠始于12年前流产大失血后；平素身热面赤，触之皮肤灼烫，不久汗出热减，一日反复发作。刻下腰疼，腰腿怕冷，双脚心大热；饮食佳，易饥；舌质淡白胖大，舌苔白润有津，脉沉缓。诊断：失眠；辨证：阴损及阳，虚阳上浮；治法：先温补肾阳、破阴通阳、交通心肾，再阴阳双补，以使阴阳互生、阴平阳秘。方以白通汤加味：制附片（先煎40分钟）30g，干姜30g，葱白4茎，生龙骨、生牡蛎各30g，黄连6g，肉桂12g，黄柏12g，夜交藤30g，合欢花15g，山萸肉30g，3剂。每日1剂，两煎取汁600ml，于中午、傍晚、睡前分服。

11月8日二诊：诉服药当晚即有睡意，以后每夜均可入睡4~5小时；身热面赤、眼干、烦躁心慌等症大减。继用上方4剂。

11月13日三诊：每夜均可安然入睡5~6小时，唯觉腰腿痛冷，舌脉同前。失眠基本治愈，拟阴阳双补，以四逆汤加补肾滋阴潜阳药治疗。

处方：制附片（先煎40分钟）30g，干姜30g，炙甘草20g，熟地黄30g，山萸肉30g，淫羊藿30g，菟丝子30g，补骨脂30g，生龙骨30g，生牡蛎30g，3剂。每日1剂，两煎取汁600ml，于中午、傍晚、睡前分服。随访：患者以上方继续治疗，服用4剂后肾阴、肾阳两虚诸症均失，舌脉正常，临床治愈。随访至今，未见复发。

[巨邦科. 白通汤临床应用验案3则. 上海中医药杂志，2009，43（9）：

43-44.]

【诠解】证属阴损及阳，虚阳上浮型失眠。本案患者失眠是由失血伤阴，久而阴损及阳，肾阳虚损，虚阳上浮所致；初诊重在不能睡眠，故直以白通汤加味扶阳破阴、通阳安神为治，药后即显良效。失眠症总的原因是"阳不入阴"，《内经》云："阳不入阴则不寐。"临床所见慢性失眠症大多数是由于心肾阳气虚损，阴阳格拒，阳气入阴通道被阻而致。白通汤具有扶阳破阴、交通阴阳的作用。应用本方治疗失眠症，常获良效。

孙国明医案

（阴虚内热扰神安，滋阴清热魂守舍）

陈某，女，50岁。2006年9月10日就诊。1年前经行紊乱，现闭经6个月余，有失眠史6年。刻诊：彻夜不眠，潮热，困倦盗汗，心烦，舌质红，少苔，脉弦数。肝肾阴亏，水亏火旺，邪热内蒸，故见潮热、盗汗；虚火上炎，故见心烦；虚热扰心，心失所养，魂不守舍，则彻夜不眠；舌质红，少苔，脉弦数，也为阴亏火旺之象。证属阴虚内热，虚热扰神。治宜滋阴养血，清热除蒸，镇惊安神。方投秦艽鳖甲散加减：秦艽15g，鳖甲（醋炙）12g，地骨皮15g，生地黄12g，牡丹皮12g，柴胡10g，知母12g，当归12g，炒酸枣仁20g，生龙骨（先煎）30g，生牡蛎（先煎）30g，珍珠母（醋炙）30g，夜交藤30g，女贞子12g，墨旱莲12g。日1剂，水煎服。2剂后潮热明显减轻，未再盗汗，夜睡2小时余，继服4剂，夜睡5小时余，又进3剂而愈。随诊6个月，未见复发。

[孙国明，吴培双. 经方治疗失眠医案2则. 河北中医，2008，30（9）：958.]

【诠解】证属阴虚内热。本例为围绝经期综合征，西医学认为此为卵巢功能逐渐消退至完全消失的一个过渡时期。中医学认为，其发病主要责之于肾。《素问·上古天真论》说："七七，任脉虚，太冲脉衰少，天癸竭，地道不通，故形坏而无子也。"肾居下焦，内寄相火。一旦阴精亏损，阴不制阳，则相火妄动，阴阳失衡，水火失济，遂成阴虚火旺之证。鳖甲、地骨皮、生地黄、牡丹皮滋阴清虚热；秦艽、柴胡解肌退热；当归、知母滋阴养血；炒酸枣仁、夜交藤养血安神；生龙骨、生牡蛎、珍珠母镇惊安神；炒枣仁、生龙骨、生牡蛎敛汗滋阴；女贞子、墨旱莲平补肝肾以治本，使阴虚得以补，虚热得以清，心神安而痊愈。

刘宏顺医案

（阴阳不交水火覆，育阴潜阳夜寐安）

柳某某，女，60岁。

2007年3月25日初诊：断断续续失眠1年余，近来加重，心烦不寐，心悸伴身热汗出，手足心热，口干苦；望其体型偏瘦，面色暗红，舌体瘦薄，红而少苔，脉细数。此阴虚阳亢，心肾不交，水火失济。治以育阴潜阳，黄连阿胶汤加味：黄连6g，黄芩10g，阿胶（烊冲）10g，白芍15g，炙甘草6g，夜交藤15g，煅龙骨30g，煅牡蛎30g。药煎成后加入1枚鸡子黄搅匀服用，3剂。

二诊：好转，睡眠从后半夜较好。阴虚一时难复，上方加百合30g，生地15g，6剂。

三诊：诸症大减，心不悸，汗止，睡眠基本正常，后嘱以六味地黄丸常服，随访一直未复发。

[刘宏顺.失眠病辨证论治举隅.四川中医，2009，27（2）：71-72.]

【诠解】证属阴虚阳亢，心肾不交，水火失济。《伤寒论》第303条："少阴病，得之二三日以上，心中烦不得卧，黄连阿胶汤主之。"其病为少阴热化证，肾水不足，心火独亢，邪火扰心，阴阳失交，故心烦不得卧。本病例患者老年寡居，长期郁闷忧思，五志化火，久耗伤阴，心神失养而邪火独亢，故心悸汗出，心烦难寐。黄连阿胶汤甚为合拍，芩、连泻火，鸡子黄、阿胶滋肾养阴，白芍收阴气而泄邪热，加夜交藤滋阴养心安神，煅龙牡助诸药潜阳止汗。二诊中合用《金匮要略》百合地黄汤，加强滋阴清热、益气安神之功效。由于方证相符，故疗效显著。

宋兰医案

（水亏火旺寐难安，补水泻火平寐良）

康某，男，43岁，半年来因家庭纠纷出现入睡困难，并逐渐加重，近3周来，彻夜难眠，心悸心烦，健忘头晕，恍惚不安，舌红，无苔，脉细数。此为肾阴亏虚、心火旺盛、心神被扰所致。处方：黄连10g，阿胶15g，黄芩15g、肉桂5g、莲子心5g、柏子仁10g、酸枣仁25g、知母20g、生地20g、百合 15g、女贞子 20g、旱莲草 20g，磁石 30g、灯心草 5g。7 剂水煎服。服药后睡眠好转，每晚睡眠增至 3.5~4.5 小时，心悸头晕亦有所改善，原方再进 14 剂而愈。

[张海龙. 宋兰主任医师辨治失眠的经验. 中国医疗前沿，2013，8（2）：80.]

【诠解】证属肾阴亏虚、心火旺盛。患者久思劳倦，伤及心肾阴精，日久水不济火，火无以滋养，久则亢旺于上，火热为阳邪，主动主升，上犯人体阳部，心者，居于胸部，为阳中之阳，火热内扰心神，心神为之妄动，不得内守，可致入夜亢奋，不得入眠。故此以补水泻火，平阴潜阳为法。

王占玺医案
（寒热虚实逆乱扰心神，平调阴阳定志安）

医案 1 李某，男，41 岁。心前区痛疼 1 年自觉有心跳停止感，片刻始能恢复，心电图示："冠状动脉供血不足"，经常怕冷，睡眠较差，头晕头痛。既往有神经衰弱史。体格肥胖，颜面稍黯，舌质红，舌苔薄黄，脉弦而代，78 次/分，心律不齐，每于 20~30 秒之间，有一次期前收缩，与代偿间歇。遂以：全瓜蒌 30g、薤白 10g、半夏 10g、桂枝 6g、川芎 10g、炒枣仁 25g、云茯神 12g、知母 6g、炙甘草 10g。连服 7 剂，心绞痛已消失，头晕头痛减轻，共服 28 剂后，诸症消失，复查 3 个月未复发。

【诠解】证属胸阳不振，痰浊痹阻。胸痹乃由胸阳不振，痰浊痹阻所致，兼有眠差，舌红，苔薄黄等阴虚证，治疗则非宣阳则痹不通，非益阴则神不安，用瓜蒌薤白半夏汤，既有宣阳通痹之功，又有益阴安神之用，胸阳得宣，心神得宁，故药后诸症得除。

医案 2 陈某某，女，61 岁。10 年来性情急躁，神不自主，自诉心下可摸拳头大包块，每次发作前病块上窜，有似跳出咽喉感，继之哭笑发作，每次发作与精神刺激有关，全身疼痛睡眠不佳，多梦不易入睡，不忍饮食。此次发作问话不答，颇有对正常话听不懂之意。经某医院检查心肺正常，考虑为"症状性精神分裂症"。舌赤无苔，脉象两关弦甚。证属阴虚脏躁，虚烦不眠。治以甘麦大枣汤合酸枣仁汤加减。浮小麦 25g、菖蒲 6g、橘红 3g、清夏 3g、甘草 6g、大枣 4 枚、知母 6g、炒枣仁 25g、朱茯神 12g。服药 5 剂，睡眠良好，已无哭笑发作，尿黄，舌脉同前。宗前方加玉竹 10g、车前子 10g。又进 1 剂，诸证悉除。继以前方 4 剂量共为细末，炼蜜为丸，每丸重 10g，早晚各服 1 丸，以缓固其本。

【诠解】证属阴虚脏躁，虚烦不眠。此例患病 10 年，久病多虚，加之肝血不足，阴虚阳亢，虚火上扰神明，神不守舍则失眠，脏躁。梅核气一症，属气结痰凝者为多，但此证为虚火上灼咽喉所致。方用甘麦大枣汤和中缓急，辅以酸枣仁汤养阴安神，使阴生阳平，神安病除。

瘀滞论治

范文虎医案

（避雷同察颜观色，辨舌脉准确择方）

宁波江北岸亘胃徐祖阵，正值壮年。乙亥仲秋，远道自沪来静。自云："在海上经营棉纱事业，行情变化早晚莫测，操劳忧虑，心神交瘁，久之，酿成失眠，往往终宵不能闭目。西药疗治，可取眠数小时，然梦魂颠倒，过后益增疲乏。今岁入夏以来，失眠变本加厉，历经医治罔效。自八月十四日起至今已达三夜，还未入睡，头脑懵懵，衣不知热，食不知味，幸先生诊之。"余视徐君，面虽㿠白，而神采飞扬，谈笑自若，双目隐隐现红丝。脉之，两关均弦长，舌边有青纹。笑谓徐君曰：前医用药，得毋一派归脾、天王补心、酸枣仁汤等益血安神之剂乎？彼非是药不用，尔非是药不服，迎合富食人家心理，古今同慨。察子之疾，形气有余，脉气亦有余，何可犯实实之戒。仲圣对失眠之实症，未出治法，唯有清王清任制血府逐瘀汤一方，深合盛者责之之义。盖诸种疾病，不涉乎气，即因乎血，而血气之虚实，可以从脉舌得之。徐君壮年，血气方盛，两关脉弦长，舌边有青纹，可知是瘀结为患。血府逐瘀汤中，桃仁、红花、当归、川芎、牛膝，均散瘀活血之品，用以为君；佐以四逆散与生地，解郁行气，取气行则血行之意，符合《内经》"疏其血气，令其条达，而致和平"之旨，原方有桔梗，余之经验，去桔梗加参三七，更增逐瘀之力。处方：桃仁四钱，红花三钱，当归三钱，川芎三钱，怀牛膝三钱，参三七三钱，大生地三钱，柴胡二钱，京赤芍三钱，炒枳壳二钱，炙甘草一钱。

一服后，即夜卧贴然。速服十五剂，未见再发，乃回沪。后此二月，徐君复来求治，言旬日来又苦失眠，但不若前此之甚。余察其脉，两关仍弦，依然实症也，因有头痛目赤胁胀等肝火上炎症象，改用龙胆泻肝汤。处方：黄芩三钱，龙胆草一钱半，小生地三钱，泽泻三钱，车前子三钱，生甘草一钱，柴胡二钱，黑山栀三钱，当归二钱，木通三钱，上方共服五剂而夜眠全安，肝火上炎症象亦除。按柯韵伯云："肝火旺，则上走空窍，不得睡。"入夜时，魂归于肝，今木火升腾，则不能藏其阳魂，以故不寝，用龙胆泻肝汤泻其龙雷之火，卧自宁矣。

（孙幼立《范文虎先生失眠医案一则》）

【诠解】证属瘀血阻滞肝火上炎。本有忧思抑郁，情志失调，气血不运，久则气滞血瘀；近来情绪烦躁，肝失疏泄，肝火上炎；患者本为体质壮盛之人，饮食情志失宜，可致血瘀实证，加之近因夜不安寐，肝阳上亢，郁而化火，两相和邪为病，此时应以活血祛瘀，平肝潜阳清热为治疗大法治之。

祝谌予医案

（瘀阻心神常见证，活血通络成名方）

麦某，男，23岁。

1996年11月21日初诊：失眠2年，入夜毫无睡意，入睡困难，头痛，急躁，口干，双目隐现红丝，大便干，舌质暗红，舌边有瘀斑，脉弦。证属瘀血阻滞，治宜活血化瘀。处方：广木香10g，当归10g，川芎10g，赤白芍各10g，益母草30g，葛根10g，丹参30g，沙参15g，麦冬10g，五味子10g，白蒺藜10g，木贼草10g。7剂，水煎服，日1剂，午休及晚睡前服。药后睡眠好转，每晚能睡四五个小时，舌边瘀斑减少，守方继服14剂，入睡佳。

[杨兵. 祝谌予治疗不寐证经验. 中国医药学报，2002，17（9）：551-552.]

【诠解】证属瘀血阻滞。本例因思虑郁结日久，气与血逆而为瘀，瘀血不去则眠终不安，方选祝老经验方"广当益芎芍"：方中当归、赤芍、川芎活血化瘀，以祛滞血；气为血帅，气行则血行，广木香、白芍行气柔肝；葛根、丹参伍用活血化瘀，滋润筋脉；沙参、麦冬、五味子养阴润燥，使瘀祛而不伤阴血；白蒺藜、木贼草清肝明目。共收活血化瘀，行气消滞之功。清·王清任云："不眠，夜不能睡，用安神养血药，治之不效者，此方（血府逐瘀汤）若神。"此方与王清任之血府逐瘀汤有异曲同工之妙，但必须有瘀血见证。

陈景河医案

（气血瘀滞虚热生，调和气血寤寐平）

医案 1 迟某某，女，33 岁，针织厂工人。1978 年 7 月初诊。

主诉： 发作性嗜睡病已 11 年。

病史： 1966 年春某日在工作中与人口角，过度气愤，当时突然发生全身无力，近似瘫痪，四肢不能活动，约半小时后自动缓解。同年夏某日又因生气大哭一次而后入睡，醒后觉得头昏目眩，从此记忆不佳。次年某晚受恐吓后发生了发作性的嗜睡状态，越来越重，以致发展到走路、吃饭、谈话中均能突然入睡。5 年后有一次骑自行车上街，突然入睡而摔成髋关节脱臼。多年来经常在吃饭时入睡而打碎饭碗，每次入睡时间约 10 分钟即可醒来，每日发作 3~5 次，因无法从事纺织工作而离职。曾在某医院诊为神经官能症，后经某精神病院及某部队医院确诊为发作性睡病，给予治疗，未用过西药兴奋剂类，但用过谷维素等药物治疗无效，而来我院治疗。既往基本健康，家庭无同类病史，但平时有睡后多梦现象，且经常睡后有呼叫的病史。

查体： 体格中等，营养良好，神志清楚，表情平静，言语流畅，头、眼、耳、鼻、口、咽均正常，气管居中，甲状腺不大，心音钝，心律整，心界不扩大，肺呼吸音正常，腹部平坦柔软，肝及脾触不到，四肢关节、全身淋巴结均无异常。神经系统检查生理反射存在，病理反射未引出。脉浮弦，舌苔白浊，舌质青紫。

诊断： 发作性睡病。

中医认为惊恐可伤肝肾，气逆可致血瘀，《内经》云，"怒则气逆，惊则气乱"，气失顺行，血随气动，舌质青紫为血瘀之证，拟以活血化瘀法治疗。

处方： 当归 35g，乳香 20g，没药 20g，红花 10g，川芎 25g，青皮 35g，枳壳 15g，神曲 25g。

共诊 6 次，服药 18 剂，一直用上方药味没有改动。患者来诉，服药后发作性嗜睡已大减乃至消失，现已如正常人，未再发生发作性睡眠，嘱其按上方服至 30 剂停药，如不再发，治疗则告结束。至 1979 年 9 月，随访 1 年，确未再发，判定为"临床治愈"。

【诠解】 证属瘀滞心神。患者平素情志不遂，性喜忧思悲恐，善怒而易惊，气机逆乱，久而气滞则血瘀，血液瘀滞机体，可见一派瘀血征象，瘀血扰神，致心神不安而脑窍失养，故而治疗以活血化瘀为大法。

医案 2 崔某，男，47 岁，修配工人。1979 年 3 月初诊。

主诉：发作性嗜睡已 26 年。

病史：1953 年卸车时头部被撞，当时情况并不严重，亦无外伤，以后渐渐发生嗜睡，日益加重，4 年后，发展到每日清晨起床后，又感困倦，再行入睡。睡眠时间并不长，约 10~30 分钟即可醒来。近 5~6 年来经常发作性地睡在街上，如骑车外出，感到睡意来临，立刻下车锁好，就地入睡，一般 30 分钟内醒来。工作中亦如此发作，近期尤频，每日均有发作，因之极为苦恼。在我省某医学院诊为发作性睡病，久治不效，闻我院治过此病乃来求治。既往健康，家庭无类似的病史。

查体：体格中等，营养良好，神识清楚，言语流畅，五官、心肺、腹部未见异常。生理反射存在，病理反射未引出。脉沉涩，舌苔薄白，舌尖鲜红，舌质暗红。

诊断：发作性睡病。

本患者嗜睡年久，远因只有一次轻度的头外伤，无其他原因可追忆，诊断时舌尖鲜红，舌质暗红，脉象沉涩，为血瘀经络日久化热之象，拟以活血化瘀兼清热法治疗。

处方：当归 25g，丹参 20g，红花 15g，黄芩 10g，川芎 35g，乳香 15g，没药 15g，神曲 15g。

共进 9 剂后患者来诉，发作性嗜睡已基本解除，精神良好，已能正常工作，不再受严重嗜睡的干扰。至 1979 年 9 月已 6 个月未发，初步判定为"近期治愈"。

【诠解】证属瘀热内阻。患者素体气血生化乏源，气机不利，无力运行血液于诸身，日久瘀血诸症丛生，瘀血阻络，气机郁滞，郁而生热，瘀热交阻为患，临证可见心神失养，频现发作性睡病。结合舌脉，证属瘀热内阻，治疗当以清热化瘀，活血通络为法。

医案 3 郭某，男，40 岁，工人，1979 年 3 月初诊。

主诉：发作性嗜睡已 4 年。

病史：1975 年春发现困倦、多睡，逐渐加重，每次发作不可抑制，大约 1 小时左右可以醒来。病前平时睡眠亦多，但不是发作性的。现已发展到 3~4 日发作一次，工作大受影响，但并未发生事故。某医院诊为发作性睡病，治疗不效，来我院治疗。既往健康，家族无类似病史。

查体：体格中等，营养良好，神识清楚，言语流畅，查体未见异常。脉弦缓，舌苔薄白，舌质鲜红。

诊断：发作性睡病。

在本患者病史中，外无六淫所袭，内无七情所扰，诊脉弦缓，舌质鲜红，借鉴前例经验，也以活血化瘀兼清热法治疗。

处方：当归 30g，丹参 20g，川芎 15g，红花 10g，黄芩 25g，白术 25g，生地 15g，桃仁 10g。

共进 12 剂，症状大减，不再于走路或工作中发生困感。1979 年 8 月到患者单位随访，患者刚从外地公出回厂，自诉精神很好，公出期间没有发作，现仍同我们保持联系，判定为"近期治愈"。

【诠解】证属瘀热内阻。结合本例患者舌脉征象及诊治诸如此类发作性睡病临诊经验综合判断应用活血化瘀兼以清热法治之。

医案 4 苏某某，男，44 岁，工人。1979 年 8 月 13 日初诊。

主诉：发作性嗜睡已 10 年。

病史：1969 年某月被汽车撞倒，头部被震发生昏迷，当即入某医院外科治疗，约半个月出院。而后发生了嗜睡，曾诊断为脑震荡后遗症，初起尚能坚持工作，然而在工作中遇困意来临时常把工具掉在地下。以后越发严重，骑自行车可以摔倒入睡，每次约 10~20 分钟醒来，每周均有发作。经离职休养，病情无改善，乃来求治。既往健康，无类似疾病的家族史。

查体：体格瘦弱，营养欠佳，神识清楚，表情平静，言语流畅，查体未见异常。脉沉缓，舌苔微黄，舌质青紫。

诊断：发作性睡病。

本例患者 10 年前头外伤后发生发作性嗜睡，脉象及舌色均有血瘀之征，乃以活血化瘀法治疗。

处方：当归 30g，红花 10g，乳香 10g，没药 10g，川芎 30g，白芷 10g，竹茹 2g，柴胡 15g，白芍 20g。

进药 3 剂，大为好转。发作性睡意减半，尚觉全身乏力，在原方基础上加党参 30g，黄芪 30g，升麻 10g。再服 3 剂后患者来院，自诉基本上不再发作嗜睡，已申请恢复工作。9 月份来诊，自诉已完全恢复正常。我们判定为"近期治愈"。

［以上医案均摘自：陈景河，等. 活血化瘀法治愈 4 例发作性睡病临床报告. 中医杂志，1986,（6）］

【诠解】证属气虚血瘀。患者素体脏腑功能亏虚，肝肾精血不足，正气不足，无力运行气血，致气虚血液瘀滞，日久可见一派瘀血征象；脑窍失灵，心神受扰，临证可见体格瘦弱，营养欠佳，神识清楚，表情平静，言语流畅。故治疗当以益气活血通络为法。

郭赛珊医案

（湿热蕴阻血瘀滞，心神内扰对症显）

胡某，女，36 岁，2004 年 12 月 3 日诊。左上肢间断肿胀、睡眠障碍 7 个月。7 个月前突发左上肢肿胀、散发红色斑片状皮疹、瘙痒，外科诊为"肌腱炎"。经中医药治疗 1 周后，肿胀渐消。2 周前上症又发，皮肤科怀疑"荨麻疹"，给予"思理思""开瑞坦"治疗，无明显效果。现左前臂及左手肿胀发热，屈侧有 2 片 2~3cm 大小的红色斑片状皮疹、瘙痒，无疼痛。口不干，食欲可，喜辣食，有时饮红葡萄酒 50ml/次，2~3 次 / 周，未服补品，大便成形，日 1 次。入睡难（约 1 小时）、多梦、夜尿 1~2 次，每夜睡 5 小时，心烦、急躁易怒，无头晕耳鸣及腰痛等。月经期准、量中等、色黯红、血块多，无腹痛，白带不多。舌黯红，苔薄黄，脉沉滑。辨证：湿热血瘀阻滞筋脉，内热扰心。治法：清热祛湿，活血通络，疏肝健脾。药用：柴胡、黄芩、半夏各 10g，紫草 30g，蝉蜕 6g，白芍 15g，白术 10g，生薏苡仁、猪苓、桑枝、僵蚕、五灵脂各 30g，炒蒲黄 15g，清水全蝎 6g，女贞子 15g，墨旱莲 10g，丹参 30g。15 剂。服上方第 2 剂时，左臂肿胀加重，且起小红疹、瘙痒，1 周后皮疹消失，肿胀较就诊时减轻，已停用西药。睡眠好，睡 7 小时，夜尿 1 次，梦较多。口不干，纳食可，大便成形、日 1 次。舌黯红，苔薄黄，脉沉弦细。治守前法，上方去桑枝，加山慈菇、片姜黄、桑椹子各 15g。15 剂。服药后 1 周，左上肢肿胀消失，2 个月后随访左臂功能正常，未再发肿胀。

［张晓阳，张孟仁. 郭赛珊治疗失眠的经验. 辽宁中医杂志，2005，32（10）：993-994.］

【诠解】证属湿热血瘀阻滞筋脉，内热扰心。患者以左上肢间断肿胀 7 个月就诊，曾在外科及皮肤科治疗无明显效果，郭教授根据其局部红、肿、热、皮疹、瘙痒，喜辣食、饮酒等，辨其有湿热；月经血块多、舌黯红为血瘀之象，失眠诸症为心神受扰所致。故从湿热瘀血阻滞经脉，内热扰心立论，以柴胡、白芍、黄芩、半夏、白术、生薏苡仁疏肝健脾、清热祛湿；桑枝、僵蚕、五灵脂、炒蒲黄、丹参、清水全蝎活血通络；紫草、蝉蜕清热凉血，与小柴胡相配具有抗过敏作用。因舌黯红，加之病程 7 个月，虑有湿热伤阴，故用女贞子、墨旱莲滋阴而不腻、顾护阴津、兼以养心安神。服药 15 剂后，睡眠就基本恢复正常，停用西药，肿胀有所减轻。复诊时，上方去桑枝，加山慈菇、片姜黄软坚活血；加桑椹子滋阴补肾，继服 15 剂后，肿胀消失，左上肢恢复正常，2 个月后随访未见复发。本方以清热祛湿、活血通络为主，并未用一般习惯中的安神之品，但首方即取得了良好的安神效果，可见湿热、瘀血在阻滞筋脉的同时，也是扰心之邪，因此，清除了湿热、瘀血之邪后，心神得安而睡眠好，同时也有利于肢体肿胀的恢复。

柴瑞霭医案

（瘀血扰心夜不眠，活血化瘀安心神）

郭某某，男，47 岁，2000 年 6 月 12 日初诊。失眠已 30 余年。逐渐加重，严重时可彻夜不眠，伴头刺痛或抽痛，平卧胸部如负重物，一般情况每晚也只能睡眠 2~3 小时。平时遇事善忘，神思欠敏，不能正常工作。现每晚必服三唑仑等西药方可入睡。舌质红暗、边尖有瘀点、苔薄白、脉弦细涩。辨证属瘀血内阻，心神被扰。治宜活血化瘀，通心气，安心神。方用血府逐瘀汤加酸枣仁。药用：当归 20g，生地、川牛膝各 15g，桃仁（捣）、红花、枳壳、炒赤芍、柴胡、川芎各 10g，炙甘草 6g，炒枣仁（捣）120g。每日 1 剂，每晚煎服头煎，次晨煎服二煎。连服 10 日，睡眠明显改善，头抽痛及平卧胸如负重之感消失。故继以原方减炒枣仁为 90g，后次递减量，并嘱逐减三唑仑等药量，渐至停用。如此服上方 1 个月，睡眠正常。

[柴巍柴. 柴瑞霭辨证治疗顽固性失眠的经验. 山西中医，2004，20（5）：9—11.]

【诠解】证属瘀血内阻，心神被扰。患者不寐 30 余年。中医认为，"久病必瘀"。症见头刺痛或抽痛，平卧胸如负重，遇事善忘，神思欠敏，均说明血瘀所致。故用血府逐瘀汤，活血化瘀以通心络，重用酸枣仁养血安神。符合《内经》"疏其气血，令其条达，而致和平"之旨。

曹洪欣医案

（气滞血瘀瘀阻心脉，血府逐瘀益气化瘀）

潘某，女，38岁，初诊1994年11月17日。该患者少寐1年余，每遇情绪差或过劳则甚，竟致彻夜不眠，屡服养心安神，重镇安神疗效不显。现胸闷，气短，偶有心悸，面色晦暗，舌暗红有瘀点，脉弦细。此证属心气不足，心血瘀阻。治以补益心气，活血化瘀。方用血府逐瘀汤加减。处方：黄芪30g，党参20g，生地、当归、桃仁、红花、枳壳、赤芍、柴胡、川芎各15g，桔梗10g，生龙骨30g，7剂水煎服。复诊时患者自述服药2剂后即可安寐六七个小时，再诊时该患者精神清爽、心情转佳，续服7剂巩固疗效。

[张玉辉，林晓峰. 曹洪欣教授治疗失眠验案四则. 中医药学报，2004，32（6）：49-50.]

【诠解】证属瘀阻心脉。心主行血，肝调气机，气血调和，则血可以养心。若气机不畅则胸闷不舒，气短；气滞则血瘀，瘀血阻于心脉，心神失养则见少寐；血不养心，则心中悸动不安。血府逐瘀汤中桃仁、红花、赤芍活血，枳壳、桔梗行气，生地、当归养血活血。气为血之帅，血为气之母，该患有气虚之象，故用黄芪、党参补气以生血，另加生龙骨安神镇惊。该方补气又行气，活血兼以养血，诸药配伍周详，切中病机，取得了很好的疗效。

顾锡镇医案

（气滞血瘀久失和，安神定志活血方）

患者，男，57岁，2010年12月就诊，主诉：失眠10余年，加重1个月。患者因操劳忧虑，长期失眠，曾服用地西泮、唑吡坦等均效果不显，所需服用剂量越来越大，曾多次于神经内科门诊就诊，治疗效果均不显著。现在患者彻夜难眠，面色发暗，双目见红丝，舌质紫暗，苔薄白，脉沉细涩。患者证属气滞血瘀，予以理气化瘀安神之剂，方药：柴胡6g，茯神20g，龙齿30g，龙骨30g，磁石30g，珍珠母20g，百合10g，酸枣仁20g，川芎10g，当归10g，丹参

30g。服药方法同上，1个月后患者复诊，诉地西泮减量，可入睡，睡眠时间明显延长。

[张金霞.顾锡镇教授治疗失眠经验总结.广西中医学院学报，2012，15（1）：14-15.]

【诠解】证属气滞血瘀。长期顽固性的失眠，临床常治疗效果不佳，"顽疾多瘀血"，瘀血进而影响营卫气血循经而行，营卫不和则难以入睡。因此对于长期的失眠患者，瘀血不去则眠终不安，故常配以活血化瘀之剂，使气机条畅，血亦流通无阻，周流全身，循环无端，心血养神则睡眠安稳，临床善于运用血府逐瘀汤加减治疗本病，常用药物有：丹参、川芎、当归、赤芍、川牛膝。

董襄国医案

（瘀滞上焦清灵府，活血通络显奇效）

李某，男，44岁。

1966年2月7日初诊：头痛头晕等症十余载，睡眠久不能安，曾持续进镇静剂，时久而量多，睛内眦有红丝，溲频，舌下有瘀纹，脉涩，先予通络之剂。当归9g，炒赤芍9g，川芎4.5g，干地黄12g，桃仁6g，红花4.5g，柴胡4.5g，枳实6g，炙草6g，桔梗3g，牛膝9g。3剂。

2月10日二诊：进药6剂后，头痛稍见轻减，夜寐仍进安眠剂而量较减，余如前，续原方再进。当归9g，炒赤芍9g，川芎5g，干地黄12g，桃仁9g，红花6g，柴胡3g，枳壳6g，炙草6g，牛膝9g，蜜桔梗2.4g。3剂。

4月20日三诊：天王补心丸120g，每晚饭前服9g。

[董襄国.失眠论治.新中医，1984，（1）：21-23.]

【诠解】证属血瘀证。本案主症为顽固性头痛、失眠、脉舌特征是舌有瘀斑，脉涩，治以王清任血府逐瘀汤，可称方药对症。据临床观察，顽固性失眠、头痛，瘀血为患的占相当比重。血府逐瘀汤的功用，何廉臣认为"消上焦血府之瘀"。该方主要以"桃红四物"活血通络兼养血，牛膝引瘀下行，柴胡疏肝理气，桔梗使药性上行，甘草缓急，调和诸药。本案用此方恰如其分，所以3剂而头痛减，后用补心丸调理，治法亦有分寸。

刘宏顺医案

（气血瘀阻扰烦心，血府逐瘀定心神）

张某某，男，66岁。

2006年9月24日初诊：自述近4天来，每天晚上烦躁失眠，无法入睡，且右半身汗出，胸中热痛，至凌晨两三点始身渐凉，稍有睡意，然睡眠不实，清晨起床则一如常人，唯胸稍痛。查患者面色泛青，脉弦，舌暗边有瘀斑，饮食二便正常。辨证：瘀血阻滞。处以血府逐瘀汤加味：桃仁15g，当归15g，红花6g，生地30g，柴胡12g，桔梗6g，川牛膝15g，白芍15g，合欢皮15g，川芎15g，炙甘草6g。3剂。

二诊：汗止，胸不痛，睡眠基本正常，继服2剂巩固。

[刘宏顺. 失眠病辨证论治举隅. 四川中医，2009，27（2）：71-72.]

【诠解】证属血瘀证。瘀血导致不寐者，现代中医内科学未曾论及，而清代医家王清任《医林改错》所论较详。本例患者，胸痛，前半夜发热及半身汗出，舌暗有瘀斑，瘀血征象明显。脉弦主痛。其失眠主要是由于瘀血阻滞三焦，营卫运行失常，阳不入阴而发热，阴阳不得和合而烦躁不寐。血府逐瘀汤为活血化瘀之代表方，其中以桃红四物汤养血而化瘀，四逆散疏肝而调气以助行瘀之功，桔梗宽胸。对症加入的合欢皮，《本经》谓其能"安五脏，和心志"；《本草纲目》记载有"和血"之功，共奏活血而安神之效。

俞海富医案

（血瘀内停扰神明，血府逐瘀善解瘀）

李某某，男，47岁，工人。1997年6月5日初诊。

患者失眠8月余，屡进归脾汤、天王补心丹、温胆汤等未见寸功。患者平素身体强健，无明显诱发因素，纳食尚可，二便正常。但见其舌质略紫黯，脉细涩。证属瘀血内停。治宜活血祛瘀。血府逐瘀汤加味：光桃仁（冲）12g，当归、生地、红花、牛膝各9g，柴胡3g，琥珀粉、炒枳壳、赤芍、甘草各6g，桔梗、川芎各5g，夜交藤30g。每日1剂，水煎服。5剂。复诊：药后患者睡眠大为改善，效不更方，原方续进15剂而痊愈。随访1年，再无复发。

[俞海富. 辨治失眠医案二则. 浙江中医杂志，2011，46（9）：672.]

【诠解】证属血瘀失眠。血府逐瘀汤出自《医林改错》，为清代著名医家王清任所创，功善活血化瘀、行气止痛，原为治疗胸中、血府血瘀之证而设。用于治疗顽固性失眠夹有瘀血者，每收良效。方中桃仁、红花、当归、川芎、赤芍活血祛瘀，生地养阴清血分瘀热，牛膝引血热下行，柴胡、枳壳、桔梗疏畅胸中气滞，甘草调和诸药。诸药合用，行血而不伤正气，活血而能生新血，亦可散气分郁结，故而取得满意疗效。

温邪论治

沈菊人医案
（阴阳逆乱气机失，滋阴补阳复升降）

医案1 顾。夏秋疟疾，延及半年，真阴被劫，而又封藏不固，精摇乎寐，阴精日夺。古人云：冬不藏精，春必病温。吸感温邪，遂为咳嗽。胁痛，身热，自汗，热解不尽，风阳上烁，阴气重伤，致虚焰之火升腾于上，口糜滋腐，妨谷，神疲，脉虚数，两尺空。此根本先拔之兆，难免虚脱之虞。既承相招，勉拟泄化救阴，以冀挽回于万一。

西洋参、淡秋石、桑叶、玄参、连翘、天冬、鲜生地、川贝母、丹皮、甘草、霍石斛。

另用西瓜霜一钱，月石一钱，生草三分，人中白七分，冰片一分。研细，吹患处，又泡薄荷、硼砂汤漱口。

又：温邪劫烁阴津，阴乏上承，少火悉成壮火，虚火上焰，蒸为口糜牙疳。昨进泄化救阴，病情稍有转机，唯脉象虚数，无神，两尺全不耐按，则仍根本之未固也。至于神倦嗜寐，仲圣所谓少阴病，但欲寐，是肾经见证确矣！今宗其法，拟救阴护阳，以冀阴津来复，脉象有神也。

大生地、炙甘草、生蛤壳、生白芍、鲜霍斛、清阿胶、麦冬（包黄连）、西洋参、人中白、川贝母。

又：进救阴护阳法，阴气似乎稍复，脉象略有精神，唯两尺仍不耐按，是积虚之阴骤难恢复，已亢之阳仍在上腾，故口糜龈腐，犹未退也。仍宜毓阴泄化。

大生地、麦冬、木通、人中白、生蛤壳、玄参、北沙参、川贝、生草、淡竹叶、炒竹茹。

又：上腾虚炎之火，得滋而熄，下焦久涸之阴，得补而复，口糜渐退，胃气稍苏，此佳境也。唯咳嗽痰稠，小溲短赤，上焦清化之原犹未肃也。脉见右寸独数，左尺尚不耐按，乃肺有余热，肾乏阴精也。上实下虚，金水同源，法当清上实下矣。

生地、玉竹、地骨皮、甜杏仁、马勃、川通草、沙参、蛤壳、人中白、海浮石、生草。

又：肾为水脏而司二便，小便频数，腰酸且痛，脉左尺独弱，右关独大，此肾阴亏而胃有余热也。法当壮水之源，兼泄阳明客热。

大熟地、天冬、川贝、西洋参、淡秋石、大生地、麦冬、知母、霍石斛。

（沈菊人《沈菊人医案·卷上·温邪》）

【诠解】证属阴精亏损。外感温热邪气，易损津耗液，温热之邪最易竭夺真阴，阴虚则津液不得上承，虚火燔灼于上，则见口糜牙痈；外受温热邪气，致肺气失宣，可见咳嗽。胁痛，身热，自汗，热解不尽。故治疗以泄化救阴为大法，处方以西洋参、淡秋石、桑叶、玄参、连翘、天冬、鲜生地、川贝母、丹皮、甘草、藿石斛。另用西瓜霜一钱，月石一钱，生草三分，人中白七分，冰片一分。清凉滋阴药为主。再诊时因脉见虚象，考虑阴津日亏，恐有阴损及阳之变，故加用补益正气之法。但因阴津亏损日重，治疗处方时仍以滋阴为其大法，以复阴生则阳长之义。

医案2 张。饮积中央，客气上逆为哕。宗仲圣镇逆法病减，明呈中虚无疑。中气既虚，脾胃不运中阳，日渐消索，生气日羸。水谷之湿易聚，湿胜濡泄之后，倦怠嗜卧，神识模糊，脉来洪数，按之虚细，不饥不渴，渐渐蒸热。此蕴伏之湿与既衰之元不能两立。拟扶正化邪，以冀神清脉敛，与六和汤。

藿香、半夏、党参、泽泻、砂仁、川朴、白术、木香、扁豆、赤苓。

又：脾胃为后天资生之本，脾胃健运，则水谷之精气可以养五脏之元神。戊己一虚，则健运失常，中气日馁，胃中无形之客气上逆，而为嗳噫，脾中无形之湿气下夺，而为泄泻，泻后神疲嗜卧，元气耗乏之明征也。昨进益气化邪，神清、泻减、呃稀、脉转沉细，正复邪退之机也，拟戊己法。

党参、茯苓、白芍、木香、荷蒂、白术、炮姜、炙草、大枣、米饮汤代水。

（沈菊人《沈菊人医案·卷上·暑湿》）

【诠解】证属脾胃亏虚。外感暑湿之邪，最易困阻脾胃中焦，脾胃呆滞，失于运化，则精神倦怠，气机逆乱而为呃；中气亏虚，则气血不化，机体失荣；

故治疗以健补脾胃，兼以祛暑化湿为法。处方中以藿香、半夏、党参、泽泻、砂仁、川朴、白术、木香、扁豆、赤苓等药为主，其中藿香、泽泻、赤苓、扁豆等药以祛暑化湿；半夏以健脾化痰；党参、砂仁、白术以健步脾胃中焦；厚朴、木香连用以理气醒脾；诸药相合，共奏健补脾胃，化痰祛湿之功。

营 卫 论 治

卢永兵医案

（营血亏虚卫气弱，虚烦不眠复调和）

张某，女，46岁，2004年4月15日初诊。患失眠已半年。诊见：头晕健忘，心悸心慌，时有汗出，面色少华，每晚睡3小时左右，舌淡、苔薄白，脉细弱。西医诊断：失眠。中医诊断：不寐。证属营气衰少，卫气不足，治宜调和营卫，益气安神。方以桂枝加龙骨牡蛎汤加味。处方：桂枝、炙甘草各8g，白芍12g，生龙骨（先煎）、生牡蛎（先煎）各30g，党参、炒酸枣仁各15g，黄芪20g，龙眼肉、远志各10g，生姜3片，大枣5枚。每天1剂，水煎服。服5剂，夜寐转安，头晕健忘、心悸心慌大减，汗出减少。继服10剂，头晕不寐明显好转，每晚能睡6~7小时，余症皆除。续以上方去生龙骨、生牡蛎，加茯苓、炒谷芽各15g。调治1月以巩固疗效。随访1年无复发。

[林汉平，卢灿辉，林武. 卢永兵老中医验案4则. 新中医，2006，38（7）：17-18.]

【诠解】证属营气衰少、卫气不足证。营卫不和，气血运行失调而致不寐，治以调和营卫、益气安神法，以桂枝汤调和营卫；生龙骨、生牡蛎潜镇安神；加黄芪、党参益气生血；酸枣仁、龙眼肉、远志养血安神。诸药合用，共奏调和营卫、益气安神之功。

针灸篇

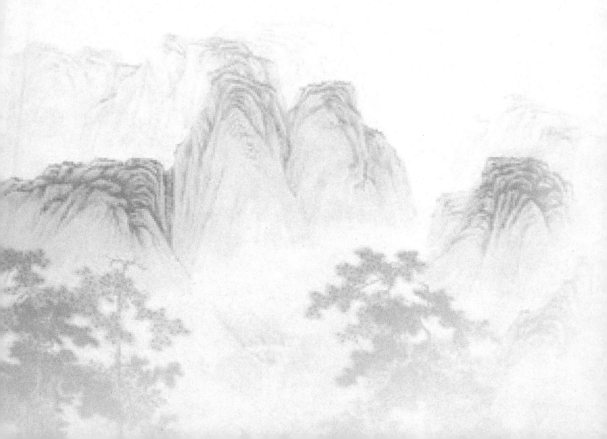

王乐亭医案

（心脾亏虚夜不寐，补益心脾安心神）

医案1 金某，女，50岁。1963年9月14日初诊。

心悸失眠半年。患者于1963年3月由于忧虑，加之操劳过度而致心悸、气短、失眠、记忆力减退，曾服中药效果不显，近来仍感头晕头胀，饮食减少，大便干燥，小便正常，面色黑而无泽，体瘦。舌质淡，舌尖红，语声无力，脉沉缓。

辨证：思虑过度，心脾两伤。

立法：补益气血，养心安神。

处方：

（1）神门、内关、中脘、气海、章门、足三里、三阴交。

（2）"五脏俞加膈俞"方。

两组方交替使用，每周3次。

手法：补法。

治疗经过：针治12次，失眠、心悸、气短大为好转；又继用上法治疗1个月，症状皆除。

【诠解】证属心脾两虚，心神不宁。患者因操劳过度，加之长期忧虑致心悸、气短、失眠、记忆力减退，考虑久思、劳倦伤及心脾气血，心脾两虚则心慌心悸，夜卧不安；或见精神倦怠，疲乏无力；或纳差便溏；治疗当以补益气血，养心安神为法。针刺选取心经腧穴神门、内关；脾经腧穴三阴交；以期健补脾气，安神定志；另加中脘、足三里以加强调补脾胃运化气血之功；加气海、章门以疏理气机。

医案2 李某，女，32岁。1967年11月7日初诊。

失眠多梦已3年，伴有头晕头痛，心悸、气短、健忘等症。劳累后则诸症加重，手足经常发凉，饮食、二便自调。面色无光泽，体瘦，舌苔薄白，脉沉细。

辨证：心脾不足，阳气虚衰。

治法：补益心脾，温阳安神。

处方：

（1）神门、内关、百会、神庭、中脘、气海、足三里、三阴交、关元（灸）。

（2）五脏俞加膈俞方，加风池。

两组配方交替使用，隔日1次。

手法：补法。

治疗经过：针刺6次，诸症好转。继以上方治疗6次，症状大减。再继续针灸4次，痊愈停诊。随访2个月情况良好。

（王莒生. 中国百年百名中医临床家丛书·王乐亭. 中国中医药出版社）

【诠解】证属心脾亏虚，阳气虚衰。心脾两脏主人身之气血，心脾亏虚，则气血不足，心神失养；气血为人体功能活动基础，若气血不足，则正气亏虚，阳气虚衰，可致精神不振，头晕头痛，伴见心慌、气短及健忘等症。治疗当以补益心脾，温阳安神为法，在针刺心经及脾经两经腧穴时，加以百会、神庭、关元等腧穴以辅助正气，强阳气；中脘、足三里以补脾胃。

黄宗勖医案

（水火不济阴阳失，交通心肾安心阳）

医案1 龚某，男，52岁，台北市人。

1989年10月25日初诊：患者失眠经久不愈，已达10多年之久。每用西药治疗，初可取效，夜眠4~5小时，然梦魂颠倒，醒后更感疲乏。今岁入夏以来，失眠变本加厉，经常彻夜不眠，心胸烦闷，食不知味，精神疲惫不堪，历经中西药医治罔效，由台前来就诊。

检查：面色少华，精神萎靡不振，血压139/90mmHg，心肺未见异常，肝脾未触及，咽干，舌苔微黄，脉细稍弦。

证属肾阴不足，心肝火旺，导致心肾不交而失眠。

依上述阴虚火旺处方针药并治。

针刺方：神门、三阴交、印堂、肾俞、太溪、太冲。

中药方：百合30~50g，炒枣仁30g，合欢花30g，夜交藤30g，茯神15g，五味子10g，炙甘草5g，阿胶9g，麦冬12g，龟甲15g，牡蛎30g。

10月26日二诊：昨晚仍感难眠多梦，眠中易醒，咽干，脉弦细。再守原方针药并治之。

10月27日三诊：经针药并用3次后，经久之失眠，可得安睡3小时，心烦已宁，脉小弦。再循前方化裁治之。

10日28日四诊：可睡眠5小时左右。连续针药并治至11月7日，已能熟睡6~7小时，诸症悉除。共治2个星期痊愈。曾函询，未见复发。

[黄宗勖. 失眠症治验. 福建中医药，1992，23（6）：2-3.]

【诠解】证属心肾不交。心肾水火不济则夜卧不安，临证可见腰酸耳鸣，虚烦急躁；或见头目眩晕等；治疗以交通心肾为法，针刺选取神门心经腧穴、三阴交脾经腧穴以调和气血，而安心神；另加肾俞以滋补肾精，太溪、太冲以疏理气机；配印堂以健脑安神。

医案2 林某，男，37岁，工人。

1974年5月6日初诊：患者失眠已12年之久，头晕，耳鸣，健忘，心烦口干，虽服冬眠灵、眠而通等安眠药，能睡2~3小时，然梦魂颠倒，晨起益增疲乏，头晕心悸，无法坚持工作。今年入春以来，失眠更加严重，历经医治仍无效。

检查：面色㿠白，体倦神疲，五心烦热，舌质红，脉细数。

辨证：肾水不足，心火独亢，心肾不交，神志不宁。

治法：宁心安神为主。

处方：安眠、印堂、神门、三阴交。

操作：日针1次，用平补平泻法，留针30分钟，每10分钟行针1次，10次为1疗程。

二诊：针后当晚可睡3~4小时，仍守原法，留针40分钟。

三诊：昨晚可入睡4小时，依前方续治2个疗程，可睡7~8小时，诸恙消失，痊愈。

（黄宗勖. 针治疑难奇症案汇. 福建科学技术出版社）

【诠解】证属心肾不交。失眠多因思虑劳倦，伤及心脾；或心肾不交，阴虚火旺；或胃中不和等因素造成。本例系肾阴亏损，水不济火，则心火独亢，心肾失交，神志不宁，因而不寐。故取治失眠有效经验穴安眠；印堂为经外奇穴，位于两眉之中，有宁心安神之效；神门为心经原穴，可调理三阴气机，协调阴阳。以上四穴同用，可使心肾相交，水火相济，而得安眠。

医案3 吴某某，女，62岁，马来西亚槟城人。

1991 年 5 月 21 日初诊：主诉：失眠，伴有烦躁易怒，时重时轻，已历 15 年。于 15 年前（47 岁）月经开始紊乱，随之夜寐不安、烦躁，甚则彻夜不寐，伴有头晕头痛，神疲乏力，记忆力减退，胸闷口苦，有时莫名多疑易怒，欲哭闹方得舒，已历时 15 个春秋。经马来西亚、新加坡等多方检查，均无明显阳性发现，诊断为更年期综合征。黄老诊时，诸症复发：心悸头晕，纳少口干，便 3~4 天方通一次，质干结。

检查：情绪激动，言语不休，形瘦。脉弦迟无力，舌质淡红、舌苔光而无苔。

辨证：气阴两伤、阴虚阳亢、五脏失养。

治则：益气养阴、宁心安神、调和阴阳。

针灸取穴：百会、大椎、印堂、翳明、神门、内关、三阴交、太冲。

操作：每次取 3~4 穴，毫针得气后行补法。留针 30~60 分钟，每隔 10 分钟可行针 1 次。10 次为 1 个疗程。

配合中药以甘麦大枣汤合百合生地丸加减如下：

小麦 30g，炙甘草 6g，百合 30g，生熟地各 15g，红大枣 20g，酸枣仁 20g，柏子仁 15g，太子参 30g，远志 9g，菖蒲 9g，龙牡（先煎）各 30g。3 剂，日服 1 剂，3 煎 3 服。每于临睡前必服 1 次，并嘱其应自寻欢乐，不可感情用事，可于清静处调神养息。

二诊：诉针药后心胸得意，夜能成寐，精神得振，舌脉为上。针灸同上，易药处方：小麦 50g，百合 40g，酸枣仁 30g，大枣 30g，余味用量同上，再进 3 剂。

三诊：诉夜寐得佳，诸症减轻，大便已转 1~2 日 1 次。上方加至小麦 60g，百合 50g，服法同上。针灸 1 个疗程，服药 18 剂，夜能安睡，基本痊愈，嘱其调情志，多于野外活动舒心。随访 2 个月基本稳定。

（黄宗勖. 黄宗勖医论选集. 志远书局）

【诠解】证属气阴两伤、阴虚阳亢、五脏失养。气阴两虚则机体各脏腑组织失荣，气机升降功能失常，久则阴虚不能纳阳，致阴虚阳亢，虚阳浮越于上，心神不安，而发为不寐。治疗当以益气养阴、宁心安神、调和阴阳为法。针刺百会、大椎、印堂、翳明、神门、内关、三阴交、太冲等腧穴为要。百会为颠顶最高腧穴，针刺之可醒脑开窍，复阴阳气机升降之机；大椎为治疗外感病证要穴，针刺可祛外邪以扶助正气；另加印堂、翳明以健脑安神；神门、内关为心经腧穴，针刺其可调和心经经气以安心神；三阴交为脾经腧穴，针刺可调补气血，复其生化运行之功；再加太冲以行气。诸穴相配以益气养阴、宁心安神、调和阴阳。

邱茂良医案

（心脾两虚胆气弱，补益气血定惊完）

医案1 赵某，男，40岁，军人。

主诉：头痛、失眠年余。

过去医疗经过：服过安眠剂。

症状：前额、头顶胀痛，多看书或用脑之后即发作，睡眠不宁，多梦，精神容易兴奋。

取穴：风池、太阳、神门、列缺、内关、曲池、三阴交、足三里、内庭、丰隆。每日1次，每次取3~5穴，轮番使用，补法，留针10分钟。

治疗第2次后，头痛、失眠均有好转。第5次后，症状消失，再续治2次，痊愈停诊。

【诠解】证属心脾两虚，心神失养。心脾亏虚则见头部昏沉、胀痛；气血生化无源则心神失养，可致睡眠不宁，多梦，精神容易兴奋。故治疗以补益心脾、镇静安神为法。针刺风池、太阳、列缺、曲池等腧穴以疏通经络，缓解头部胀痛症状；针刺神门、内关以安神定志；针刺三阴交、足三里、丰隆等腧穴以健补脾胃，祛湿化浊，复气血生化之机；再加内庭以复气机升降之功。

医案2 陈某，女，52岁，教师。

主诉：头昏、头痛，已5~6年。

既往史：有鼻炎史、甲状腺肿史。

症状：头昏胀痛、失眠，每晚只睡2~3小时，心悸。

取穴：风池、太阳、列缺、神门、百会、内关、三阴交、行间、心俞、大陵。

第1疗程，每日1次。

第2疗程，每2日1次。疗程中间间隔2个星期，每次取3~5穴，补法，留针10~15分钟。

治疗第 3 次后，头昏减轻，第 7 次后，睡眠逐渐好转。治疗 28 次，症状消失。

【诠解】证属气机郁滞，心脾亏虚。患者素有鼻炎史、甲状腺肿史，情志抑郁，肝失疏泄，久则气机郁滞，伤及心脾两脏，心脾亏虚则夜寐不安，治疗当以疏理气机，补益心脾为要。选取风池、太阳、列缺等腧穴以疏通经络以止痛；针刺神门、百会、内关、心俞、大陵等腧穴以镇静安神；再加行间以疏理气机。

医案 3 钮某，男，22 岁，学生。

主诉：头昏、失眠，已 2 年多。

症状：头昏胀痛，失眠多梦，思考和记忆力减退，疲劳乏力。

取穴：头维、风池、内关、神门、三阴交、内庭、行间。

间日 1 次，每次轮取 4 穴，补法，留针 10 分钟。治疗第 2 次后，症状有所好转，共治 5 次，恢复正常。

【诠解】证属心脾虚弱。心脾虚弱则气血不足，久则心神难安，夜卧不宁。治疗以补益心脾为法。选取心经腧穴及脾经腧穴，配合行间等疏理气机腧穴以达补益心脾，镇静安神目的。

医案 4 杨某，女，32 岁，干部。

主诉：经常失眠 1 年多。

症状：失眠、多梦，头胀痛，神疲、健忘。

取穴：风池、神门、列缺、三阴交、足临泣、行间。

间日 1 次，每次轮取 5 穴，补法，留针 10~20 分钟。

治疗第 2 次后，症状均感减轻，第 6 次后，除多梦外，其他症状均消失，共治 8 次而愈。4 个月后，来院复查，健康状况良好。

[邱茂良，等.针灸治疗神经衰弱的临床观察.南京中医学院学报·临床经验汇编专刊，1960，1.]

【诠解】证属心胆气虚。"心为君主之官"，"胆为中正之官，胆主决断"，若心胆气虚，则心胆主决断、谋虑功能失常，发为心慌心悸、夜寐不安。治疗以安神定志为法。针刺风池、列缺两穴以疏经活络止痛；神门以安神定志；加三阴交以调和气血阴阳；足临泣、行间以复肝胆调和气机之功。

阮少南医案

（心肾不交心烦惊悸，水火即济镇心安神）

汪某，男，58岁，退休工人。1997年4月28日初诊。患者失眠已3个月余诸症日益加重，逐渐发展成通宵不寐。症见情绪焦虑，失眠伴夜尿频多，心悸健忘，耳鸣目糊，舌黯绛少苔，脉濡细。四诊合参，症属肾虚水亏不能上奉于心，心火独亢不能下交于肾以致热扰神明、神志不宁而致不寐。治宜滋阴清热，交通心肾。取穴：百会、印堂、安眠、四神聪、神门、三阴交、内关、心俞、肾俞、申脉。心俞为法，"热则疾之"点刺不留针。肾俞、三阴交行补法，其余穴均行平补平泻法，留针25分钟。隔日1次，以上方法治疗2次能入睡3小时左右，治疗2个疗程睡眠在7小时左右，继续巩固治疗1个疗程告愈。

[诸晓英．阮少南主任医师针灸治疗失眠经验介绍．陕西中医，2000，21（11）：510．]

【诠解】证属心肾不交。心肾不交症见情绪焦虑，失眠伴夜尿频多、心悸健忘，耳鸣目糊，舌黯绛少苔，脉濡细。考虑肾水不能上济于心则心火独亢，心阳不得下行则肾水独寒。故而需滋阴清热，交通心肾。处方选穴时百会、印堂、安眠、四神聪等穴均位于人体上部，功可安神健脑；神门为治疗情志心脏病证首选腧穴，三阴交为滋补肝肾精血腧穴，配内关以加强神门降心火，安神志之功；另心俞、肾俞两穴可诸交通心肾功效；诸穴配伍以滋阴清热，交通心肾。

石学敏医案

（虚实寒热诸象生，平调寒热复阴阳）

医案1 于某某，女，38岁，工人。

入院日期：1980年10月12日。

主诉：失眠2个月。

病史：患者因2次流产后，周身无力，经常失眠，近2个月失眠症状加重，伴心悸不宁，头昏头沉，不思饮食，健忘，今日住院治疗。

查体：神清，形体消瘦，面色少华，言语低微，心肺（-），神经系统检查无阳性体征，舌质淡，苔薄白，脉细弱。

中医：不寐。

西医：神经衰弱。

辨证：患者因流产后，气血亏损，脾气虚弱，气血生化之源不足，血不养心，以致心神不安，而成不寐。

治则：补益心脾，镇静安神。

选穴：神门、三阴交、脾俞、心俞、足三里、印堂。

操作：神门进针0.5寸，三阴交直刺1寸，均用捻转之补法；脾俞、心俞均向棘突方向斜刺，进针1.5寸，施捻转之补法；足三里进针2寸，施捻转之补法；印堂进针0.5寸，施提插之泻法。

治疗经过：上穴每日针1次，3次后明显好转，5次后睡眠基本正常，夜间睡眠7~8小时。

【诠解】证属心脾两虚，心神失养。患者因流产致机体气血亏虚，气血不足则虚热内生，虚火上炎，心神失养，故可见失眠、心悸不宁；气血亏虚，机体不荣，精神倦怠，疲乏无力，纳差，头晕头昏。故治疗当以补益心脾，安神定志为法。神门为心经腧穴，为治疗失眠、心脏疾患首选腧穴；心俞为心经精气直接转输部位，合神门，共主失眠、健忘等症；三阴交为脾经、肝经及肾经交会穴，可调补三条阴经精气，补益气血；脾俞为脾脏精气直接输注部位，可调补脾气，复气血生化之源；足三里为补益要穴，可辅助人体正气，畅气机升降之功；另加印堂以疏风祛邪，配合诸穴，以补益心脾，镇静安神。

医案2 赵某某，女，45岁，干部。

入院日期：1975年12月2日。

主诉：失眠1年。

病史：患者近1年来经常失眠，烦躁伴心悸气短，多梦易醒，胸闷多痰，恶心欲呕，口苦而黏，纳呆乏力，经多方医治效果不佳，来我院治疗。

查体：神清合作，形体适中，心律齐，心率78次/分，血压110/80mmHg，神经系统检查无阳性体征，舌质红，苔黄腻，脉弦数。

中医：不寐。

西医：更年期综合征。

辨证：脾运不健，聚湿生痰，痰蕴化而为热，热邪入里，灼津烁液，烁结为痰，痰热扰动心神故不寐。

治则：清热化痰，健运脾胃。

选穴：神门、丰隆、足三里、太冲、行间。

操作：丰隆直刺进针1.5寸，行间直刺1寸，均施捻转泻法；神门进针0.5寸，足三里直刺2寸，均施捻转之补法；太冲直刺1~1.5寸，施捻转之泻法。

治疗经过：上穴每日针1次，3次后每夜可睡眠5~6小时，但入睡有些困难，5次后自述上床半小时后即可入睡，每夜可睡7小时，诸症也有明显好转。

【诠解】证属脾虚湿盛，湿郁化热，痰热互结。患者素体脾胃运化功能较差，脾气亏虚，久则痰湿之邪内盛，痰浊为阴邪，阻滞气机，气机不利，则痰湿郁而化热，痰热交阻，搏结为病，上扰心神，发为不寐。故治疗当以健脾祛湿，化痰邪热以安心神。处方中神门为治疗失眠、健忘、心脏疾患首选腧穴；丰隆为祛痰化湿经典腧穴；配足三里以辅助正气，强壮保健机体各脏腑功能；另加太冲、行间两穴以疏理气机，复其升降出入之功；诸穴相配，以复健脾祛湿，化痰邪热，镇静安神之功。

医案3 孙某某，男，48岁，教员。

入院日期：1981年9月9日。

主诉：失眠10年。

病史：患者平素易怒，失眠10余年，但时轻时重，伴记忆减退，头晕头胀，胸胁胀满，口苦咽干，小便色赤，曾在某医院诊治，诊为神经衰弱，采用中西两种治疗方法，症状时轻时重，今日来我科住院治疗。

查体：神清合作，思维正常，心率78次/分，律齐，血压140/80mmHg，神经系统检查无阳性体征，舌质暗有瘀斑，脉弦。

中医：不寐。

西医：神经衰弱。

辨证：肝主疏泄，性喜条达，恼怒伤肝，肝失条达，郁滞不通，逆乱之气上冲，扰乱神明，心神不安，夜卧不宁。

治则：行气活血，安神定志。

选穴：神门、膈俞、气海、肝俞、三阴交、四神聪。

操作：膈俞、肝俞向棘突方向斜刺，进针1.5寸，均施捻转泻法；气海直刺进针1.5寸，施呼吸补泻之补法；四神聪直刺0.2~0.5寸，施平补平泻法；神门进针0.5寸，三阴交直刺1寸，均施捻转之补法。

治疗经过：上穴每日针 1 次，3 次治疗后可入睡 6 小时，3 个月后追访，一切正常。

【诠解】证属肝气郁滞，气滞血瘀。患者平素情志抑郁，肝失调畅，久则肝气郁滞，升发功能不足，时觉头昏头胀，胸胁胀满，口苦咽干；"气为血之帅，血为气之母"，气机郁滞，气滞则血瘀，日久可见一派瘀血征象；气滞血瘀，气血运行功能失常，则心神亦受扰，心神不安则夜寐不能，伴见记忆力减退，心烦易怒。治疗当以疏肝理气，活血化瘀为法。针刺腧穴以神门，肝俞，三阴交为主穴以疏肝理气，安神定悸；另配膈俞复气血生化运行之机；气海穴属任脉，位居脐下，该穴是先天元气聚会之处，生气之海，强壮保健要穴，主一身之气机，而任脉内起胞宫，受纳手足三阴之气，为诸阴之海，所以该穴又有由气海而分天地，水火由是相交，导气以上，导血以下之功。该穴既可调理气机，行气导滞，以助肝之疏泄，治疗气机不利的脘腹胀痛等病证；又可补气升阳；诸穴相伍，以期复疏肝理气，行气活血，安神定志之功。

医案 4 熊某某，女，21 岁，学生。

入院日期：1982 年 7 月 13 日。

主诉：失眠 1 周。

病史：患者因食后贪凉，近一周来胃脘胀满，纳呆，失眠，头痛头晕，经服中药治疗无效，今来我院住院治疗。

查体：发育正常，营养良好，面色黄无华，心律齐，心率 78 次 / 分，两肺（－），胃脘部饱满，无按压痛，肝脾未触及，神经系统无阳性体征，舌质红，苔黄厚腻，脉弦滑。

中医：不寐。

西医：神经衰弱。

辨证：食滞胃肠，酿成痰热，壅滞于中，痰热上扰，以致卧不能安。即《内经》所谓："胃不和则卧不安。"症见失眠，脘满闷，舌苔黄厚，脉弦滑。

治则：化食滞，健脾胃。

选穴：神门、足三里、胃俞、脾俞、气海、中脘。

操作：中脘直刺进针 1.5 寸，施提插泻法；神门进针 0.5 寸，足三里直刺 2 寸，均施捻转之补法；脾俞、胃俞均向棘突方向斜刺，进针 1.5 寸，施捻转之补法；气海直刺进针 1.5 寸，施呼吸补泻之补法。

治疗经过：上穴每日针 1 次，1 次后胃脘胀满减轻，2 次后入睡正常。

（石学敏．石学敏针灸临证集验．天津科学技术出版社）

【诠解】证属湿滞脾胃，酿湿生热，扰乱心神。"脾胃为水谷之海，气血生化之源"，脾胃主中焦气机升降之功，若诸邪致脾胃亏虚，气血生化无源，则痰湿之邪内生，阻滞气机，气机不利，郁而生热，痰热交阻，扰逆心神。治疗以化痰理脾，清热安神。在针刺神门、足三里、脾俞、气海等腧穴基础上，再加胃俞，中脘两穴以加强健脾和胃之功，气机复，痰湿化，则神自安。

黄鼎坚医案
（肝肾亏虚心气虚，补益精血复心神）

某男，78 岁，2003 年 3 月 4 日就诊。失眠反复发作 50 年，加重 1 周。述年轻时因工作原因需夜间工作，生活不规律而致失眠。长期服镇静安眠药维持治疗。虽中西药并施，仍难以摆脱失眠。近来一直用多虑平、舒乐安定、黛安神、百优解联合给药。近 1 周来病情加重，无一丝睡意。伴头项胀痛，胸闷不舒，身疲乏力，目涩口干，纳可，小便余沥不尽，大便干燥。舌微干、苔薄白，脉弦，尺微沉。风池穴压痛，百会、玉枕穴触之柔软如棉花感。中医诊断：不寐（肝肾亏虚，髓海不足）。穴取：风府透哑门，百会，大陵，丰隆，太溪，慢速捻转进针，每日 1 次。耳穴埋豆：神门、交感、肝、内分泌、枕穴，隔 2 日一换。针后当晚即能安睡，次日由家属唤醒。3 月 13 日后药物始减为半量，针刺风府透哑门，百会，四神聪，内关，太溪，每晚仍能安睡 7~8 小时。3 月 17 日起停针观察 1 周，每夜能睡 6~7 小时，午间能睡 0.5~1 小时。3 月 24 日起改为每周针刺 2 次。4 月 5 日改为每周针刺 1 次。随访病情无反复。

[陈尚杰，周开斌，谈慧．黄鼎坚针刺治疗老年失眠症经验．中医杂志，2004，45（2）：103．]

【诠解】证属肝肾亏虚，心脑失用。患者年老体衰，肝肾精血亏虚，机体失其荣养，肝体不得精血滋养而肢体筋脉拘挛，目涩口干；肾之精血妄耗于外，精神不振，神疲倦怠。治疗以补益肝肾精血为要。处方中风府穴疏风祛邪，以杜外邪；百会清上焦头目诸邪，以扶正气；百会、四神聪合用以镇静安神健脑；太溪为足少阴肾经腧穴，位于内踝后，为肾经气血所注，原气所聚之穴，可治疗肾经各种虚证。肾属水，肾为阴中之阴，故其原穴具有很强的滋阴补肾之功，可用于治疗肾阴亏虚，虚火上炎所致心烦寐差，头晕耳鸣等症。

武连仲医案

（心肾腧穴法阴阳，泻心腧穴显奇效）

医案1 王某，女，42岁。胸闷，心烦不得入睡，口干咽燥，头晕耳鸣，舌质略红，脉细数。系心肾不交，水火不得既济而致。拟宽胸理气，滋阴降火。一诊：针上星透百会、印堂、前廉泉，舌尖舌根点刺，悬机用1.5寸针与皮肤呈30度角进针刺向剑突，用泻法，起到宽胸下气，涡旋升降的作用，加郄门、通里、足三里、丰隆。后效不显。二诊：改悬机为华盖，华盖为宣肺、理肺之穴，可使津液四布，化精疏精，宣发清阳，通调三焦而使心肾相交，针刺手法同悬机，症状减轻。三诊：加胆经最高穴即脑病的专用穴颔厌调神，宣发神气。四诊：去郄门、通里，加间使、神门清心泻火安神。五诊：又改为内关、神门，通过调节心胸胃而安神。六诊：同穴巩固疗效。患者失眠好转，随访3个月未见复发。

[戴静宜，姚亚红，屈小娟. 武连仲治疗失眠经验. 辽宁中医药大学学报，2006，8（6）]

【诠解】证属心肾不交。心肾不交，水火失济，则心火独亢，虚火内生，则口干咽燥，心烦不得入睡；肾脏亏虚，则头晕耳鸣，脉见细数。治疗当以交通心肾，滋阴降火为法。处方中上星穴属督脉，位于前头部，针刺之可清头散风，治疗头痛目眩。督脉入络于脑，"脑为元神之府"，故可醒脑安神，息风镇惊；"督脉为阳脉之海"，其泻火清热解毒之力颇强；百会位于颠顶最高处，为督脉与足厥阴、足太阳交会之处，针刺可平肝潜阳息风，治疗肝阳上亢之头痛、眩晕及耳鸣等症；本例中一诊针刺上星透百会，功可滋阴潜阳，清利头目以治头晕耳鸣症状；加之其他头部腧穴以加强清利头目，潜阳息风之功效；二诊选取华盖穴，华盖属任脉，位于上胸部，内应肺脏气道，有宽胸理气、宣肺降逆、清肺化痰之功，针刺之可宽胸下气、理气化痰；三诊中颔厌穴为手足少阳、足阳明交会穴，此穴属足少阳胆经，通经活络、疏解头风的作用颇强，临床可用于治疗风痰及肝阳上亢所致偏头痛、眩晕，风热胆火上扰的头晕耳鸣等症；后再次复诊选取心经腧穴以安神志；诸穴联用，以交通心肾，安神定志为法，其效功著。

医案 2 董某，女，52岁。入睡困难，时有呃逆，心烦易怒，口臭，夜间小便量多，舌质淡尖红苔灰黄，脉弦细微数。系心火亢盛，为阳实火亢的实证，心火之邪结于心，胃腑不和，胃气上逆。拟清泻心火，清泻阳明，镇静安眠。药用泻心汤、三黄石膏汤、承气汤三方加减。一诊针上星透百会、印堂、前廉泉、舌尖点刺、郄门、少府、丰隆，最后取人中用雀啄手法，使患者眼球湿润为度，效不显。二诊加强清泻之功换用五心穴，见效明显。三诊加郄门清心泻火。四诊加完骨养血健脑，用捻转补法，失眠明显好转。五六诊同穴巩固疗效。随访3个月未见复发。

[戴静宜，姚亚红，屈小娟. 武连仲治疗失眠经验. 辽宁中医药大学学报，2006，8（6）]

【诠解】证属心火亢盛。"心为君主之官"，若心之君火不能内守而妄耗于外则心烦易怒，气机逆乱，则时见呃逆不止，口中臭秽；此系心火亢盛，胃腑不和。治疗当以清泻心火，清泻阳明，镇静安神为法。选取上星、百会以滋阴潜阳息风；人中穴，又称水沟，为督脉与手足阳明经交会，故能疏通面部经络气血；本穴为督脉之气向下通于任脉之气，故可通调任督两脉经气；又与手足阳明经交会，可调和阴阳气血的逆乱，醒脑开窍，回阳救逆等；完骨穴为足少阳、足太阳经交会穴。此穴属足少阳胆经，位于耳后乳突部，近颅骨，与脑有密切联系，为足太阳、足少阳之交会穴，故能疏风清热、通调太阳、少阳两经之气；并清少阳之邪热，用于邪入少阳之病证。针刺本穴可加强头部气血运行，起到安神健脑的作用，临床常用于失眠头痛。

胡玲香医案

（肝郁脾虚诸邪扰，疏肝健脾夜卧良）

患者李某，女，58岁，2011年1月10日初诊。患者30年前因参加高考情绪紧张致睡眠差，入睡困难，每日睡眠约5小时，睡眠质量差，未作相关治疗。4年前因工作环境改变，自觉心理压力增加，情绪急躁焦虑，失眠症状加重，入睡困难，多梦易醒，甚者彻夜不眠，伴有心烦胸闷、口苦、疲乏、纳食差，大便时干时稀，小便基本正常，1年前已绝经。舌体胖大，边有齿痕，苔黄略腻，舌下静脉瘀滞，脉弦细。诊断：失眠，肝郁脾虚证。患者因情绪不遂，肝气郁结，肝郁化火，扰动心神，神不安而不寐，因而出现眠差、急躁易怒、心烦口苦。肝木乘土，加之患者思虑太过，损伤心脾，心血暗耗，脾虚不能正常运化水谷津液，气血生化失常，不能濡养心神而致眠差，疲乏，纳食差，大便时干时稀，舌体胖大，边有齿痕，苔腻。患者病程日久，心神不宁，肝郁化火，久病多虚多瘀，脉弦细，舌下静脉瘀滞。治则：疏肝健脾，宁心安神。处方：①组：百会、安眠穴、内关、大陵、申脉、仆参、照海、交信、足三里、三阴交。其中照海、交信、足三里、三阴交针用补法，申脉、仆参针用泻法，余穴用平补平泻，百会穴可选用齐刺法增强刺激，加用期门、神阙闪罐以疏肝行气。②组：四神聪、上星、神门、心夹脊、肝夹脊、脾俞，隐白、四关穴。心夹脊、脾俞、神门针用补法，隐白行麦粒灸，余穴针用平补平泻。加用背部膀胱经走罐以调整五脏功能，化湿健脾，宁心安神。每日1次，两组交替进行，10次为1个疗程。

1月21日二诊，患者诉睡眠有明显改善，无心烦口苦胸闷、无疲乏，舌体略胖大苔薄黄，舌下静脉仍有瘀滞，脉细。1天前因家属生病致情绪焦虑，大便干、失眠略有反复。在原治疗方案上加用夹脊穴盘龙针刺法，颊车、曲池，针用平补平泻。膈俞与血海交替行梅花针扣刺定罐以加强活血祛瘀的功效。隔日1次，10次为1个疗程。

2月10日就诊，患者诉无睡眠障碍，每日睡眠约8小时，情绪稳定，无不适感，舌淡苔薄白，脉平缓，病情痊愈。

[丰芬，等. 胡玲香针灸治疗失眠临床经验总结. 辽宁中医药大学学报，2012，14（6）：105-106.]

【诠解】证属肝郁脾虚。患者因学习压力大出现肝失疏泄，肝气郁滞，则肝木乘脾土，致脾气亏虚，脾失其运化水谷之功能，久则肝气亢逆，气血亏虚，心神不得荣养，而见心烦不寐，纳差便溏。治疗当以疏肝健脾安神为法。首选百会，以颠顶腧穴醒脑宁神、安神镇静；联合安眠穴治疗失眠、头痛、耳鸣等症；内关为手厥阴心包经络穴，通阴维脉，故该穴有很强的通调三焦气机、行气活血、通行心包脉络、强心镇痛、安神镇静、豁痰开窍之功效。本穴通行阴维脉，可调阴维脉气，通行上、中、下焦之气血，故内关为治疗诸脏腑阴络病证之要穴。上可宽胸理气，治疗上焦气滞的胸闷气喘；中可和胃降逆，止痛止呕，治疗中焦气逆的胃痛、呕吐、呃逆及肝气郁滞的胁痛、郁证、头痛及失眠等症；下可理气活血，治疗下焦气机逆乱的月经不调、泄泻等病证。配合大陵穴，功可清心宁神，宽胸和胃，通经活血；申脉为八脉交会穴之一，通阳蹻脉。

该穴属膀胱经，位于外踝下，为八脉交会穴之一，为阳跷脉气所发之处，是调理阳跷脉气的要穴。足太阳和阳跷脉均上合于目，入络于脑，故本穴具有镇静安神的作用，而治疗头眼等诸疾；照海穴亦为八脉交会穴之一，通阴跷脉。本穴为阴跷脉气所发之处，具有调理阴跷脉气的功能，加之肾脉联络心脏，与心包经相接，故能清心安神，治疗失眠及癫痫等症。另配心经腧穴以加强清心安神之功；上腧穴合用，一可疏肝健脾，宽胸理气，同时镇静安神功亦著。

张安莉医案

医案 1（心脾两虚夜不寐，健补心脾调和方）

文某，女，45 岁，编辑，诉失眠 20 余年，长期服用中西药物未能奏效，近半年来症状逐渐加重，甚则整夜不能入寐，伴神疲头晕，纳呆肢软，记忆力减退，特求治于张师，望其面色萎黄，舌苔薄白质淡，切其脉细弱无力，证系思虑劳倦，内伤心脾，心神失养所致，治宜养心安神，健脾益气。取穴：心俞、中脱、神门、三阴交，针刺用补法，留针 30 分钟，每日几次，1 个疗程 10 次后，诸症大减，每晚可睡 4~5 小时，继续针刺 1 个疗程，睡眠正常，余症亦消失。

[程立红. 张安莉临床针灸用穴经验举隅. 江西中医药，1995，26（3）：46-47.]

【诠解】证属心脾两虚。心脾两虚，则纳差，精神不振，神疲倦怠，记忆力减退，面色微黄无华。治疗当补益心脾为主。心俞穴属膀胱经，位于背部，内应心肺，又为心的背俞穴，是心脏精气直接输注之处，故能益心气，养心血，安心神，壮心阳，滋心阴，其力强而功专，是治疗各种心脏疾患的要穴。本穴还有宽胸理气的作用，用于治疗胸闷、胸背部疼痛、咳嗽、咯血的证。心主血脉而藏神，其安神镇静的功能可用于治疗失眠、心烦、健忘、惊悸、癫痫、心肾不交等病证。另神门为心经原气输注的部位，其宁心安神、调补心肾的功效显著，两穴相配，功可镇静安神，清心宁神；三阴交为足太阴、厥阴、少阴经交会穴。足三阴经经脉皆抵小腹，会任脉，内通胞宫，精室，故本穴可治疗妇产科疾患；另外由于脾胃均为水液代谢之官，针之，能健脾运化水液，补肾加强气化；由于脾经与心直接相通，故可以治疗邪气上扰心神之失眠，故配本穴一可健补脾肾，一可安心宁神。

医案2（肝气郁滞母犯子，疏肝理气正子气）

吴某，男，27岁，武警战士。1995年1月6日就诊。诉因练气功不当，导致头痛失眠年余，时伴精神萎靡、四肢麻木，终因不能坚持工作而特来求张师诊治。检查：精神萎靡不振，纳呆便结，舌苔薄黄质红，脉细弦，证属情志郁结、气滞不畅所致。治宜疏肝解郁、清心宁冲、调畅气血，开"四关"取合谷、太冲为主，配以风池、神门、足三里。针刺用泻法，每日1次，针3次后，头痛、肢麻减轻，睡眠转好。复针7次，诸症消失。

[程立红.张安莉临床针灸用穴经验举隅.江西中医药，1995，26（3）：46-47.]

【诠解】证属肝郁气滞。肝气郁结，则情志失畅，精神萎靡，气机逆乱，肝气横逆犯脾，脾失健运，则纳呆便结。治疗当以疏肝解郁、清心宁神为法。选取四关为主穴。明代杨继洲则在《针灸大成》中将四关具体指为合谷和太冲这两个原穴，杨氏云："四关者，太冲、合谷是也，寒热痹痛能开四关者，两手两足刺之。"合谷为手阳明大肠经之原穴，具有祛风解表、清热利窍、理气散结、疏调肠胃、活血镇痛等作用。太冲为足厥阴肝经之原穴，具有平肝利胆、泄热息风、清利头口、理气通络、镇痛止痉等作用，合谷配太冲两个原穴，左右同时选用，一阳一阴、一腑一脏、一上一下、主气主血，相得益彰，谓之开"四关"。风池穴属足少阳胆经，近颅，与脑密切相关，为足少阳与阳维脉之交会穴，是风邪最易侵犯之地，亦是风邪蓄积之处。因风为阳邪，其性清扬，头项之上，唯风可到，此处正是外风所袭，内风所聚之要地；同时该穴具有很强的调理头部经络，疏通脑部气血、健脑安神、通经开窍的作用，不但可用于气血逆乱，阴阳失调；还可用于头面五官之疾患。

李世珍医案

医案1（心肾不交神难安，泻心补肾心自平）

代某，男，28岁，1994年4月8日初诊。患失眠已3个月。8年前在学校念书时患过失眠，后来治愈。近3个月前因用脑过度而复发。夜间仅能睡眠3~4小时，入寐后易于惊醒，中午不能入寐。平时有心烦心慌，咽干口渴，身困倦怠，两眼干涩，视物昏花，健忘等症状。脉沉细数，左关偏于沉细。辨以阴虚火旺，心肾不交。治宜滋阴清火，交通心肾，佐以清脑安眠。取穴：一、二、

五、七、九至十二诊，针泻神门补复溜；二、四、六、八诊，上方加泻风池。每日或隔日针治 1 次。效果：六诊后，两眼干涩治愈，视物明显好转；七诊后，不寐好转，中午已能入寐，夜间能入寐 6 小时，脑子清醒，心烦心慌和易惊均明显好转；十诊后，心烦治愈，已能熟睡，醒后又能很快入寐；十一、十二诊巩固疗效。随访：1998 年 6 月 25 日患者告知失眠已治愈未发。

[李传岐．李世珍针治不寐验案举隅．辽宁中医杂志，2007，34（2）：223-224．]

【诠解】证属心肾不交、阴虚火旺。患者因学习过程中出现失眠，入睡不易，寐中易醒，心肾不交，则心烦心慌，肾精不足可致两眼干涩，视物昏花，健忘等症状。故治疗当以滋阴清火，交通心肾，佐以清脑安眠为法。本例病证先泻神门补复溜；神门为心经原穴，五行属土，是安养心神要穴；复溜为足少阴肾经经穴，五行属金，本穴可滋阴补肾；泻神门补复溜，实为泻南方补北方之义，此为泻心补肾之治，为治疗失眠经典治法；后加泻风池，风池为疏风散邪要穴，针刺泻之可助失眠、头晕症除。

医案 2 （气血亏虚失眠现，补益心脾心神定）

徐某，女，41 岁，1987 年 8 月 7 日初诊。患失眠已 2 年。因生气和思虑操劳过度而得。2 年来经常多梦少寐，入寐迟缓，易于惊醒。伴见遇事惊怕、心悸，看到奇物易于惊悸，多疑善感，全身觉麻，筋惕肉瞤，气短头晕，腹胀，泄泻便溏，食后仍饥（因中气不足，食后仍感腹中空虚似饥），喜热饮，饮食生冷易致胃痛、吐酸，后项困痛和全身指陷性浮肿等症状。面色略有萎黄，舌淡苔白，脉象沉缓。曾用中西药屡治无效。辨以思虑劳倦，伤于心脾，心脾两虚证。治宜补益心脾，养血安神。取穴：针补神门、三阴交。隔日针治 1 次。效果：二诊后，已能熟睡，心悸、惊怕及善饥、腹部空虚减轻，手足及面部浮肿稍有减轻；四诊后，仅有时傍晚惊怕，腹胀、泄泻、气短和全身浮肿治愈；五诊后，遇事或思考问题亦不惊怕，仍头晕；七诊后，惊怕治愈，一切症状治愈；八至十二诊巩固疗效。随访：1987 年 11 月 9 日回信告知治愈未发。

[李传岐．李世珍针治不寐验案举隅．辽宁中医杂志，2007，34（2）：223-224．]

【诠解】证属心脾两虚。患者因生气和思虑操劳过度出现心脾两虚，气血生化乏源，心神失养而不寐。治疗当以补益心脾，养血安神。神门为治疗心神不安、失眠惊悸等病证要穴；三阴交为治疗气血不足，脾胃虚弱之要穴，两穴相合，共奏健补心脾，养血安神之功。

医案 3（肝郁气滞逆火扰心神，疏肝理气泻火定心志）

宋某，女，20岁，1998年2月15日初诊。患失眠已20多天。20多天前因生气引起哭闹无常，语无伦次，经精神病院治疗有所好转，而又出现多寐少梦，卧寐不宁，郁怒时头昏，精神失常。并有眼球胀痛，头晕心悸，头顶跳痛，溲黄，口苦，口渴欲饮，口吐白痰，口鼻气热，脘闷纳呆等症状。脉象弦滑而数。辨以痰热内扰，肝郁化火，扰动心神之不寐证，治宜豁痰清心，疏肝泄热。取穴：针泻神门、丰隆（配透天凉）、太冲。效果：一诊后，不寐好转，痰少，精神失常症状好转；二诊后，原有症状悉愈；三诊巩固疗效。

［李传岐．李世珍针治不寐验案举隅．辽宁中医杂志，2007，34（2）：223-224．］

【诠解】证属痰热内扰。患者因生气出现情志失常，经治疗后出现多寐少梦，卧寐不宁，郁怒时头昏，时有头晕心悸，头顶跳痛，溲黄，口苦，口渴欲饮，口吐白痰，口鼻气热，脘闷纳呆等症状。此为痰热内扰征象。该患者为肝气郁滞，久而化热生火，扰乱心神之不寐。故治疗以豁痰清心，疏肝泄热为法。神门为治疗心脏神志病证首选穴位；另丰隆为化痰要穴，针刺本穴可涤痰邪于无形。加太冲以疏肝解郁。三穴相配，共奏豁痰清心，疏肝泄热之功。

医案 4（肝郁心扰阴阳逆，疏肝安神平寤寐）

李某，男，37岁，1984年6月10日初诊。患失眠已5年，近2年加重。5年前因家务操劳，加上精神刺激（思虑、郁怒太过）而得。近2年来每月农历17日前后失眠4天。失眠前手足心热，手心汗出，心烦易怒（好发脾气，恼怒时摔东西、骂人），恶食，心悸。失眠以入寐迟，易惊醒，不能熟睡，醒后呃逆几声为特点。平时两耳听力障碍，两侧浮白、窍阴穴处有压痛、刺痛感，时而头部不定处痛，健忘等。严重时一次服速可眠6片亦不能入寐。左脉沉细弦数，右脉沉细数。多处求治收效不著。辨以肝郁化火，扰动心神之不寐证。治宜疏肝泻热，清心安神。取穴：针泻太冲、神门。效果：二诊后，失眠、心悸、烦怒减轻；六诊治愈。随访：患者3个月后回信告知病愈未发。

［李传岐．李世珍针治不寐验案举隅．辽宁中医杂志，2007，34（2）：223-224．］

【诠解】证属肝郁化火，扰动心神。患者因操劳家务久而出现情志刺激（思虑、郁怒太过），即之失眠，手足汗出，心烦易怒，恶食，心悸，入睡较迟，易惊醒，时而头部不定处痛，健忘。结合舌脉，证属肝郁化火，扰乱心神。"肝乃少阳春生之气，其性主升发"，若诸邪致肝气失疏，肝气郁结，升发功能失司，久而气机郁滞，郁而化火，肝火扰动心神，致失眠、情绪烦躁等症；治疗以疏肝泻火安神为法。太冲为肝经腧穴，针刺之可疏理肝气，复升发条达之性；神门为心经腧穴，针刺之可镇静安神；两穴相互配合，共奏疏肝泻热，清心安神之功。

医案 5（肝郁脾虚心亦扰，疏肝健脾定心神）

宋某，男，42 岁。2000 年 1 月 10 日初诊。患失眠已 2 年余，2 年前因突然受惊及平时思虑过度而得。此后每因受惊或思虑过度而不寐、心悸，夜寐易于惊醒。伴有遇事易惊，气短乏力，健忘，神疲体倦，时而饮食减少等症状。而色少华，舌淡苔薄，脉象细弱。每夜仅能睡眠 2~4 小时。曾服天王补心丹、柏子养心丸、知柏地黄丸等药收效不大。辨以心胆气虚，神摇善惊。治益补益心脾，安神定志。取穴：针补心俞、肝俞，其中二、四、六诊加补脾俞穴，隔日针治 1 次。效果：四诊后，气短、心惊、心悸明显减轻，能熟睡 5~6 小时，不易惊醒；六诊后，不寐治愈，伴有症状也基本随之治愈；七诊痊愈。随访：2000 年 5 月 6 日患者告知不寐在此治愈未发。

［李传岐. 李世珍针治不寐验案举隅. 辽宁中医杂志，2007，34（2）：223-224.］

【诠解】证属心胆气虚，兼有脾虚。"心为君主之官，为五脏六腑之大主"，"胆为将军之官，胆主决断"；若心胆气虚，精神不能内守，则心慌心悸，失眠易惊；或可见遇事易惊，气短乏力，健忘，神疲体倦，时而饮食减少等症状。治疗以补益心脾，安神定志为法。心俞穴属膀胱经，内应心肺，是心脏精气直接输注之处，功能益心气、养心血、安心神、壮心阳、滋心阴，是治疗各种心脏疾患的要穴；同时还可宽胸理气，心主血脉而藏神，其安神镇静功著。肝俞为肝之背俞穴，为肝脏精气直接转输之处，故善于疏肝理气，清利肝胆，用于治疗胁肋胀痛、黄疸；同时还可平肝潜阳，息风镇静；脾俞穴为脾之背俞穴，是脾脏精气在背部直接转熟之处，可直接调理脾脏的功能，治疗脾胃疾患；三俞相合，功能补益心脾，疏肝利胆，以安心神。

高希言医案

医案 1（肝失疏泄心神悸，疏肝定惊选穴良）

某女，63 岁，退休工人，2006 年 3 月 7 日初诊。诉平日睡眠正常，但近日因与家人生气，致彻夜不眠，前晚服 3 片舒乐安定仍不能入睡。面色少华，目胞微肿，情绪激动，脉弦，苔薄黄。辨证：患者因精神刺激而致情绪变化，肝失疏泄，情志不畅。治法：调卫健脑，清肝泻火安神。选用百会、四神聪、申脉、照海、太冲、神门等穴。留针 30 分钟，患者即发出鼾声。当晚入睡约 5 小时，治疗 3 次即告痊愈。

［任珊，孙伟霞．高希言教授针刺治疗失眠经验探讨．河南中医学院学报，2008，3（23）：49-50．］

【诠解】证属肝郁气滞。本例中患者因情志不舒致夜不能寐，肝失疏泄，则精神较差，面色少华，激动易激惹。治疗当以清肝泻火安神为法。选穴以百会、四神聪等头部上焦腧穴为主穴，功可清利头目，镇静安神；另配申脉，照海以通达阴阳跷脉之气血，司寤寐之职；太冲穴属足厥阴经，位于足背部，为肝经腧穴，原穴，五行属土，应于脾胃，可疏肝理气，健脾和胃。"五脏有疾也，当取十二原"，故太冲有调节肝脏和肝经的功能，虚可补；实可泻，为肝经最常用腧穴，本穴可清肝明目，息风定惊；神门为心经之原穴，腧穴，五行属土，原穴是心脏神气游行出入之门户、原气输注留止的部位，有补益心气、滋养心血、调心养心、宁心安神的作用，以治疗各种心脏器质性疾病和功能失调紊乱的病证，是镇静安神的首选腧穴。诸穴相配，共奏疏肝理气，宁心安神的功效。

医案 2（气血亏虚心失养，补益气血安心神）

某男，52 岁，干部，2005 年 11 月 5 日初诊。诉由于工作压力大，长期紧张过度，致失眠二十余年，每天需服用安眠药方能入睡，晨起有头昏沉、心慌等症，伴脘闷纳差，舌淡苔薄，脉细弱。辨证：患者忧思过度，劳逸失调，耗伤心脾，导致气血不足，心神失养而致不寐。治法：调卫健脑，养心安神。选用百会、四神聪、申脉、照海、神门、内关、足三里等穴。治疗前测脑血流图，收缩期血流峰速为 26.9cm/s，经 30 次治疗后可完全摆脱安眠药，又巩固 20 次，共计治疗 50 次诸症悉除，测脑血流图，流速增加到 62.5cm/s。

［任珊，孙伟霞．高希言教授针刺治疗失眠经验探讨．河南中医学院学报，

2008，3（23）：49-50．]

　　【诠解】证属气血不足，心神失养。气血不足，则机体失荣，心神亦不得滋养而妄动，久而夜卧不安，入睡不易。治疗当以补益气血，安神定惊为法。选穴以百会、四神聪、申脉、照海、神门为主穴，功可调和阴阳，镇静安神；另加足三里以调和气血，足三里为胃经合穴，五行属土，为阳土，是胃经之本穴，加之阳明经多气多血，故本穴为调和气血之要穴，功能益气养血、健脾补虚、扶正培元，可用于心悸、气短、体弱多病等病证。